心理
创伤

How the Body Releases
Trauma and
Restores Goodness

In an Unspoken Voice

疗愈之道

倾听你身体的信号

（Peter A. Levine）

[美] 彼得·莱文 —— 著　庄晓丹　常邵辰 —— 译

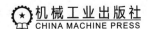

机械工业出版社
CHINA MACHINE PRESS

图书在版编目（CIP）数据

心理创伤疗愈之道：倾听你身体的信号 /（美）彼得·莱文（Peter A. Levine）著；庄晓丹，常邵辰译 . —北京：机械工业出版社，2024.3
（创伤疗愈经典书系）
书名原文：In an Unspoken Voice: How the Body Releases Trauma and Restores Goodness
ISBN 978-7-111-74698-0

Ⅰ. ①心⋯　Ⅱ. ①彼⋯ ②庄⋯ ③常⋯　Ⅲ. ①精神疗法　Ⅳ. ① R749.055

中国国家版本馆 CIP 数据核字（2024）第 001147 号

机械工业出版社（北京市百万庄大街 22 号　邮政编码 100037）
策划编辑：邹慧颖　　　　　责任编辑：邹慧颖
责任校对：贾海霞　陈立辉　责任印制：李　昂
河北宝昌佳彩印刷有限公司印刷
2024 年 7 月第 1 版第 1 次印刷
170mm×230mm·21.75 印张·1 插页·283 千字
标准书号：ISBN 978-7-111-74698-0
定价：89.00 元

电话服务　　　　　　　　　网络服务
客服电话：010-88361066　机 工 官 网：www.cmpbook.com
　　　　　010-88379833　机 工 官 博：weibo.com/cmp1952
　　　　　010-68326294　金 书 网：www.golden-book.com
封底无防伪标均为盗版　机工教育服务网：www.cmpedu.com

　　《唤醒老虎：启动自我疗愈本能》（*Waking the Tiger: Healing Trauma*）是彼得·莱文的第一本书，它改变了整个创伤治疗领域。体感疗愈（somatic experiencing®）是他所发展的疗法的名称，如今它不再是可被替换的边缘性治疗方案，而已成为主流心理治疗的重要一支。如同人类学家向我们介绍一种不同的文化，莱文在他的新书《心理创伤疗愈之道：倾听你身体的信号》中系统且富有吸引力地向我们讲述了身体以及神经系统如何赋予自身活力：它的工作原理，是什么让它发展出特有的运转模式，我们该如何与它交好，该如何理解它，如何和它沟通，最后十分重要的一点是，如何进行治疗并使它得到解脱，从而让我们免受创伤后应激障碍（posttraumatic stress disorder，PTSD）的影响。所有这些存在于身体中的（与创伤相关，与健康相关，以及与心理因素引起的疾病相关，与恢复能力相关的）都将被条理清晰地呈现出来。这本流畅的大师之作深入地涉及进化论、多重迷走神经理论、身心治疗、我们的动物本能之防御机制、自我表露、治疗创伤的详细步骤以及自愈能力的恢复。这是一本博学、热情洋溢且通俗易懂的书。

> ——黛安娜·福沙（Diana Fosha），博士，加速体验－动力性心理治疗学院（AEDP Institute）主任，《情绪治愈的力量：情感神经科学、发展和临床的治疗》的合著者，《转化情感的力量：一个关于加速改变治疗的模型》的作者

被创伤化意味着被判决去一遍又一遍地体验那难以忍受的经历。在这本行文优美且引人入胜的书中，彼得·莱文解释了创伤如何影响我们的身体，并展示了如何依靠身体的智慧帮助我们战胜它且转化它。书中他个人的和临床的经验与创伤治愈的科学要素结合在一起，为读者提供了鼓舞人心的重要信息。他对创伤独一无二的见解应该被更多的幸存者、医务人员和科学工作者知晓。

> ——翁诺·范德哈特（Onno van der Hart），博士，荷兰乌得勒支大学慢性创伤精神病学学院荣誉教授

像一位充满智慧的织布工，彼得·莱文用自己智慧的锋芒和丰富的想象力，煞费苦心地将几股浓重的色彩混在一起，组成了全新的花纹。其中包括对个人经历与临床经验的细致反思，对动物研究的洞察，世界各地原住民的不同视角，对人体生物学的科学探索，以及其他任何从他闪烁的目光前经过的东西。他的第一本书（现今已成为标志性的一本书）《唤醒老虎：启动自我疗愈本能》如今是咨询师培养的必读之作。这本新书是他绘制体感疗法理论和实践地图的里程碑。

> ——唐·汉隆·约翰逊（Don Hanlon Johnson），博士，加州整合研究学院教授，此领域第一个受到认证的研究生项目的创始人，《骨头、呼吸和姿势：具身化的实践》的作者

40多年来，彼得·莱文一直以柔和、幽默且极为简明的方式向我们展示，创伤反应何以是我们心理自我防御机制的一部分。这种我们心理学专业人士或是门外汉都有的防御机制，无意间阻拦了许多"正常"的反应。如果你想理解创伤反应为什么能够以及如何帮助人们康复，请读一读这本书；如果你想在创伤发生时帮助他人摆脱创伤的影响，请读一读这本书；如果你想理解自己曾承受的压力和经受创伤的历程，请读一读这本书；在从分离之迷茫到深层生命与精神感之重现的这条路上，如果你想于其间做一些标记，请读一读这本书。

——玛丽安娜·本特森（Marianne Bentzen），丹麦哥本哈根，神经情感
　　心理疗法国际培训师

彼得·莱文生动地表达出他对创伤后应激障碍（PTSD）深刻的科学理解，帮助读者与参与治疗的受创伤影响的孩子和成人产生共鸣。莱文帮助我们从外部表现和内部原理来理解PTSD的复杂性。他在精神层面邀请我们，从科学和经验的角度解读创伤。他用诗一样的语言带领读者探索神经系统的内在反应、深层次的心理创伤，以及经验丰富的创伤治疗师是如何治愈患者的。莱文对创伤的理解是多方位的，本书从进化层面探讨创伤的来源，以精神的视角探究作为人类的我们如何通过治愈创伤让自己更强大。

——苏珊·哈特（Susan Hart），丹麦心理学家，《大脑、依恋和人格：
　　神经情绪发展介绍》和《依恋的影响：神经情感发展心理学》的
　　作者

这本书是继《唤醒老虎：启动自我疗愈本能》之后莱文的另一本具有突破性的著作。他拓展了神经生理学与创伤有关的基础概念，通过对创伤科学进行深入的评述和构建富有创造性的理论，莱文对疗愈的应用提供了精妙的见解。重要的案例分析阐述了创伤受害者行为背后的原因，并为咨询师在疗

愈过程中调动来访者的身体提供了工具。

——罗伯特·斯卡尔（Robert Scaer），医学博士，《创伤的光谱》和《身体的重担》的作者

彼得·莱文理解治疗创伤的视角是新颖、关键且富有创造力的。书中介绍的疗愈地图对创伤的治疗者来说很有帮助。莱文再一次提醒我们，在进化的意义上，我们的祖先并不遥远。人类与其他动物属于同一家族，我们应该从它们身上学习，因为我们的存活与理智依赖于此。莱文对把创伤后应激障碍（PTSD）改名为创伤后应激损伤（PTSI）的建议是切中要害的，因为在现实中我们治愈的是一种损伤而非心理障碍。

——米拉·罗森博格（Mira Rothenberg），《绿色眼睛的孩子们》的作者，蓝莓治疗中心创始人

回到身体，回到心灵

与焦虑、抑郁这样更加"现代化"的诊断不同，心理创伤及其相关障碍深植于我们的神经系统并跨越时间和空间，作为人类主观体验的重要组成部分，长久地存在于人类发展之中。20世纪人们就发现，哺乳动物也会受到心理创伤，很可能我们的祖先在成为人类之前就已经对心理创伤有所体验和了解。

最早的心理创伤治疗师大概是原始部落里的萨满，虽然他们的信仰体系与现今的我们有诸多不同，但他们以意象和躯体为主的治疗手法可以供现代的治疗师借鉴。在目前较为成功的创伤疗法中，多少都包含有意象和躯体的成分——对同样的神经系统起作用的，可能本质上仍然是同一套方法。

虽然身体作为所有心理活动的基础和创伤体验的发源地，在心理创伤过程中处于极为核心的地位，强调躯体的心理疗法在20世纪的发展却并不顺利。在整个20世纪里，由于心理学界普遍的精神－身体二元对立思想，主流疗法的关注点更多地集中在人的思维、认知和情绪层面，而常常忽略了躯体过程，以及它重要的疗愈价值。

因此，自奠基者威廉·赖希（Wilhelm Reich）之后，躯体心理疗法（body

psychotherapy）的门类下虽然发展出了哈科米疗法（hakomi therapy）、身体动力分析（bioenergetic analysis）、躯体动力疗法（bodynamic psychotherapy）、核心能量疗法（core energetics）等全面系统的疗法，但所有受赖希影响的疗法中只有严格意义上不归于这一门类的完形疗法（gestalt therapy）进入了主流。

不过进入 21 世纪之后，由于脑神经科学的发展，这种情况终于发生了变化。越来越多的精神科医生和临床心理学家注意到躯体体验对心理过程的重要影响，并重新将其作为主角纳入心理治疗的方法。许多新的以躯体为核心的临床技术和疗法经过多年发展也日臻完善，其中最著名的大概就是彼得·莱文的体感疗愈和帕特·奥登的知觉传动疗法（sensorimotor psychotherapy）。这两种疗法都在继承前人理论和技术的基础上把心理创伤作为主要研究对象，并强调在整个治疗过程中对来访者躯体的观察、引导和把握，以达到疏解和治愈心理创伤的目的。同时，它们的疗效也获得了临床实证研究的支持。

就我个人的观察而言，国内的心理咨询与治疗手法目前多集中在思维分析、行为矫正和情绪宣泄等方面。多数有心理学基础的临床治疗师极易忽略身体方面，而从事身体领域工作的培训师和教练又缺乏心理学基础。如果能将身体、情绪和认知整合起来，在临床工作中利用身体的强大影响力推动心理改变和转化，也许就可以使心理咨询和治疗水平向前迈进一大步。

尤其对于那些经历过心理创伤的来访者，强调躯体的干预方式可能有助于他们超越对童年经历的分析和对受伤情绪的发泄，从本质上获得身心疗愈，而这也正是许多经历过个人创伤的来访者所需要的。

我个人重视躯体和体验的临床训练经历，以及临床工作中从莱文博士的理论方法中获得的诸多启发和指导，使我一直希望有机会将莱文博士的成果介绍给国内的同行。此次能够参与这本书的翻译，亦是我个人的荣幸。

因初次参与图书翻译，个人能力有限，加之莱文博士知识丰富、语言富有诗意，我虽努力查阅资料，反复斟酌词句，但很可能还是有翻译不当的地方。译文中诸多问题，还望获得同行的指正。同时，若此书能帮助国内同行接轨国外创伤疗法，我这一段翻译的苦功也就值了。

清流（庄晓丹）

2016 年 11 月 6 日

创伤的过去与当今的治疗

　　"心理创伤"及其影响，是人类日常生活中无法被隔离的一部分。亲历自然灾害、目睹恐怖袭击、置身战争的血腥之中、婴儿被父母抛弃、孩子遭受抚养者的辱骂、家庭中的乱伦、经历猥亵与强奸、政治酷刑与屠杀、被殖民与奴役等，无人能凭一己之力将这些事件与经验从人类社会中完全抹除。

　　"心理创伤"这个概念，被近代西方心理学学术界单独拿出来研究，始于19世纪末期，那时其症状被称为 hysteria，其汉语音译为"歇斯底里"，依然带着其在一百三四十年前被赋予的含义，即女性过分的且无法被控制的情绪及其所引发的行为。当时法国著名的神经病学家让-马丁·沙可（Jean-Martin Charcot）对歇斯底里症状进行了科学性的观察与分类，他的研究对象是当时精神病院中的乞丐、妓女和精神疾病很严重的人。沙可的两位学生皮埃尔·让内和西格蒙德·弗洛伊德随后将 hysteria 的概念"发扬光大"，并得出相似的结论：hysteria 是由心理创伤造成的。

　　随后弗洛伊德和他的研究搭档约瑟夫·布洛伊尔（Joseph Breuer）发现，病人们不断地告诉他们自己在童年曾受过的性侵害，而这才是隐藏在触发歇斯底里症状的近期事件背后的更深根源。1895年，弗洛伊德在他与布洛伊尔合著的《歇斯底里症研究》一书中，详细报告了18例此类案例。但是弗洛伊德在一年后，推翻了歇斯底里症状病因在于童年的性创伤的结论。歇斯底里症状在当时的欧洲是比较普遍的，不少社会上层的贵妇人也受其困扰；而弗洛伊德的结论，无疑暗示着童年性侵事件在当时存在的普遍性。当代美国精神病学家朱迪思·赫尔曼（Judith Herman）认为弗洛伊德为了自己的学术前途，放弃了自己学术的科学客观性；弗洛伊德若选择坚持此观点，必会受到各方压力。此后，在否定童年性创伤存在的基础上，弗洛伊德建立了全新的"精神分析"理论，关注于分析内在的且与性有关的幻想与欲望。

这不能怪弗洛伊德，当时的欧洲社会与政治气氛并没有提供让这样的新观点得到传播的条件。下一次心理创伤得到西方社会的广泛关注是因为战争。相当高比例的第一次世界大战（以下简称一战）、第二次世界大战（以下简称二战）和越南战争（以下简称越战）的退伍老兵，会表现出易怒、闪回、情感麻木、高度警觉等无法让他们回归正常社会与家庭生活的症状。英国心理学家查尔斯·迈尔斯（Charles Myers）首先称其为弹震症。美国心理学家艾布拉姆·卡迪纳（Abram Kardiner）于一战后提出弹震症与歇斯底里症状有许多相似之处。对弹震症大规模且长程的研究开始于越战后，这部分得益于当时美国的反战浪潮。直到20世纪80年代，PTSD（创伤后应激障碍）被加入DSM第3版中，弹震症这个名词便逐渐淡出人们的视野。战争让整个西方心理学界意识到，退伍老兵们的症状完完全全地源于心理层面。

随着美国平权与女权运动影响力的扩大，"性侵害"在半个多世纪后的20世纪80年代，重新成为西方心理健康领域的重点关注课题。曾被弗洛伊德搁置的结论，重新被当代创伤研究者捡起来，家庭暴力、强奸、乱伦等课题被严肃地关注。种族歧视、贫穷、移民等课题也在近20年来，从心理创伤的角度被讨论与研究。如今的西方社会已经不同于100多年前的法国，似乎做好了更多准备来正视并理解心理创伤究竟是如何影响人们的心理健康的，越来越多针对心理创伤的疗法也在近20年被发展出来。

　　从 20 世纪 90 年代后便是心理治疗主流的认知行为疗法（cognitive behavioral therapy）和在近几年才逐渐得到认可的眼动脱敏与再加工疗法（eye movement desensitization and reprocessing），是目前西方心理健康领域治疗创伤的两大主流疗法。与此同时，从身体知觉层面入手的疗法也得到越来越多的关注，其多与东方古老的传统有关，如源于佛教的内观疗法（mindfulness）、瑜伽、太极拳等。本书作者莱文博士所发展出的体感疗愈也是从处理身体知觉开始治愈创伤的。本书作者是译者实习所在医院 The Meadows 的临床顾问，其间译者曾有机会学习和使用这种疗法处理患者的创伤症状。希望本书的引进，可以启发国内心理健康领域工作者，发展出更加本土化的创伤疗法。

常邵辰

2016 年 12 月 14 日于加州湾区

《心理创伤疗愈之道：倾听你身体的信号》是彼得·莱文的杰作，是他一生对压力和创伤的本质的探索以及他开创性的治疗工作成果的总和。这也是他最私人且富有诗意的一本书，揭示了许多他作为治疗师和作为人本身的个人经验。同时，这也是他所有书中科学性最强和最深奥的一本。

开篇章节中的一个标题揭示了彼得教导的核心："亲切感的力量"。彼得在一次摩托车事故中受伤，并由此发现，他自身的疗愈潜能在他对躯体／情绪体验主动全然地关照并使其按自身需求自然地展开中得以开启。一个慈爱的人协助了这个过程，在这种情况下，躯体良好的恢复自身健康和平衡的天然能力被这位路人激发，这个充满同情心的见证者通过具身化的亲切感和接纳帮助他避免了创伤。

这些特质毫无例外地应存在于那些受召为受创伤的人治疗的治疗师身上，彼得·莱文认为它们是最核心的特质。正如他所说，治疗师必须"协助营造一个相对安全的环境，一种传达出庇护、希望和可能性的气氛"。但是，因为受创伤的人常常无法解读和完全接受慈爱，单纯的共情和温暖的治疗关系并不足够。这些人过度压抑，在更适用于我们的两栖和爬行类祖先的原始防御机制里受困太深。

对这些被过往创伤伤害和击倒的人来说，治疗师能做什么呢？治疗师要帮助人们倾听他们自己身体的无声诉说，并使他们能够感觉到他们的"生存情绪"（比如暴怒和恐惧），而不被这些强力的状态淹没。正如彼得在几十年前英明地意识到的，创伤并不在于导致躯体和情绪痛苦的外部事件，也不在于痛苦本身，而是由于我们受困于对痛苦事件的原始反应。当我们不能释放受阻的能量、不能完全穿过对伤害性体验的躯体和情绪反应时，创伤就产生了。创伤并不是发生在我们身上的事件，而是在缺少同情的见证者时，我们内心的体验。

此处的拯救就在身体之中。莱文提到："大多数人认为创伤是一个'精神'问题，甚至是一种'脑障碍'。但是，创伤也发生在身体之中。"其实，他向我们展示了创伤首先发生在身体里。与创伤相关联的精神状态很重要，但它是次要的，他说：是身体首先启动的，头脑只是跟随。因此，使用头脑甚至情绪的"谈话疗法"无法足够深入。

治疗师 / 疗愈者需要能够识别出来访者针对"僵直的"创伤的心理情绪和躯体信号。他必须学会倾听身体"无声的诉说"，这样来访者才能安全地学习去倾听和看见他们自己。本书是在倾听身体的无声诉说方面的杰出指导。"在我描述的特定方法中，"莱文写道，"来访者在发展觉察能力和掌握自身躯体知觉和感觉方面获得帮助。"他主张通过"解码非语言的领域"找到疗愈的关键。他通过整合这些看似迥然不同的（仅仅是看似）研究进化、动物本能、哺乳动物生理学和人类大脑的学科，以及他来之不易的治疗经验，发现了这个准则。

具有潜在创伤性的情形可以引发高度映醒的生埋状态，但缺乏令有情绪的人可以表达和改变这些状态的自由：没有攻击可能的危险或逃跑，缺少如野生动物在与猎食者的可怕相遇之后那样"摆脱它"的机会。动物行为学家称为**紧张性不动状态**（tonic immobility）（一种在致命危险面前普遍的无助经验中，以瘫痪和躯体 / 情绪抽离为特征的状态）主宰了当事人的活力和机能。我们被"吓僵住了"。不像动物那样，在人类身上，临时的僵直状态可能成了长期的特质。彼得·莱文指出，幸存者可能持续"受困于地狱迷境，无法全然回到生活当中"。在其他人不过感觉到轻度威胁，甚至只是感觉需要应对挑战的情况下，受创伤的人会体验到威胁、恐惧、精神 / 躯体的倦怠和一种身体、意志方面的瘫痪。在这种强加的无助感中，羞耻、抑郁和自我厌恶随之而来。

在精神科医生和研究者丹尼尔·西格尔的精练描述中，美国精神病学会的《精神障碍诊断与统计手册》(DSM)"处理分类，而非痛苦"。彼得·莱文教导的核心是，创伤不能被简化为编纂在 DSM 中的创伤后应激障碍的特征诊断准则。他指出创伤不是疾病，而是根植于生存本能的一种人类体验。如果能够谨慎地逐步完全表达出本能反应，就能缓解受害者的创伤状态，而作为改善，生命力也会随之从内部喷涌而出，从而复原。"创伤一旦产生便无法逆转，"莱文写道，"但这并不等于给人判了无期徒刑。"在我们的痛苦中存在我们的救赎。正如他所展示的，统治创伤状态的心理和生理系统也是核心的善良和归属感的媒介。

在观察和描述他的来访者的"解冻"（unfreezing）过程时，彼得对微小细节的惊人觉察和关注力，与他引导和协助这个过程的技术，同样是他的指导核心。在阅读这本书时，我常回想起自己治疗受创伤并常常难以走出来的人时的观察，并经常在阅读中有所顿悟。正如彼得意识到的，治疗师与他自身经验的协调是极为重要的，它可以成为走上正确疗愈之路的指引之光。

彼得·莱文和他的读者共同完成了对内心和创伤的探索之旅。正如他所写，在这两者之间有"一种内在的紧密的结合关系"。虽然我们根植于身体，但我们人类也是精神的存在。正如精神科医生托马斯·霍拉（Thomas Hora）敏锐地指出的："所有问题都是心理的，但所有解答都是精神上的。"

通过这本书，彼得·莱文巩固了他在创伤疗愈前沿的理论家、实践者和导师的地位。我们所有治疗群体的成员，不论是医生、心理学家、临床医学家、有抱负的治疗师，还是对此感兴趣的普通人，都会因他对自身所学的总结而受益匪浅。

加博尔·马泰

《空洞的心：成瘾的真相与疗愈》的作者

目录
CONTENTS

第一部分

寻根：可以在上起舞的根基

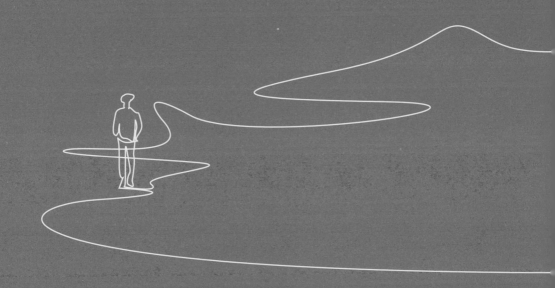

我们必须挖掘生活的根基。

任何流于表面且无法满足最深需求的生活秩序

都是无用的，这和不寻求秩序并没有什么区别。

第 1 章

无声语言的力量

君子用心学习恐惧和战栗的意义，他才能不被源于外界的恐怖所影响。

我们无论怎样自信满满，总会有那么一刹那感到无限的绝望。正如在《圣经》约拿的故事中，创伤和丧失的未知力量会将我们整个吞噬，然后掉入它们冰冷黑暗的肚子中。我们落入陷阱，迷失了方向，恐惧和无助让我们陷入绝望的僵直状态。

2015 年年初，我离开住处，在南加州的晨光中漫步。海边和煦的微风让我们神清气爽。这个国家其他地方的人（可能除了乌比冈湖的加里森·凯勒）无疑都想抛开手中的雪铲，来到南部阳光明媚的海滩。那是完美一天的开始，没有人会觉得这一天会发生不好的事情。但是，偏偏发生了。

真实的一刻

我走在路上，沉浸在拜访我的挚友布奇并为他庆祝 60 岁生日的期待中。

我走上人行横道……

下一刻，我躺在路上，全身麻木、无法动弹，呼吸困难。我搞不清楚刚刚发生了什么。我怎么会躺在这里？在天旋地转的困惑和难以置信中，好多人跑过来。他们停在我身边，面露惊骇之色。突然，他们紧紧地围住我，盯着我的软绵绵且扭曲的身体。从我无助的视角看来，他们像一群食肉乌鸦，俯冲向受伤的猎物——我。我慢慢地缓过神来，认出了真正的攻击者。如同那种老式照相机拍出来的照片，我看到一辆带着利齿一般的保险杠和破碎的前挡风玻璃的浅褐色汽车在向我逼近。车门突然打开，一个瞪大眼睛的少女冲了出来，她的脸上写满了迷茫和惊恐。说起来有些奇怪的是，我既知道也不知道刚刚发生了什么。当这些记忆逐渐拼凑起来后，可怕的现实浮现出来：我肯定是在过马路时被车撞了。在困惑与怀疑中，我又置身那个模糊的傍晚。我发现自己无法清晰地思考，无法从这场噩梦中醒来。

一位男士跪在我身边。他告诉我他是碰巧路过的急救医生。当我试着去找声音的来源时，他严厉地命令道："不要动你的头。"他尖利的命令和我身体的自然反应（移动头部，朝向他的声音）使我受到惊吓，进入一种僵直状态。我的知觉奇怪地被分离，我感受到一种离奇的"解离体验"。我好像飘到了自己身体的上方，从空中俯视着正在发生的一切。

当他抓住我的手腕测量脉搏时，我一下子回到自己的身体中。然后，他变换了位置，直接坐在我身上。他用双手固定我的头部，不让其再移动。他突然的动作和严厉的命令吓到了我，进一步让我陷入僵直状态。恐惧渗入了我恍惚且模糊的意识中：我的脖子可能断了。我不能自已地要将自己的注意力放在另一个人身上。简单地说，我需要被充满安慰的眼神注视，这如同我的救命稻草一般。但是由于过度惊吓，在僵直状态中的我绝望得无法动弹。

一位好心的见义勇为者马上一个接一个地提问题："你叫什么？你住哪

里？你要去哪里？今天几号？"然而我的头脑无法与自己的嘴巴建立连接，根本说不出话来。我并没有回答这些问题所需的能量。他向我提问的方式让我更加晕头转向，对一切困惑不解。最终，我成功地让话语在口中成型，将其说了出来。我的声音非常紧张且不自然。我手嘴并用地告诉他："请退后一些。"他依从了。我好像一个中立的旁观者，向他保证这个躺在沥青马路上的人不会移动头部，并且稍后会回答他的问题。

亲切感的力量

几分钟之后，一位女士静静地穿过人群，坐在了我身边。"我是医生，儿科医生，"她说，"我能帮上什么忙吗？"

"请陪着我就好。"我回答道。她简单而亲切的脸庞看起来忧心忡忡，但令人感到安慰。她握住我的手，我攥紧她的手，她轻柔地用手势做出反馈。当我将目光投向她时，我感到自己的眼泪已在眼中打转。她那淡雅且令人熟悉的香水味让我知道，自己并不孤独。她不断地鼓励我，让我在情感上对她产生了一些依赖。一波震颤从我身体中释放出来，我做了第一次深呼吸。随后，一股恐惧的战栗传遍了全身，眼泪随之夺眶而出。我听到自己在心里说，难以置信这居然会发生在我身上，这不可能，这可不是在布奇生日这天晚上计划该发生的。我被一股难以名状的后悔感卷入谷底。我的身体继续战栗，让我慢慢回到现实。

过了一阵，更轻微的颤抖开始取代猛烈的战栗。我感到一阵阵恐惧和悲伤袭来。我猛然意识到自己有可能伤势严重，可能我下半辈子要在轮椅上度过，或者走路会一瘸一拐，随时需要依赖他人的帮助。一股深深的悲痛再一次吞噬了我。我害怕被它吞没，目不转睛地注视着那位女士的双眼。我轻吸一口气，闻到了她的香水味。她一直陪伴和支持着我。慢慢地，我的情绪不再难以控制，尖利的恐惧感也逐渐消退。我看到一丝一闪而过的希望，伴随而来的是排山倒海的愤怒。我身体的抖动和震颤加剧，寒冷和燥热交替袭来。滚烫发红的暴怒从我的腹部喷发出来：这个混账孩子居然撞到走在人行横道上的我？她是怎么开车的？可恶！

一阵尖锐的警笛声和闪烁的红光覆盖了一切。我腹部一紧，再用眼睛寻找那位女士亲切的注视。我们攥紧对方的手，这让我腹中的打结感有所缓解。

我听到自己的衬衫被撕开。我被吓得不轻，再一次升高盘旋在半空注视自己身体的观察者的视角。我看到一些穿着制服的陌生人，有条不紊地把一些电极贴在我的胸前。之前那位男士惊恐地和谁说，我的心率达到每小时 170 次。我听到我的衬衫被更多地撕开。我看到急救人员在我的颈部贴上一片领子似的东西，然后小心翼翼地将我滑到担架上。当他们把我在担架上固定好后，我模模糊糊地听到无线电通信的声音。护理人员在请求创伤救援团队的帮助。我心中一惊。我要求被送往仅在 1 英里[⊖]之外的最近的一家医院，但是他们告诉我，我的伤势或许需要得到拉霍亚（La Jolla）的大型创伤中心的救助，而那在 30 英里之外。我的心一下子沉了下去。然而令人惊讶的是，我的恐惧感马上就平息了。我被抬上救护车时，第一次闭上双眼。那位女士模糊的香水味，以及她安静和亲切的眼神在我的眼前浮现。她的出现再一次让我感到宽慰。

在救护车上，我睁开眼睛，意识到自己处于高度警觉的状态，体内仿佛充满了肾上腺素。虽然这种感受非常强烈，但我并没有被其吞没。虽然我的眼睛想要四处张望，去考察陌生且未知的四周，但我还是有意识地引导注意力至体内。我开始对躯体知觉进行评估。这种主动的聚焦把我的注意力拉到贯穿全身的强烈且不适的嗡嗡感上。

在这种不适的知觉中，我注意到左臂上有一种奇怪的紧张感。我让这

⊖　1 英里 =1.609 千米

股感觉进入意识，追踪左臂上那变得越来越强的紧张感。我慢慢地意识到，胳膊想要收缩然后向上抬起。当这种动作的内在冲动得到发展后，我的手也想转动。尽管非常轻微，但我依然感受到它在移向我的左脸——仿佛在保护其免受一击似的。突然，我眼前闪过一面褐色汽车的前挡风玻璃，而在玻璃蛛网状裂纹后那双茫然的眼睛，再次如闪光快照般浮现了出来。我听到自己的左肩撞碎挡风玻璃那一瞬发出的闷响。出乎意料的是，随后一股释怀感席卷而来，将我淹没。我感到自己回到了身体之中。如电击一般的嗡嗡感也减退了，那幅有双黑色的眼睛和破碎的挡风玻璃的画面开始消退，或者说是消散。我想象自己离开家，和煦的阳光洒在脸上，心中充满了期待晚上拜访老朋友的愉悦。当我环顾四周时，我的眼睛能够放松下来了。救护车内部不再像之前看起来那么陌生，我用更加清晰和"柔和"的方式观察着周围的一切。我确信，自己已不再处于僵直状态，那个阶段已经过去，我已从噩梦中醒来。我望着坐在我旁边的急救人员，她的镇静让我安心。

在颠颠簸簸几英里后，我感到在靠近颈部的脊柱处呈现出一种强烈的紧张状态。我的右臂想要向外伸展，我瞬间看到了一幅闪回的情境：黑色柏油路面向我冲来。我听到手拍在地面上的声音，右手手掌随即感到一股擦伤的灼烧感。手部向外伸展的知觉感知与保护头部免于撞击地面的动作有关。我感到极大的解脱，并十分感谢自己的身体没有背叛我，它知道保护我脆弱的头部免受可能的永久伤害。在继续轻微颤抖的过程中，我感到一股温暖的麻酥感，以及从身体内部生发出来的力量感。

伴随着刺耳的警笛声，救护车上的急救人员测量了我的血压和心电图。我让她告诉我这些重要指标时，她以专业的态度和善地拒绝告诉我这些信息。我感到一种微妙的冲动，将她作为一个普通人，去进一步建立联系。我让自己平静下来，然后告诉她我也是医生（算是半个医生）。这算是我开的一个轻松的玩笑。她摆弄着仪器，然后说这可能是误读。随后，她说我的心率是 74 次，血压为 125/70。

"第一次测的时候，我的数据是多少？"我问道。

"当时心率是 150。我们到达之前给你测的那个人告诉我说是 170。"

我轻松地深叹了一口气，说："谢谢。谢天谢地，我不会得 PTSD（创伤后应激障碍）了。"

"你的意思是？"她充满好奇地问我。

"我是说，我应该不会得创伤后应激障碍了。"她依然有些疑惑地看着我，我解释了一下我的颤抖和随后的自我防御反应是如何帮助我"重置"了神经系统，并将我带回身体的。

"这样一来，"我继续说，"我就不再处于战斗或逃跑的状态了。"

"嗯，"她评论说，"这就是为什么意外事故中的受害者有时和我们抗争的原因？因为他们依然处于战斗或逃跑的状态？"

"没错，是这样的。"

她说："我发现到医院的时候，他们经常有意地阻止伤员颤抖。有时，他们会将伤员绑紧在担架上，然后打一针安定。也许这样并不好，对吗？"

"当然不好，"我好为人师地回答说，"暂时可能会缓解，但是可能会长期将他们困于僵直和卡陷的状态。"

她告诉我，最近她上了一门叫"重大事件简报"的创伤急救课程。"他们和我们一起在医院进行培训。我们必须分享一次事故之后自己的感受，但是分享感受让我和其他急救人员觉得更糟糕，之后我就失眠。但是你并没有说刚才发生的事情。在我看起来，你只是在颤抖。这是你心率和血压下降的原因吗？"

"是的，"我和她说，并补充道，"也是因为我的手臂做出了即时且微小的自我保护动作。"

"我确信，"她做沉思状说，"如果在手术后，病患可以完成这个颤抖的过程而不是被抑制的话，康复的过程会更快些，甚至术后疼痛也会减少吧。"

"没错。"我微笑着表示同意。

尽管这是一段令人震惊且可怕的经历，但它为我提供了机会去使用我自己发展出来的处理紧急创伤的方法，而我已经教授该方法近 40 年了。通过倾听自己身体中"无声的语言"，它便会去完成它该做的；通过不去阻止颤抖的过程和"追踪"内在知觉，防御和适应反应才能得以完成；我幸运地感受到了暴怒和恐惧等"生存性情绪"而未被其吞没，并且在心理上和生理上安然无恙。我不仅要感恩，还谦恭且感激地发现，我能够用自己的方法完成自我救赎。

虽然一些人能够依靠自己从类似的创伤中康复，但其实许多人做不到。成千上万的士兵在战场上经受了极端的压力和恐惧，令人绝望的性侵害和袭击事件也屡屡发生，实际上，我们大多数人是被非常平常的事情压垮的，如外科手术等侵入性治疗。[1]最近一项研究显示，52% 接受过外科整形手术的患者在手术后被诊断出患有与之直接相关的创伤后应激障碍。

其他创伤包括跌落、严重的疾病、被遗弃、突闻令人震惊或悲伤的消息、目睹暴力事件以及遭遇车祸，所有这些都会导致创伤后应激障碍。其他一些相对平常的经历也会造成潜在的创伤性影响。若我们没能从这些事件中恢复，或没有及时地得到专业人士足够的援助，我们就会受制于创伤后应激障碍，并引发大量的躯体和情绪症状。如果我缺乏相关的知识，或没有这么好运气遇到那位女性儿科医生和她香水味带来的亲切感，不敢想象什么样的后果将等待着我。

找到出路

在过去 40 年中，我已经发展出一套方法帮助人们逃离不同种类的创伤，包括在这场车祸中我所经历的。无论创伤事件发生在几小时前还是几年前，这种方法都适用。在第 2 章中，我将提到，一位来访者能够从一场发生在 20 年前的创伤中康复，那算是我的一次意外收获。体感疗愈®是我为这种方法起的名字，它能帮助来访者塑造躯体的、感知的和情感的状态，转化恐惧和无助感。通过对躯体知觉的感知，与本能反应建立连接，从而实现转化。

自远古以来，人们通过做一些与恐惧和无助的感知相冲突的事情，处理强烈且可怕的感受：戏剧、舞蹈、音乐、冥想以及食用某些改善心智状态的食物。在这些能改变人们状态的方法中，现代医学只将化学药品的使用纳入应用范围，其他"应对"方式继续出现在所谓的整合取向治疗中，如瑜伽、太极、击鼓、音乐治疗和以身体为导向的其他技术。尽管许多人从这些宝贵的治疗方法中寻到了慰藉与帮助，但这些疗法并没有相对明确和充分地解决某些核心的躯体性机制和过程的问题，从而将强烈且可怕的经历转化。

在本书中，我描述的这种方法会帮助来访者，发展出对他自己躯体知觉的感知力和掌控感。在拜访几处当地文化时，我观察并联想到，这种方法和在这种文化中存在的萨满治疗仪式有某种关联。我设想一种集体性的、跨文化的创伤治愈取向，不仅指出了一种全新的治疗方向，还最终加深了对身心间双向动态交流的理解。

我一直尝试在医疗人员的日常工作和各种科学发现，特别是动物行为学（在自然环境中对动物的研究）之间巨大的鸿沟间架起一座桥梁，这也是我一生的工作目标，以及写本书的目的。动物行为学这个重要领域在 1973年被广泛认可并达到了高峰，因为三位动物行为学家尼古拉斯·廷伯根（Nikolaas Tinbergen）、康拉德·洛伦兹（Konrad Lorenz）和卡尔·冯·弗里希（Karl von Frisch）分获 1973 年的诺贝尔生理学或医学奖。⊖

通过耐心且精准的观察，这三位科学家研究动物如何通过它们的身体

⊖　廷伯根的研究关注的是野生环境中的动物，洛伦兹因关于"印记"的研究而闻名，而冯·弗里希的研究内容是蜜蜂如何通过舞蹈和蜂巢中的其他蜜蜂沟通花粉的位置。

表达自己和同类沟通。直接用身体交流是理性和基于语言的人类的沟通方式。尽管人类的交流显著地依赖于精妙的语言，但我们之间的许多重要信息会简单而直接地通过身体表达出的"无声的语言"进行交换。这一非语言领域的解码对治疗过程至关重要，这也是我在本书中所要呈现的重要主题之一。

为了呈现创伤在身体、大脑和心智中的不同形态和本质，我从神经科学领域选取了一些发现放在本书中。我确信，犯罪学、对自然界动物的研究和大脑的比较研究都会为治疗方法的发展做出巨大贡献，帮助来访者恢复适应力并提高自愈力。为此，我将会解释人类的神经系统是如何进化出层级结构的，不同的层级之间又如何相互作用，以及在面对重大威胁时，更高级的系统是如何自行关闭，使大脑、身体和心智以古老的初级功能运行的。我希望展示成功的治疗是如何让这些系统恢复平稳运行的。这种疗法所引发的出乎意料的副作用或许可以被称为"将未死的人唤醒，方知身体的能量"。我将针对这个唤醒现象进行讨论，并从本质上解释当理性与动物的本能相结合，给予我们成为更完整人类的机会时，将会发生什么。

许多治疗师，比如心理治疗师、精神病学家、躯体治疗师、理疗师以及塑身教练，对源于大脑和身体的创伤有更好的理解，我希望向他们请教。我也希望和那些被病人表现出的无法解释且可被治愈的症状所困惑的医生们取得联系，向长期工作在一线并一直照顾身受重伤的病人的护士们学习，与关心我们国家医保难题的政策制定者交流。最后，我寻找对各类主题如饥似渴的读者——从探险、人类学、生物学、达尔文主义、神经科学、量子物理、弦理论、相对论和动物学到《纽约时报》的"科学"专栏。

由于被童年阅读福尔摩斯的经验所激励，我一直尝试着让读者参与到这份神秘的发现之旅所带来的刺激之中。这段旅程让我窥见，在这充满不确定性并经常遭受暴力的星球上，作为一个人究竟意味着什么。我有幸能够研究人在极端挑战后是如何恢复正常的，并目睹了人类精神的适应力，以及在强烈绝望后人们又如何找回曾经的幸福与美好。

　　我将以个人视角讲述一些故事。本书的写作于我是一项令人兴奋的挑战，我会讲述自己作为医疗人员、科研人员和内在探索者的一些经历。我希望穿插着讲一讲故事，这样既有助于生动地表达医疗与科学知识，又能避免过多的专业名词和迂腐乏味的语调。我将通过对案例的描述来阐述各种基本原则，并邀请读者参与能体现这些原则的觉知练习。

　　尽管本书的直接读者是医护人员、研究人员和对此感兴趣的外行人，但其实我更愿意将它献给饱受创伤幽灵折磨的人们。对那些被关在焦虑、恐惧、痛苦和羞耻感之牢笼的人，我希望表达的是，他们的生活并没有被某种"疾病"控制，而是遭受了一种可以被转化和治愈的伤。我将在下一章节讨论这种转化的能力。

自我调节和自我认知的身体

　　尽管在车祸之后我感到了一阵困惑与晕眩，但牢记在心里的创伤知识让我能够首先要求碰巧路过的急救医生退后以留给我一些空间，然后足够信任自己身体的非自主创伤性颤抖和其他即时的躯体和情绪反应。然而，尽管拥有很多知识与经验，我还是怀疑自己能否独自完成这一切。那位优雅的儿科医生安静的支持具有重大作用，她冷静的语气、温和的眼神与气息透出的非侵害性的温暖，给了我足够的安全感与受保护感，让我的身体做了需要做的，让我感受到了我需要感受的。将此与我了解的创伤知识以及旁人镇静的支持加在一起，为完成强大且深入的自主康复性反应提供了条件。

　　一般来说，自我调节能力能够帮助我们处理自己的唤起状态和艰难的情绪，从而奠定真正自主与健康社交之间的平衡基础。此外，这种能力能让我们感到自己好像安全地"回家"了，回到了所有美好留驻的地方。

　　当我们受到惊吓或伤害时，这种能力显得格外重要。世界上所有的母亲都出于本能地知道要抱起受到惊吓的孩子，通过轻轻地摇动和身体接触来安抚他。与此类似，我旁边那位女士轻柔的眼神与宜人的气息绕过了我掌管理性的额叶皮质，直达情绪脑。因此，它抚慰并帮助我的机体处于足够稳定的状态，从而让我能够体验艰难的知觉，一步步地回归平衡与平和的正途。

升上去的……终究会落下来

阿里耶·沙莱夫（Arieh Shalev）于 1998 年在以色列进行了一项简单而重要的研究，以色列的创伤发生率很高。[2] 沙莱夫博士记录下耶路撒冷一家医院急诊室中病人的心率。这些数据很容易收集到，因为在急诊室中，记录任何被接收的病人的重要生理指标是正规流程。当然，大多数病人在刚刚被送来时都处于心焦意乱的状态，且心率非常高，因为他们很可能是一些可怕事件（如公交车爆炸或车祸）的受害者。沙莱夫发现，若病人离开急诊室时的心率恢复到正常水平，他相对不太可能发展出创伤后应激障碍。换句话说，出院时心率依然很高的病人更有可能在接下来的几周到数月间出现创伤后应激障碍。[一]因此，在我的事故中，当急救人员告诉我，我的心率已经恢复正常时，我大大地松了一口气。

简单来说，心率是了解我们神经系统无意识（非自主性）分支的直接窗口。心脏跳动的加速预示着我们的身体和大脑为战斗或逃跑的求生行动做好了准备，而这一过程通过交感－肾上腺神经系统调节。感知到威胁时，

㊀ 爱德华·布兰查德和他的同事质疑沙莱夫的数据，但是在他们的实验中，绝大多数被试者为女性，且所有被试者都是寻求了治疗的人。女性倾向于表现出更多与迷走神经（具有降低心率的功能）相关的"僵硬"压力性反应，相比之下，男性更可能表现出交感肾上腺系统主导的反应。请参见 Blanchard, E., et al.(2002). Emergency Room Vital Signs and PTSD in a Treatment Seeking Sample of Motor Vehicle Accident Survivors. Journal of Traumatic Stress, 15 (3), 199-204

神经系统和身体会让你做好杀戮或狂奔逃跑的准备。这种行动的准备对生活在远古时代草原上的动物来说不可或缺，它们全力以赴地完成这意义重大的动作并将它"释放"和"用尽"。然而，在我的例子中，身受重伤地躺在路面上，然后置身于救护车和急诊室的我（在这些场景中，我绝无可能采取行动）本该被困陷于其中。我的身体整体性的激活"被披上了无处可去的外衣"。倘若肌肉运动的目标没有通过有效的动作达成，行为的准备过程被打断或进入休眠状态，都会为未来创伤后应激障碍埋下隐患。

让我免受这些症状侵扰的是，通过即时的颤抖释放大量的求生能量，从而将战斗或逃跑的激活水平降低的能力。这种有所克制的释放，以及对移动手臂保护头部的自我保护冲动的觉察，帮助我的机体恢复平衡状态。在对即时的躯体反应保持完备觉知的同时，我能够掌控自己受强大知觉的影响；儿科医生稳定且耐心的陪伴，让我的神经系统恢复平衡。在"追踪"自己即时躯体反应和感受的同时⊖，通过保持觉知状态，我逐渐从生物性休克反应中脱离出来。自我调节让我重归重要的平衡状态，恢复清醒，而这是人类天生的能力。这种自我调节的能力是生存于现代社会的关键——逃离焦虑、惊恐、夜夜惊醒、抑郁、躯体症状和无助感等长期处于压力与创伤中的标志。然而，为了体验这种复原力，我们必须发展面对某种令人不适且生畏的躯体知觉和感受且不被其吞噬的能力。本书的主题便是如何发展这样的能力。

抖动，咯咯作响，翻滚……颤抖、颤动与哆嗦

躺在路面上和救护车里的我体验到的抖动和震颤重置了我的神经系统，帮助心智恢复正常与完整，而此过程是这一与生俱来的能力的核心部分。

⊖　这些反应包括抖动、颤抖和复原生物性防御系统，以及定位反应（包括头部和颈部的运动，和我用手臂和手掌对头部进行保护的动作）。

如果没有经历这一过程，我无疑会备受折磨。若我没有意识到自己身体中奇怪而强烈的知觉和旋转感背后的重要目的，我可能已经被这强大的反应吓到，并全力抵抗了。幸运的是，我了解其中的玄机。

我曾经向位于非洲中部的马拉维的姆祖祖自然保护中心工作的野生动物学家安德鲁·布瓦纳利（Andrew Bwanali）介绍，我和我的上千位来访者在治疗和康复过程中所表现出的即时性的抖动、震颤和呼吸。他激动地点头，并说："是的……是的……没错！是这样的。在我们放归被捕获的野生动物前，我们试着确保它们已经完成了你所描述的这个过程。"他低下头轻声地补充说："如果在被放生前，没有抖动身体并以那种方式呼吸（深深地即时呼吸），它们不太可能在野外存活下来……它们会死掉的。"他的这番评述验证了救护车里急救人员对治疗过程中压抑这些反应的质疑的重要性。

当感到寒冷、焦虑、愤怒和恐惧的时候，我们经常会颤抖。我们也同样会在坠入爱河和性高潮中抖动身体。从麻醉状态醒来的病人有时会不能自已地打冷战。当野生动物处于压力下或被囚禁时，它们也会经常颤抖。在东方传统的心理治愈方式中，也会发现抖动与震颤的情况。例如，在拙火瑜伽中，使用一些微妙的动作以及呼吸与冥想技巧的专业修炼者，可能会体验到伴随着抖动与震颤的狂喜和极乐的状态。

在不同的环境中，表现出的具有不同功能的"抖动"都可能加速真正的转化与深层的疗愈。虽然焦虑状态下的震颤令人恐惧，但它的发生并不会确保机体回归稳态，而当它被"正确"地引导和体验时，功效才会得以显现。著名的荣格学派心理分析师玛丽－路易丝·弗朗兹（Marie-Louise von Franz）说过："灵魂中神圣的心灵核心，也就是自我，在极端危及的状况下会被激活。"[3]

所有这些自主性抖动与震颤有什么共同点吗？我们为什么会被吓得哆嗦或气得发抖呢？在性高潮时，我们为什么会颤抖身体呢？宗教敬畏感中的颤抖又有什么生理学意义呢？所有这些战栗、抖动、颤抖、哆嗦又有什么共同点吗？这些与创伤的转化、压力的处理和美好生活的回归又有什么关系呢？

我们的神经系统通过旋转与波浪这两种方式"抖掉"上一次引发情绪波动的体验，让我们"接地气"并做好面对下一次危险、欲望和生命的准备。在我们受到惊吓或高度唤起时，它们可以帮助我们回归稳态。换句话说，它们将我们拉回现实。实际上，这些躯体上的反应是自我调节与恢复的核心。这种自然发生的自愈现象是宝贵的，并且超乎我们的想象。中国古老的《易经》中表达了这样的意思：

> 由震惊引发的恐惧和颤抖会让人觉得自己的处境很不利……而这只是暂时的。当考验结束，他会感到解脱，因此在一开始所体会到的恐惧会为他带来长久的好运。[4]

学习如何从高唤起状态（无论是由什么引起的）中幸存下来，让我们能够保持稳态与理智。其给予了我们从痛苦到极乐的生命绽放的体验。人体这些即时性的自动反应，与广泛的恢复、流动和转化的现象之间的内在联系，是本书的核心主题。

当这些"释放"的完成过程被阻碍或抗拒时，我们与生俱来的恢复能力将会进入"卡顿状态"。受到真正的或是被感知到的威胁后，卡顿状态意味着人更容易被创伤化，或者说至少其适应力、良好感和与世界的归属感会被削弱。《易经》充满远见的智慧，它再一次告诉我们类似的道理：

> 当一场惊愕与骇异置人于险地且造成巨大损失时，心理阻抗会与时间的流动冲突，所以阻抗并不会成功。[5]

在我出事故的那个阳光明媚的冬日早晨，在那位亲切的儿科医生的帮助下，我的生理程序得以在时间上一帧一帧地完成，这些潜伏在我体内处于亢奋状态的"生存能量"找到了它需要的出口。这及时的情绪和"身体"急救让我免于陷入"卡顿"，或被锁于折磨与无力的恶性循环中。在如此慌乱、心理压力如此巨大的情况下，我是如何知道当做什么和不当做什么的呢？答案很简短。我学会了拥抱与接纳，而不是害怕和压抑那些原始本能的震颤、抖动和其他即时的身体反应。为了详细地解释这个简短的答案，我将从我作为科学家、治疗师和治愈者这 40 多年的职业生涯的开端讲起。

第 2 章
CHAPTER 2

令人触动的发现

通往康健的道路，是由命中注定的绕道和错误的转弯组成的。

——荣格

生活中最奇妙和伟大的事情莫过于，爱和科学带来的惊喜和感动。1969 年是我感情上失败的一年，而那一年人类在科学领域取得的进步却令我无比激动。一项重大的科技事件发生在太空，而内心觉醒也改变了我的生活轨迹。

那年初夏，我和朋友们惊讶地张着嘴巴，紧盯着电视屏幕。"鹰"号登月舱在宁静海基地着陆，阿姆斯特朗坚定地踏上了月球表面。我们听到那句不朽的语句："个人的一小步，人类的一大步。"人类不仅踏上了月球，也迎来了科技的繁荣。从太空中最近的"邻居"月球传回的地球影像，提醒着我们，人类并非宇宙的中心。

虽然这个日子具有深远的历史意义，但我怀疑究竟有多少人能记得清，阿波罗登月的年月甚至只是年份。然而在 1969 年 7 月 20 日这一天，内在探索产生的激动之情，不可磨灭地铭记在我心中。这是与我的身心治疗职业有关的一个偶然事件，发生的每一点都让人侧目。它成为我职业生涯的第一步，孕育出理解人类境况的崭新视角，也让我能够直面自己难以克服的感情羁绊和幽灵般的创伤。

这件事缘起于一位被转介来的名为南希（非真名）的年轻女士，因为她的精神科医生知道我对压力与身心治疗这一新兴领域抱有浓厚的兴趣。南希一直饱受经常性偏头痛、甲亢、疲劳、慢性疼痛和使人虚弱的经前综合征的困扰。如今，这些症状可能会被诊断为纤维肌痛症和慢性疲劳综合征。惊恐发作和空旷环境恐惧症把她困在家中，她的活力在慢慢流失。那位精神科医生认为，我发展出的一套基于身体知觉的放松和减压步骤方法或许会对南希的病情有所帮助。

南希紧张地挽着她丈夫的手臂来到我的办公室。她焦躁不安，手动来动去；她对丈夫过度的依赖显然对他是一种负担。我注意到她犹如一只受伤的乌龟，挺着僵紧的脖子，也如一只受到车灯惊吓的小鹿，瞪大双眼，弓着身子，传达出一种强烈的恐惧与挫败感。南希的静息心率非常高，已接近每分钟 100 次（我可以从她颈动脉的跳动判断出来）。她的呼吸很浅，好像仅仅刚够维持她的生命似的。

首先，我教她有意识地放松长期紧绷的颈部和肩部肌肉。她像是完全放松了下来，随着呼吸加深，心率也降到了正常范围。但片刻之后，她又猛然变得异常焦虑，她的心脏猛烈地跳动着，心率直升到每分钟 130 次；她骤变的呼吸，快且浅。我不知道该怎样帮助她，只能看着她一下子僵在了惊恐之中，面如死灰。她瘫在那里，几乎无法呼吸，心脏看起来似乎也不再跳动，心率猛降到每分钟 50 次（这种心脏活动在第 6 章会介绍）。我不知所措，克制着自己的惊慌。

"我快死了，别让我死。"她神经紧绷，小声乞求道。"救救我，救救我！我不想死。"她的无助令我不安、恐慌，却唤起了我潜意识中一个和古老原型有关的解决方案。突然间，我头脑里闪现出一个如梦境般的画面：一只老虎，蹲伏着做好了进攻的准备，随时将从对面的墙里一跃而出。

"快跑，南希！"我想都没想，便下了指令。"有只老虎正在追你！快爬上那些岩石逃命。"我困惑于自己情绪的失控，同时惊讶地注视着南希。她的双腿颤抖起来，然后一上一下地移动，好像原地跑了起来，她的整个身体开始抖动。一开始是痉挛般的抖动，随后缓和下来。当抖动逐渐平息（大概持续了半小时），她体会到一种平静感，用她自己的话说："有一阵阵温暖的麻麻的感觉。"（见图 2-1 和图 2-2）

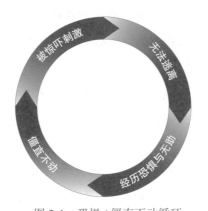

图 2-1　恐惧 / 僵直不动循环

注：本图展示了恐惧 / 僵直不动循环维持并恶化的过程。此循环使我们陷入创伤的"黑洞"。

后来，南希说，在刚刚的治疗过程中，她看到了一幅恐怖的画面：4岁的她正挣扎着想从一个按住她的医生手里逃脱；这位医生正给她注射乙醚麻药，然后做常规的扁桃体切除手术。她说这件事情自己早已忘记，直到现在才又想起来。让我惊讶的是，这戏剧性的峰回路转彻底改变了南希的生活。之后，她的许多症状大幅好转，其中一些完全消失。之后，南希就再也没有过惊恐障碍发作，而且接下来的两年，直到从研究生院毕业前，她的慢性疲劳、偏头痛和经前综合征都有了显著的好转。此外，她还报告了其带来的"副作用"——前所未有的活力和快乐。

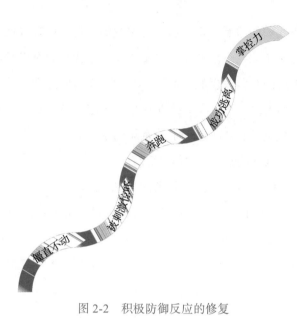

图 2-2　积极防御反应的修复

注：通过重造奔跑与成功逃离假想袭击者的经历，南希缓解了她的恐惧 / 僵直和过度唤
　　起症状。对患者来说，体验到奔跑的知觉是至关重要的。若只有奔跑的动作而无奔
　　跑的知觉，治疗效果有限。

天生的复原能力

让南希从顽固的症状里摆脱出来、重回正常生活的内在机制，也使我在车祸后免于精神创伤。在一个值得信任且令人放松的人面前完成的颤抖与战栗帮助南希和我找回了安宁与健康，让我们免于一直生活在创伤的阴影中。

通过感知这微小的躯体动作，我们重现并完成了被压抑的、本能的、具有保护性的动作。残留在我与南希神经系统的"能量"被生物的生存本能激发并释放出来。作为一个毫无防备之力的小女孩，南希被控制和制服，并试图逃离，而这场逃离持续了很久。简而言之，治疗南希的经历让我懂得，当我们用行动同致命威胁抗争时，与生俱来的反应是如此强大且充满智慧。

　　这些保护我们的原始力量与那些吞噬我们、让我们难以抵挡的无助感形成了鲜明的对比。我与南希经历的不同在于，我当时有幸对自己进行急救，而且在现场的儿科医生的帮助下，我的创伤后应激障碍被遏制在萌芽状态。南希，如大多数人一样，并没有这么幸运。20年后，在我的办公室中，我们简短地重访且"改造"了她童年的手术噩梦，此后，她曾年复一年承受的、本可以避免的痛苦才得以缓解。

　　如果没有感知到源于生存本能的原始肌肉力量，以及与其形成反差的无助境遇，我的生活也一定会和南希一样，被创伤后应激障碍的阴影笼罩。那样的话，我会同她一样，常常受惊吓、胆小、警惕性强、不敢冒险探索外面广阔的世界。正如她能够通过回忆摆脱折磨一样，我也可以用同样的方法逃离这场灾难，或在创伤发生时就防御性地重置神经系统。

　　面对重大威胁时，我们会调动巨大的能量去保护自己。我们闪躲、转动、紧绷全身或回撤身体；我们的肌肉发力，准备好搏斗或者逃跑。但若行动毫无效果，我们会僵住或者瘫倒在地。南希4岁的身体试图逃离那蒙面的捕食者，她的身体渴望躲避和逃离，却做不到。她不情愿地被几个带着面罩穿着长袍的巨人制服，被按倒。她无法动弹的身体和因被困住而产生的恐慌感发生冲突，如同身体学会了只能僵在那里一样，她的大脑也学会了这一点。

　　当任何生物意识到具有压倒性优势的致命威胁来临时（几乎毫无逃跑的机会），瘫痪与情感抽离是常见的生物性反应。动物行为学家把这种与生俱来的反应称为**紧张性僵直**。人类所经历的这种动弹不得的状态，源于无助的恐惧与惊慌。这种情感抽离与瘫痪的状态本应只是暂时性的。当被捕杀时，野生动物可能做出这种强烈的生理性休克反应，它们可能在此时被吃掉，也可能在与死神擦肩前恢复活力。此后，在同样的情况下，它们便不会重蹈覆辙，也许会变得更加聪明，对类似的危险和威胁更加警惕（这不同于过分警惕)。例如,一头鹿再也不进入某些高于地面的岩石区域,因为它曾在类似的地方遭遇美洲狮的追击。

不同于动物,人类经常陷于一种中间状态。经历过极度恐怖的威胁的人很难再完全回到从前的生活当中,他们会在某种情况下习惯性地僵住,而在同一情形下,没有受过精神创伤的人感觉到的只是危险,甚至体验到的是兴奋与刺激。瘫痪本该是生物面对无法逃脱的威胁时的孤注一掷,却成了人类在受刺激和惊吓情况下的无奈选择。例如,人们常常不会意识到,性唤起或许会将性兴奋变成性冷淡、性厌恶和性回避。

创伤的生物学视角

为了理解南希的这段经历,我被引入了好几个全新且不同的研究领域。首先我意识到,若不是对自己本能反应的信任和那一点点侥幸,或许我会不小心让南希再一次经历创伤,使她本来已很严重的症状恶化。此外,我像个早早就中了头奖的赌徒,马上发现发生在南希身上这难以置信的一次性"治愈"并非总会重演。于是,我踏上这条漫长且磨人的旅途,去探知掩埋在 1969 年夏天的隐秘线索。后来我发现,至关重要的是"精确测量"(逐渐接近并控制)这些创伤的生理反应,从而降低其强度。帮助患者回忆并重新经历创伤其实是没必要的(这会降低患者的掌控感与完整感),这可能会致使患者病情的加重。我还发现,用来释放能量的抖动与战栗通常很难被他人察觉到,这通常表现为肌肉的自发性收缩(微小的肌肉颤抖)或仅仅是肌肉的温度变化,例如肌肉温度升高。通过观察手和脸的颜色变化,就会察觉到这些细微的变化。

在此后的几十年中,从对动物及其神经系统的比较研究起步,我开始探索创伤的生理基础。我认为,这会帮助我发展出一套体系化的治疗创伤的方案,而这套方案可以被系统地、可信地、安全地学习和复制。这场旅途也圆了我曾经的一个有关太空旅行的梦想。还在加州大学伯克利分校念医学生物物理学的时候，我成为美国国家航空航天局的减压顾问，我的主要工作是帮助宇航员准备他们的第一次太空旅行。这是一次很特殊的机会，因为我可以接触并研究那些在高压环境中适应力极强的宇航员。这些观察研究启发我回首反思早些年在南希的案例中，她适应力的严重缺乏以及出人意料的迅速康复。宇航员超强的适应力既是一种技能也是一种本能；即使是经受了最严重的精神创伤的人，也有可能将这种技能激活并重新掌握它。

意外的收获

我绞尽脑汁地理解那天在南希身上究竟发生了什么。在一个关于动物行为比较的研讨会上，一条不起眼的信息引起了我的注意。彼得·马勒提到，被捕食动物（如鸟类和兔子）被束缚住时，它们会做出一些奇怪的行为。那晚我辗转反侧，激动难眠。当南希被医生制伏按倒时，她的反应是否和这些因科学实验而被束缚的动物类似？我脑中关于匍匐猛虎的幻觉一定源于那次研讨会。

在试图理解研讨会带给我的启发时，我读到了一篇发表于1967年的文章，题为"催眠特点比较"。[6] 随后，我和我的研究生导师唐纳德·威尔逊⊖讨论了我对这篇文章的想法。他的研究领域是无脊椎动物神经生理学，并且对于"僵直"类型的行为非常熟悉，然而专心研究昆虫和龙虾的他对动物的催眠行为心存质疑。但这并不妨碍我花费大量的时间，泡在满是灰尘和霉味的生命科学图书馆，着迷于对动物瘫痪行为现象的广泛观察。与此同时，越来越多的来访者被艾德·杰克逊（就是把南希介绍给我的那位

⊖ 不幸的是，唐纳德·威尔逊于1970年，在一次漂流中意外丧生。

医生）转介给我。于是，我和来访者们开始一起探索各种各样的肌肉紧张状态以及躯体姿态的模式，同他们的病症症状之间的内在联系；换句话说就是，释放肌肉能量并让这些根深蒂固的模式回归正常状态，会产生怎样惊人且出乎意料的治疗效果。随后，1973 年，动物行为学家尼古拉斯·廷伯根在诺贝尔生理学或医学奖的获奖致辞中⊖，出乎意料地并没有过多地提及他的动物研究，而是提到了人一生中的躯体变化，以及其在巨大精神压力下的失调现象。令我印象深刻的是，他对亚历山大技术⊜的运用。他和他的家人在健康上受益于这种躯体再造疗法（他的血压回归到正常水平），而这与我的来访者身上发生的改变有相似之处。

我意识到，我需要和这位前辈聊一聊我的想法。了解到他供职于牛津大学后，我作为一名普通研究生，与这位不摆架子且慷慨大方的诺贝尔奖获得者通过跨大西洋的电缆取得了联系。我告诉他关于南希等来访者的治疗状况，以及我对南希的"动物性瘫痪行为"原因的推测，即当面对无法躲避的威胁或承受极端压力时，动物的僵直反应也适用于人类。他非常激动，并鼓励我继续调查研究。⊜我偶尔也会想，若没有尼古拉斯·廷伯根、汉斯·西利（第一位精神压力研究者）和雷蒙德·达特（发现南方古猿的人类学家）的支持，我恐怕早已放弃研究。

在那次难忘的通话中，廷伯根用父亲般亲切的声音和略带责备的语气对我说："彼得啊，我们毕竟只是一群动物而已。"然而，根据最近的调查，西方社会仅有一半的人（在美国甚至比例更低）相信进化论，并认同人类与其他哺乳动物有亲近的血缘关系。事实上，已有明显的解剖学、生理学、行为学与情绪科学的研究证据表明，人类与其他哺乳类动物具有相同的大

⊖　这篇致辞稿于 1974 年发表在《科学》杂志上。

⊜　亚历山大技术取名于其创造者 F. 马赛厄斯·亚历山大。在 19 世纪 90 年代，他构思并创造了这项用于纠正有害健康的姿势习惯、对患者进行躯体和精神共同干预的技术。

⊜　因为当时的博士学业委员会主席对我的研究选题充满了怀疑甚至怀有敌意。

脑结构以帮助个体存活，所以我们对于致命威胁有相似的反应。因此，我们可以从观察动物（特别是哺乳动物和更高级的灵长类动物）对致命威胁的反应中获益，学习他们是如何回归正常生活并在威胁过后恢复平静的。令人遗憾的是，这种与生俱来的恢复与自愈能力已被大多数人遗忘，这使我们面对创伤时变得异常脆弱。

然而，直到1978年，我的观察研究才步入正轨。那时，我一边在位于加州山景城的美国国家航空航天局工作，一边在加州大学伯克利分校发展我的身心疗法，并挤出业余时间泡在生物学研究图书馆。1978年12月的一个雨天，我照常去图书馆查找文献。在那个谷歌和个人电脑还没有诞生的年代，我的研究方法是，带着午饭来到图书馆，在书海中一页一页地查找相关文献。虽然这种方法看起来曲折且低效，我却发现了高科技搜索引擎可能无法帮我找到的、极为有价值的文献。这些扎实的文献积累工作为我倾注心血的终身事业奠定了理论基础。

后来，我偶然读到一篇令人大开眼界的文章，作者戈登·盖洛普（Gordon Gallup）和杰克·马斯（Jack Maser）在实验室用控制变量的方法描述了动物的瘫痪行为是如何被触发的。[7]这篇文章（第4章将讨论这篇文章）加深了我对和南希有类似症状来访者的理解，也让我开始思考某些由恐惧驱使的生存本能与创伤本身及治愈创伤的关系。由创伤引起的症状在20年之后被正式定义为创伤后应激障碍，并被当时的文献形容为一种难以治愈的疾病。令人庆幸的是，当时的我并没有用20年后的视角理解创伤。

天缘凑巧，世事循环。几年前，在位于加州大学圣迭戈分校医学院的精神病学系的一个题为"心理治疗前沿"的研讨会上，我分享了自己的研究成果。在讨论接近尾声的时候，一位充满活力且略显淘气的男人跳了出来自我介绍道："嗨，我是杰克·马斯！"我将信将疑地摇着头，然后开怀大笑起来。我们简短地聊了一下，之后一起吃午餐时，他告诉我他很开心看到自己在动物身上取得的研究成果在心理咨询中实现了临床应用。可以说，他就像是我在科研领域的教父一样。

2008 年，杰克·马斯向我推荐了一篇他与史蒂文·布拉查合写并刚刚发表的文章。这篇文章向传统主流的精神病学诊断标准发起了挑战，指出"紧张性僵直"这个概念对理解创伤至关重要。[8]这一大胆提议令我目瞪口呆。《精神疾病诊断与统计手册》（DSM，以下简称《手册》）是心理学家和精神病专家用于诊断包括创伤后应激障碍等心理疾病的百科式手册。（目前《精神疾病诊断与统计手册》的第 4 版修订本是最新的版本。）理想情况下，下一版，也就是第 5 版，在内容上将有一个巨大的飞跃。[⊖]

在上一版《手册》中，对创伤后应激障碍诊断标准的说明非常谨慎，并没有提及任何理论来解释精神创伤对人脑和身体上的影响。这种谨慎首先出于学术上的考虑，因为提出一个理论意味着向读者暗示出了治疗和预防该心理障碍的原理。其次，曾经对心理学领域具有绝对统治力的弗洛伊德理论体系依然势力强大，这也是上一版《手册》中对理论的回避和对分类学依赖的原因。我相信，学术界与实践派的有机结合将会带来心理疗法上真正的创新。怀有开放态度的跨学科合作，能够帮助我们筛选出行之有效的疗法，最终使饱受心理疾病煎熬的人们获益。

杰克·马斯和史蒂文·布拉查合著的这篇生气勃发的文章，对第 5 版《手册》的编写者们提出了一个挑战。他们大胆地假设，创伤后应激障碍的成因可以从进化（动物本能）的视角被解释，而这种视角也完全可以解释在 1969 年南希是为何康复的。可见这篇文章对我的研究生涯是多么重要。1977 年，盖洛普和马斯关于恐惧和动物的瘫痪行为的研究，启发我从全新的视角解释南希的症状。如今，马斯和布拉查写下一段令人心潮澎湃的话，作为他们发表于 2008 年这篇文章的结束语：

⊖ 本书英文版出版于 2010 年，DSM 第 5 版出版于 2013 年。——译者注

　　我们迫切建议第 5 版《手册》的编写者，寻找收集相关实证研究与理论，从而用动物进化的视角理解精神病理学。在未来，这个领域将会更多地涉及生物学，也将诞生许多精神病理学新概念，从而有助于临床医生发展出更多切实有效的行为疗法。[9]

　　这是多么令人欣喜振奋啊！我不由得好奇，我在圣迭戈医学研讨会上的报告是否从某种程度上激发了马斯和布拉查发起这项提议。在走过了不少弯路后，仅仅是想想我的科研成果有可能推进对创伤的精神病学诊断（或者至少能影响相关的讨论）就令我无比兴奋。接下来，让我们来看看创伤诊断的简要历史吧。

第 3 章

创伤会变脸

大多数人认为，创伤是精神上的问题或只是脑内功能失调，其实创伤与我们的身体有着紧密的联系。我们会被吓得动弹不得，面对恐惧感，我们会变得无助，会被击垮，瘫倒在地。我们的生命有时根本无法与创伤抗衡。

不同文化的神话故事都描述过人类被吓得动弹不得的状态。最广为人知的便是，美杜莎那令人毛骨悚然、可将人变成石头的凝视。在《旧约》中，由于罗德的妻子目睹了所多玛城和蛾摩拉城的可怕覆灭，她被惩罚而变成了一根盐柱。如果这些神话看起来不怎么切合实际，我们可以想想世界各地的孩子们都在玩的"雕像"游戏。[⊖]一代又一代的孩子用这个游戏帮

⊖ 游戏的规则是，当孩子被看到时，需要静止不动。——译者注

助自己掌握和控制被吓得动弹不得后所产生的最本能的恐惧。无论是古代的神话故事，还是现代人的创伤症状，如今精神病学家将其称为创伤后应激障碍。相比于历史神话，现代科学对于准确理解人类的恐惧、身体损伤和丧失经历既有优势也有劣势。

南美和中美地区的土著人很久以前就对恐惧和创伤的本质有深入的理解，更重要的是，他们懂得如何通过类似萨满仪式转化并治愈创伤。在西班牙人和葡萄牙人殖民后，他们借用土著人语言中的"susto"一词来形容在创伤中所发生的事情，直译为"惊恐性瘫痪"和"丢了魂"。[10] 有过创伤经历的人都体会过，突然不知道灵魂在这个世界上何去何从后，令人瘫痪的恐惧会紧随而来。

惊恐性瘫痪（fright paralysis）会使人联想到受到车灯的惊吓而愣在原地不动的鹿，人类面对创伤，其反应也是类似的：南希面露惊慌，瞪着双眼，僵在了恐惧之中。古希腊人也认为创伤会造成人身体的瘫痪。宙斯和牧神潘会将恐惧和瘫痪注入战场上敌人的体内，而两位天神都具有僵化身体和引发恐慌的能力。在荷马的巨著《伊利亚特》和《奥德赛》中，创伤被描绘成对个人和家庭无情的毁灭。

美国内战时，许多年轻人一下子被暴露在枪林弹雨和血肉横飞的战场上，他们对震耳的炮声和尸体的腐臭根本没有做好心理准备。于是，形容战后创伤障碍的一个词——士兵之心[⊖]（soldier's heart）便流传开来。这个名称既传达了焦虑、心律不齐、心脏猛撞和令人无眠的惊恐的意思，也表达了在战场上失去兄弟的心碎。另一个源于美国内战时期的词语是思乡之情（nostalgia），其表达的含义是独自流泪哀叹以及对当下生活的无所适从。

一战之后不久的后弗洛伊德时代，埃米尔·克雷佩林（Emil Kraepelin）在 1909 年建立的早期的诊断标准系统中，把这种压力引起的失常行为称为

⊖　此描述性术语可能来源于从 16 世纪中期的瑞士方言中的怀旧或称思乡病（heimweh）一词——是的，"中立"的瑞士军队相互争斗好几个世纪了。

惊吓性神经衰弱症（fright neurosis），[11] 他认为创伤在本质上是由极端压力造成的一种状态。弗洛伊德将创伤描述为：抵御外界刺激的保护系统的失效导致的巨大的无助感。虽然埃米尔·克雷佩林对创伤定义中的术语使其不易被理解，且"神经衰弱症"（neurosis）一词具有贬义，但他强调了惊吓和恐惧才是创伤的核心。

在"一战"结束后的一段时期，战争创伤被人们称为**弹震症**（shell shock）。这个简单、坦诚的名称直白地描述了这样一幅画面：令人精神崩溃的炮弹爆炸声把困在湿冷战壕中的士兵吓得大小便失禁且动弹不得。正如 susto 这个词一样，如此未经加工的名称能让人身临其境并紧张地心跳加速。

在二战前，类似的症状又被取名为**战斗疲劳**和**战争神经官能症**。从这些偏中性化的名称来看，那时的人们还没有真正理解士兵们所忍受的精神痛苦。"战斗疲劳"一词暗示的是，只要士兵听取祖母的唠叨并好好睡上一觉，一切都会好起来的。傲慢地轻视相关症状的严重程度本身是非常粗鲁伤人的；讽刺的是，备受煎熬的士兵的确常酣睡不醒，而这其实是创伤的症状之一。从某种角度说，神经衰弱症和俄狄浦斯情结（恋母情结）类似，映射出的是弹震症属于一种性格缺陷或是令人烦恼的自身的软弱。实际上，这种症状是人在面对战场上的令人害怕的隆隆炮声、悲伤的生离死别以及恐惧的相互厮杀时做出的完全合理恰当的反应，而这些不确切的称谓把平民、家人和医生同士兵备受煎熬的残酷事实割裂开来。

之后的朝鲜战争给士兵带来的痛切又被新的创伤术语遮盖擦除。那时描述战争创伤的词语是官能衰竭（operational exhaustion）。在之后的伊拉克战争中，**战争官能衰竭**（combat operational exhaustion）又成为新的名称。然而，这些词语早已过时，并根本无法传达出战争那令人恐惧的一面。

如今，源于越战的又一个新的称呼出现了——**创伤后应激障碍**（PTSD）。PTSD 本是一种在惊恐和瘫痪的状态下，人的身心和灵魂备受折磨，从而引发神经系统濒临崩溃的现象，如今却完全被"消毒"为一种用药物治疗的疾病。PTSD这个缩写为了力求读起来顺口且服务于科学术语不带感情的特性，抹去了人类对战场屠杀真实的情感反应。相比过去惊恐性瘫痪和弹震症这两个直观且恰当的名称，如今其仅仅被称为一种疾病，一个由具体且可测的症状组成的集合体；若一种诊断是针对科研用途应运而生的，那它将与保险公司和有效的治疗方案格格不入。在这些冰冷的术语为士兵真实的痛苦提供客观、可信的科学数据的同时，也在病人和医生之间筑起了一堵高墙。这堵高墙的一边是"健康"的（受保护的）医生，另一边是"病重"的患者。这种治疗取向将无助的患者边缘化，使其在这个格格不入的世界中只能与绝望做伴。很少有人意识到，被当作先知置于神坛之上而未受保护的治疗者，其实是很有可能因被耗光能量而走向毁灭的。

近来，一位从伊拉克战场退伍的老兵切中要害地将他因战争所承受的痛苦和折磨称为PTSI（战争后应激损伤，其中I代表损伤），而非PTSD。他明智地将创伤称为一种损伤，而并非如糖尿病等疾病那样，只能控制和无法治愈的疾病。实际上，创伤后应激损伤是情绪上的损伤，是可以被治愈和转化的。

尽管如此，传统医学的治疗思维依然占据统治地位。医学知识渊博的医生掌握着对病人的绝对指导权，而这对如糖尿病和癌症这样的疾病还算是颇有效果（这也存在争议）。然而，这并不是治疗创伤的好范式。创伤并非传统意义上的疾病，它是一种"舒适或秩序被剥夺"（dis-ease或dis-order）的体验。治疗创伤的医生其实更像是陪伴来访者走过康复过程的向导或助产妇。执意把自己打造成"健康的治愈者"形象的医生，是在把自身与无助感隔离开，而这种无助感其实如幽灵般处处潜伏在我们的生活当中。不能体会到自己真实感情的医生，是无法同来访者一起控制、处理和接纳那些可怕的知觉、画面和情绪的。患者将感到深深的孤独，致命的恐惧将他们推入情绪的旋涡，击碎他们自我掌控和自我成长的能力。

　　在遵循这种传统取向的治疗中，治疗师会建议指导创伤后应激障碍患者控制感情，抑制越界的行为并改变病态的想法。萨满教的治疗方式则与此大相径庭，萨满教治愈者会同患者一起再次经历可怕的创伤，并召唤源于神秘的力量帮助患者逃离创伤的魔爪。萨满治愈者首先需要放下防备，直面自己的无助感和破碎感，这同如今的心理咨询师类似，必须首先确认并处理自己的创伤之后才能帮助来访者。[⊖]

神话的力量

　　神话是生物学的一种反映。

——约瑟夫·坎贝尔，《神话与身体》

　　晦涩的术语和传统的医疗范式阻碍了治愈的过程，因为它们让疗愈者将自己与自己的心理伤痛隔离，且否认了人类对创伤反应的普适性。我们需要挖掘自己的动物性本能，这不仅仅是面临惊恐时的脆弱，更是我们与生俱来的转化创伤的能力。为了更好地理解人类的本能，我们从神话学和动物伙伴那里获得许多启发。英雄神话与生物学（神话生物学，mytho-biology）的结合有助于我们揭开创伤的面纱。

美杜莎

　　神话学教会我们如何勇敢地面对挑战。神话是可以触及人类存在本质的古老故事，描述了心灵最深处的渴望，揭示了被忽略的源于身体本身的力量和资源。通过阅读神话，我们能描绘人性的地图，将自己与他人、自

⊖ 在美国提供心理治疗的诊室精神科医生的数量有下降的趋势。一份来自美国国家流动医护调查（NAMCS）的横跨十年的调查表明，在诊室接受精神科医生心理治疗的患者比例从 1996 ～ 1997 年的 44% 降至 2004 ～ 2005 年的 29%。

然和宇宙连接起来。古希腊神话中美杜莎的故事抓住了创伤的本质，指出了治愈创伤的方向。

在这篇神话中，直视美杜莎双眼的人会马上石化，立即僵在原地。在和这位蛇发女妖决一死战前，珀尔修斯向智慧女神雅典娜寻求建议，雅典娜的建议很简单：绝对不要直视戈尔贡女妖的眼睛。珀尔修斯牢记建议，通过观察手臂上护盾表面反射出的美杜莎的映象，巧妙地避开了她的双眼和被石化的厄运，最终砍下了她的头颅。

如果创伤可以以被转化的方式治愈，那么我们必须学会避免与其正面遭遇。若不小心和创伤面对面碰上，"美杜莎"必然会将我们变成石头，因为这就是它的本性。正如大人经常和孩子玩的玩具"指头陷阱"（Chinese finger trap）[⊖]一样，越与创伤抗争，我们会陷得越深。若说这则神话故事对创伤治疗有什么启发的话，我认为，珀尔修斯护盾上反射出来的美杜莎映象就如身体对创伤的反应，象征着我们身体内在的智慧与活力。

这则神话故事并没有结束：

> 之后，从美杜莎颈部的伤口跳出飞马珀伽索斯和手持金剑的独眼巨人勇士克律萨俄耳。金剑代表着明晰且充满洞见的真理，马象征着身体和原始本能，翅膀则是超越与超然的原型。这些元素结合在一起体现了"活体"[⊜]转化创伤的过程，也暗示了人需要将自己调动起来才能治愈面对美杜莎时的惊恐性瘫痪，也就是创伤。察觉并根据美杜莎的映象做出反应是我们的本能。

在这则神话的另外一个版本中，珀尔修斯后来将美杜莎伤口处的血液收集在两个小瓶中：一瓶可以使人毙命，一瓶可以让人起死回生。这处细

⊖ 手指被套进这种玩具中后，越想将手指用力抽出，越无法挣脱。——译者注
⊜ 在荣格的分析心理学中，手持金剑的独眼巨人的形象表现的是最深层的且无自我（non-egoic）的本性。

节揭示出创伤的双重属性：能夺走并摧毁受害者正常生活的能力，也能使受害者发生转化并复活。那么创伤究竟是残忍无情的戈尔贡女妖，还是协助我们完成转化和恢复自控的催化剂？这取决于我们面对它时采取的态度和手段。

创伤一旦造成便无法逆转，但这并不等于给人判了无期徒刑。从神话学、临床观察、神经科学、动物行为研究和察觉自己的身体知觉中，我们能学到治愈创伤的方法。我们需要接纳自己的本能和天性，而非与其对抗。在恰当的指导和鼓励下，我们能够模仿动物（像南希和我所做的一样），通过颤抖和战栗释放体内的能力，从而回归正常生活。通过转化创伤，我们有能力控制这些原始并充满智慧的本能力量。在接下来的第 4 章，我们先从人类的动物本性讲起。

恐惧导致僵直

动物教会了我们什么

唯一能战胜生活的只有恐惧，它才是生活真正的对手。

——扬·马特尔，《少年派》

我们唯一恐惧的是恐惧本身。

——富兰克林·德拉诺·罗斯福第一次就职演说，1933 年

所有高等动物都会表现出恐惧反应。从生理层面理解恐惧能帮助我们看清创伤的来龙去脉，并了解我们是如何从惊恐后全身紧绷的状态中恢复正常的。在灵长类动物的世界中，神出鬼没的掠食者随时随地都会发起袭击，它们时常会目睹部族同类被鬣狗、美洲豹和其他大型猫科动物撕成碎片。可想而知，恐惧感在这些灵长类动物的生活中如影随形，然而，在残酷的生存环境中，大自然不允许由恐惧引发的强烈情感反应持续太久。

与我们的近亲——猴子和类人猿一样，人类也有被猎杀的焦虑。面对

随时都可能被猎杀的命运，一位作家戏言其生活是"一场漫长的充满焦虑的噩梦"。[12] 由于担心成为掠食者的盘中餐，远古人类一定经常在阴冷潮湿的洞穴中依偎成一团。虽然现代人类已经不再寄居于洞穴之中，但我们依然对周围潜伏的危险有着强烈的警惕性，而同类和掠食者都可能是危险的来源。

为了安抚恐慌的民众，富兰克林·罗斯福将恐惧描述成一种"难以名状、不合常理、不合逻辑且使人退缩不前的惊恐状态"。对现代人类而言，这种能致人瘫痪的恐惧情绪或许是弊大于利的，经历过这种瘫痪状态的人通常难以回到从前正常的生活状态。平稳且迅速地在不同的强烈的情绪状态之间转化的能力，被我们称为"全神贯注"（flow）"活在当下"（being present）或"活在此刻"（in the moment）的能力，与之对立的是陷于过去的经历而无法自拔的状态。观察哺乳动物对极度恐惧和暴怒、悲伤等强烈情绪状态的恢复过程，指导了人类治愈自己的创伤。这也是过上健康圆满生活的秘诀。

应对危险的姿势

无数只猿猴在被黑豹咬断脖颈前的惊恐尖叫，
是我们心惊肉跳时耳中血脉流淌的回声，
深刻地留在我们的神经系统中。

——保罗·谢泼德，《他人》

在塞伦盖蒂草原上

如其他哺乳动物一样，人类也是群居动物。我们生长于家庭和部落之中，参加各种社团组织，与邻居和朋友相互依靠，组建政党并认同国家甚至世界性的团体。意识到人为哺乳动物的事实，有助于我们理解创伤与从中恢复的本质机理，增进咨询师与来访者以及其他人的沟通。

当一群羚羊在草木葱茏的干涸河床上安静地吃草，无论是草木细枝的折断声、草丛中的沙沙摩挲，还是地面上急速掠过的阴影，或者几个带有某种气味的分子，都会令羚羊群中的一位成员马上警觉起来。这种警觉状态会瞬间使其动作减缓或停止，身体僵硬，随时做好应敌准备。身体动作的突然停止会减少这只羚羊被捕食者注意的可能性，同时也有助于它寻找最佳逃脱路线，而羊群中其他羚羊也会立即被它的身体姿势变化影响，在原地静止不动。整个羚羊群作为一个整体（拥有更多的眼睛、鼻子和耳朵）可以更好地定位并识别威胁来源。这种协作反应可与战时在敌区巡逻的作战小分队的团队配合相类比。

想象一下，倘若你在一片开阔的草地上悠闲地散步，此时一道黑影突然从你的视野中掠过，你会做何反应？你会本能地停下脚步，然后或许会屈身微微蹲下。随着自主神经系统的启动和参与，你的心跳会随之变化。在短暂的静止之后，你的视野会一下开阔起来，随后，你的头会不自觉地转向阴影（或声音传来）的方向，一探究竟。在颈部、背部、双腿和脚部肌肉的带动下，你的身体会转动、屈伸和延展。盆骨和头部一起水平移动时，你也警惕地眯起双眼，这些动作都会为你提供理想且宽阔的视野观察周围的情况。那么此时你的内心状态是怎样的呢？当看到那急速掠过的阴影时，你体会到了哪些无法言明的感觉呢？多数人会有警觉感、参与感甚至好奇感，也许还会有兴奋感与期待感，或者也可以说是危机感。

无论是动物还是人类，能否感知同类企图伤害自己是一项很重要的能力。若失去了这份警惕，会将自己推入险境。在对上百位强奸受害者的心理治疗过程中，我发现这些受害者大多会记得危险初现的端倪，却最终将其忽略。她们会回忆起，离开酒店时，有一个男子在远处盯着自己，或者当她们走过街角时，旁边出现了一个一闪而过的黑影。

我也和几位强奸犯聊过他们是如何寻找猎物的。他们可以从女性的体态和步态准确地判断谁会是惊弓之鸟，谁更可能是可以轻易得手的猎物。（这或许也给了强奸犯虚张声势的胆量。）强奸施害者挑选猎物的精准度之高令人不安，虽然他们缺失共情和解读细微情感的能力，但这些"狩猎者"是解读恐惧和无助情绪的专家，施害者会刻意使用这种天赋能力，处于险境的受害者却丢弃了这种能力。

人的体态和面部肌肉变化不仅向他人，同时也向自己传达着情绪状态信息。[13] 接下来，我们来聊一聊，作为社会性动物，人类是需要通过共情来完成最深层次交流的。为了达到深层交流，我们必须与他人的感知和情感产生共鸣，换句话说，我们必须能够感受身边人感受到的情绪，而这主要通过观察非言语性表达、体态和情绪的表露。

从生物学或身体姿态上讲，在帮助人们从创伤中康复的过程中，自我校准对疗效至关重要。若治疗师意识不到其身体对另一个人所表达出的恐惧、愤怒、无助和羞耻所做出的反应，那么他便无法带领来访者追踪自己的知觉，并安全地引导来访者经历那凶险（但也是有益的）的躯体创伤知觉。若学会了如何追踪自己的身体知觉，治疗师就能够避免吸收来访者的恐惧、愤怒和无助感。理解这一点对治疗师十分重要，因为当发觉必须保护自己免受来访者负面情绪侵害时，治疗师也在无意识的状态下终止了来访者自我体会这些负面情绪的过程，而这个过程对来访者是有益的。我们将自己和来访者所经历的痛苦和挣扎隔离，这种自我保护是对来访者突然的抛弃。与此同时，我们可能会使来访者经历二次或间接创伤，从而精疲力竭。治疗师必须从成功处理自身创伤的经历中学会如何和来访者一起感受此时此刻。所以成功地治愈创伤与同时了解、感知和理解来访者与治疗师的身体知觉密不可分。正如心理分析师莱斯顿·海文斯所说："或许判断共情的成功证据是，我们所感受到的也正是病人所描述的身体知觉。"[14]

神经科学家的视角

从他人的体态姿势中察觉出危险的能力是神经科学家比阿特丽斯·格尔德（Beatrice Gelder）[15] 的研究课题。她的研究表明，传达出恐惧信号的体态姿势比受到惊吓时的面部表情更能激起观察者大脑的反应。和美杜莎目光的相会能引发我们剧烈的恐惧反应，但是和受到惊吓的面容相比，鬼鬼祟祟的动作和焦虑不安的姿势更让人不舒服。[⊖]在听到一条盘卷着的响尾蛇的"嘶嘶"作响声的半秒前，你难道不会被前面伙伴的突然畏缩吓到吗？这种模仿式行为普遍存在于动物世界中。例如，鸟群中的一只鸟突然从地面飞起，其他鸟也会立刻紧随其后，而它们并不需要知道第一只鸟那么做的原因。假设有一只鸟偏偏不飞，那它恐怕是没有机会把自己的基因传给后代的。

一副受到惊吓时的表情、高度的警惕性和僵硬紧绷的身体，这三者合在一起是预示危险即将到来最令人信服的证据。这激发我们随时准备用行动保护自己，寻找定位危险来源，并迅速做出反应。或许被察觉到的威胁来自一位怒火中烧、即刻就要爆发并露出一身肌肉的人。在日常生活中，每当遇到愤怒暴躁的人，我们都会躲得远远的，而当你遇到姿态优雅并表现出接纳态度的人时，他们放松的状态也会使你很快平静下来。所以，我们尤其会被如曼德拉、一行禅师或者一位在为婴儿喂奶的慈爱的母亲所感动，因为他们给人以安详、慈悲和宁静的感觉。

格尔德的研究表明，看到他人受到惊吓后的应激躯体姿势会激活观察者脑内的某些区域，而这些区域是不会被快乐或者中性的躯体姿势激活的。[⊜]

⊖ 在相关研究中，实验人员向被试展示，从视频中截取的想象开门看到劫匪时的职业演员的静止画面。毫无疑问，如果体验到的是真正的威胁，或仅是一小段视频，那么被试所受到的影响将会更大。

⊜ 当观察者看到一个中性的姿势时，例如倒一杯水，他的大脑中只有视觉区（新皮质层的 17 区）被激活了。据我所知，目前实验人员还没有邀请上面提到的看上去非常宁静与安详的人参加类似的实验。

此外，看到被惊吓的躯体姿势时所激活的脑区，和看到表现出惊恐表情的脸所激活的脑区，是有所不同的。脑内的"躯体姿势识别中心"包含多个区域，有些用来处理情绪，其他区域主要负责做出搏斗或逃跑的动作。格尔德认为，当看到一位朋友受到惊吓后身体做出反应而改变的姿势时，你的身体也会做出一些反应。这和达尔文主义学说的信条一致：人具有迅速解读他人身体动作并做出即时且准确反应的能力，而正是这种能力有助于个体存活下来。**躯体共鸣**（postural resonance）这一过程之所以如此快速且有效，是因为它绕过了我们的意识脑。理性的审时度势会让我们困惑不解，延长应激反应的时间，而让存活的可能性大打折扣。在危急情况下，需要的是迅速和肯定，而非沉思。研究人员里佐拉蒂（Rizzolatti）和西尼加利亚（Sinigaglia）认为：我们通过某种映射机理感知和理解他人的肌肉运动和情绪反应，这种机理准许我们的大脑以惊人的速度发觉、感受或想象他人接下来会做什么，因为这个过程触发了我们自己负责处理行为和情绪的中枢神经系统。[16]

假如新皮质脑（也就是理性脑）预先阻止了我们做出应激反应的天赋本能，那么你可能会对自己说："那个咬着下巴、绷着肩膀的家伙正向我走过来，他看起来很愤怒。贼眉鼠眼的，不过……他的衬衫颜色挺不错，和我买的那件还挺像的。"而当帮助你存活下来的自下而上的信息处理系统正在警告你的身体（离那个家伙远点儿，不要想其他乱七八糟的）的时候，自上而下的信息处理系统所做的只是缓慢的语义分析。

人类和羚羊一样，对潜伏的危险异常敏感，并且随时可以果断地做好应对准备。他人的身体姿势、手势和面部表情为我们提供了海量信息，来判断下一刻会发生或者不会发生什么。来访者习惯性的躯体姿势也能透露出他们过往的经历，为我们提供解开症结的线索。为了辅助来访者完成这自下而上的过程，治疗师需要对来访者由于曾经受到惊吓而在体内产生郁结这一本能过程有准确的觉察。换句话说，被创伤困扰的来访者的身体和大脑曾经做好了准备，要去完成一系列有特殊意义的行为动作，但最终失败了。正如我所经历的那次事故一样（第1章），我们必须帮助来访者发现其身体的哪个部位做好了行动的准备，而在创伤发生时，那个没有被完成的动作是什么。

另有研究证实，存在读取身体动作信息的即时性。最近，由美国军方开展的一项研究表明，大脑从他人身体语言中读取情绪和解读自己躯体知觉的速度，对成功躲避致命威胁来说至关重要，例如，识别战场上的机关暗算、察觉携带自爆炸弹或者刚刚埋完炸弹的敌人。[17]在这篇论文中，神经科医生安东尼奥·达马西奥（Antonio Damasio）补充道："情绪是实用的动作指令，它能在我们意识到问题之前解决它。这个过程在领航员、探险队领队、父母，以及我们所有人身上每时每刻发挥着作用。"

忽略身体而主要关注思维想法（自上而下的过程）的心理治疗的效果注定是有限的。我提议，在心理康复的初始阶段，首先处理自下而上的过程（从躯体知觉到思维想法）应成为一种标准步骤。换句话说，关注来访者的躯体知觉是当务之急，之后再逐渐加入对情绪和认知的处理。当充满智慧的真我通过身体发出沉默且无比强大的声音时，对创伤幸存者的"谈话疗法"便不再有效。

心理治疗的挑战

治疗师常会注意并模仿受创伤困扰的来访者的躯体姿势，它映照其害怕、恐惧、愤怒、暴怒和无助的情绪。这种回应来访者身体和情绪标记的方式，对协助其处理那些折磨人的躯体知觉和情绪起到关键作用。若治疗师由于无法包容和接纳而选择了退缩，那来访者便被我们所抛弃；若陷入其中，无法自拔，治疗师便和来访者一起失去了前进的方向。只有表现出平和与镇静，治疗师才能做到足够的坦诚，并用"慈悲之心"容纳来访者的惊恐。

我们不该低估人面对恐惧时的本能反应是多么的强大，也不该忽视这些反应可能会立刻变得不合时宜。例如在火灾现场，人们会下意识地模仿旁边人焦虑不安且受到惊吓时的躯体姿势，于是所有人的身体都做好了准备，拔腿就跑，快速逃离，但是这样的行为也会加剧恐慌气氛迅速扩散。当每一个人都模仿附近的人时，这种恐惧的躯体姿势会影响所有人。通过躯体共鸣传播的恐惧感会导致可怕结果的恶性循环，事态也会立即升级。恐慌气氛就是这样，在一瞬间便在整个人群弥漫。富有先见之明的富兰克林·罗斯福曾经警告过我们，要避免恐慌以这种方式传播。倘若再碰到类似情形，我们最好先反问自己：真的发生了什么可怕的事情吗？若在影院观影时遭遇火灾，在逃离火场前，你可以先对现场情形做出自己的评估。假如你闻到了浓烟，那就不必犹豫；假如你看到的是一群嘻嘻哈哈的中学生，那理性脑会告诉你，在全力奔向安全出口前，最好先观察一下周围的情形。当身旁的人（我们模仿的人）的行为是错误的或者反应过度时，理性的评估可能是我们极端的本能指令的中和剂。然而，在心理治疗过程中，重理性而轻本能是一个严重的错误，可能导致灾难性的后果。

在治疗过程中，治疗师必须学会掌握平衡。通过模仿映射来访者挣扎和痛苦的行为和姿态，了解来访者的感觉，同时又不能做得太过，适得其反地将惊恐传递给来访者，进一步加剧其恐惧感。只有当治疗师学会在自己的知觉和情绪中进退自如了无障碍时，这才会发生。也只有做到了这一点，治疗师才能真正帮助来访者包容那些折磨人的知觉与情绪，使他们意识到无论这种感觉多么可怕，最终都会过去。

恐惧瘫痪

在塞伦盖蒂草原上，一只羚羊突然受到些惊吓，这使得羊群的其他成员一下机警起来，环视四周，试图寻找潜在威胁。但若是没有发现任何潜随的掠食者的踪影，它们会立即放松警惕，继续享用美味的鲜草。[⊖]没过一会儿，另一只羚羊因听到细枝折断的声音而警觉起来，整个羊群再一次进入戒备状态，动物的群体性神经系统再次启动，做好奋力逃跑的准备。所有羚羊都僵直地站在那里，因为它们全身的肌肉已经绷紧，做好了拼尽全力逃离险境的准备。

一只尾随已久的猎豹看准时机，从藏身的茂密灌木丛中一跃而出，羊群犹如一个有机的整体，先是聚拢起来，随后立即以飞快的速度试图摆脱飞奔着的猎豹的追赶。一只年轻的羚羊一个踉跄，正在它迅速找回重心时，猎豹已经猛扑上去。这场追逐时速高达每小时 65 英里！就在被猎豹扑到的那一刻（或者当羚羊意识到死期已到时），这只年轻的羚羊一下子瘫倒在地。它全身如石头般僵硬，进入了另一种意识状态，这是所有哺乳动物面临死神的逼近时共有的状态。这并非"装"死，而实际上羚羊也根本没有受伤，[18] 它进入的是"恐惧瘫痪"状态。

瘫痪，远祖的寻根

我们死过之后，才能复生。

——在动画电影《篱笆墙外》中，负鼠爸爸对他的孩子们说道

抵御捕食者、攻击者和其他危险来源是我们的第一道防线，是主动性防御。你闪躲、逃避或后退，你蜷缩着身子，举起手臂抵挡敌人的致命一击。当发觉对手不如自己强大时，你会选择一争高下；当察觉自己其实中了埋伏时，尽早逃离这一触即发的战斗便是上策。和广为人知的"战"与"逃"这两种反应相比，只有极少数人了解面对威胁时的第三种反应——僵

⊖　这个转换过程是由自主神经系统中交感神经兴奋与副交感神经的反射和放松协作完成的。在这两种状态间流畅地转换是"轻松自在地保持机警"的特性的基础。

直不动，动物行为学家称其为动物自带的瘫痪状态——**紧张性不动**（tonic immobility）。当爬行动物和哺乳动物面临被猎杀的危险时，这是三种本能反应之一；当"战"与"逃"都无法帮助我们摆脱危险时，这种本能才会派上用场。"战"与"逃"之所以为人熟知，要归功于怀特·坎农（Walter B. Cannon）在 20 世纪 20 年代关于交感 – 肾上腺神经系统的杰出研究。[19] 而在创伤的形成与治疗过程中发现的人类的木僵反应虽然具有重大意义，却并未得到广泛的关注。[20] 若把自坎农的重大发现之后，这 75 年有关动物行为学和生理学的研究做一个简短总结的话，"战"与"逃"理论可以被修正概括为一个 A 与四个 F：注意力被吸引（arrest，提高警觉，扫视周围），逃开（flight，首先尝试逃跑），战斗（fight，如果无法成功逃离），动弹不得（freeze，由于惊吓而全身僵硬）和被击垮（fold，陷入彻底的无助）。用两句话可以概括为：创伤发生在我们受到极度惊吓、身体无法动弹或者发觉无法脱身的时候；我们全身僵硬并陷入瘫痪，或被无尽的无助感吞没。需要另外说明的是，虽然近来有些作者倾向于把初始阶段"注意力被吸引（arrest response）"称为动弹不得（freezing），为了避免读者的误解，在描述"紧张性不动"行为时，我才会使用动弹不得这个词。⊖

在"动弹不得"的阶段，你的肌肉绷紧以抵御致命袭击，而你感到的是："我被吓得全身僵硬。"而当你断定自己已是在劫难逃（当捕食者的獠牙立即就要将你撕碎时），你的肌肉会失去力气，全身彻底垮下来。在这种本能反应发生时（当这类创伤反应成为生活中如影随形的慢性疾病时），你会感到自己无依无靠，只能听天由命，生活毫无活力，不知道该如何继续前行。这种被击垮的感觉、无助感和对生活失去希望的状态是创伤的深层核心。

⊖ Freezing 在这里的用法，与动物行为学家埃里克·萨尔泽恩（A. Eric Salzen）和德斯蒙德·莫利斯（Desmond Morris）的用法一致。请参看德斯蒙德·莫利斯的《灵长类动物行为学》（*Primate Ethology*）一书。

　　感到"因恐惧而僵住""动弹不得"、垮掉了或麻木无感，都从生理、内脏器官和躯体的层面，准确地描述了创伤发生时那种巨大的恐惧感。这是身体为了生存而做出的选择，这也是身体在用自己的方式讲述，而治疗师必须将其处理好，才能理解这类身体的本能反应，才能促其蜕变，将创伤转化。

　　僵直不动的状态从四个方面帮助了哺乳动物存活，理解这一点对治疗师（和他们的来访者）会有帮助。第一，这是生存技能中的最后一招，也就是我们常说的"装死"，事实上，这并不是假装出来的，这是具有重大意义的、与生俱来的生物策略。对跑得慢且体型小的负鼠来说，战斗或逃跑通常都不太奏效。和甘地所倡导的一致，通过消极抵抗，躺倒不动的动物将抑制捕食者的攻击性，降低其杀戮和捕食的冲动。此外，除非其他捕食者非常饥饿，否则一动不动的动物经常是它们（例如野狗）不吃而遗弃的（特别是还散发出腐烂味道的时候）。[⊖]运用这种"装死"技能，负鼠或许能侥幸逃生，至少多活了一天。猎豹或许会将猎物拽动到安全的地方，免得其他竞争者虎视眈眈，随后它会离开，把幼崽唤来（一起分享猎物）。猎豹离开后，羚羊可能会从瘫痪状态中苏醒，迅速逃离，捡回一条命。第二，僵直不动会降低被捕食者注意的可能性。第三，这会提高群体的生存概率：当被一群捕食者追赶时，某一只猎物瘫倒在地，可能吸引所有猎食者足够长时间的注意力，为整个群体的逃离争取时间。

　　僵直不动的第四个作用在于，完全地触发麻木的意识状态，在此状态下，极端的疼痛和恐惧会被缓解：即使受了伤，动物也不会受难以忍受的疼痛的折磨，从而有可能抓住时机逃脱。这种"人道"的镇痛作用是通过体内的吗啡阵痛系统释放的内啡肽实现的。[21]对羚羊而言，这意味着它不必承受被猎豹的利齿锋牙撕碎产生的巨大疼痛，对强奸和事故的受害者也

　　⊖ 吃掉被感染的腐肉会中毒，所以捕食者有时会将猎物遗弃。

是如此。[22] 在麻醉的状态下，受害者好像是作为旁观者在目睹整个事情发生，就像是发生在其他人身上一样（正如那场事故中我所观察到的）。这种抽离感叫作解离（dissociation），可以让原本不可忍受的事情变得可忍受。

非洲探险家戴维·利文斯通（David Livingstone）将他在非洲草原和一只狮子不期而遇的经历生动地记录下来。

> 我听到一声吼叫。我吓坏了，转头一看，一只狮子正向我扑来。我站在稍微高一些的地方，它扑中了我的肩膀，然后我们一起摔倒在地。那可怕的低吼声就在我耳边，它猛烈地摇晃我，犹如斗牛犬在摇晃一只小老鼠。我的意识恍惚，估计这和刚被猫扑中的老鼠体会的是同一种感觉。之后，我感到好像处于梦境之中：我能意识到正在发生的一切，但是没有疼痛的感觉，也没有恐惧；好似在麻醉剂影响下的病人，可以看到整个手术过程，但感觉不到手术刀。这种独特的状态不是任何思考过程的产物。猛烈的摇晃消除了恐惧感，使得我和猛兽对视时不再感到害怕。所有被食肉动物诛杀的动物或许都会经历这一独特的状态；如果确实如此的话，这是慈悲的造物主为我们提供的减轻死亡痛苦的方法。[23]

虽然利文斯通将此天赋归功于"造物主的慈悲"，但是我们并不必把这种降低极度痛苦与恐慌的生物适应性功能看作某种聪明的设计。若能够略有大局观，并有条不紊地观察清楚周围的情形，那么瞅准机会逃跑或运用计谋从捕食者的魔爪中挣脱，并非不可能。例如，我的一位朋友在国外旅游，他在自动取款机取钱时遭遇了一次抢劫。他取完钱刚要转身时，一帮歹徒按住了他，用尖刀抵住了他的喉咙。恍惚间，他平静地告诉歹徒，他们今天非常幸运，因为自己刚刚为接下来的旅程取了很多现金。这帮歹徒吃了一惊，然后沉着地拿走了钱，消失在夜色中。可以肯定的是，一定程度的解离帮助我的这位朋友逃过了一劫，而并没有被吓得惊慌失措，而无法想出对策。

从探险家雷德赛得（Redside）在印度半岛丛林的经历中，我们能更好地理解，解离是如何帮助我们适应险境的。

> （他）步履蹒跚地穿过湍急的小河时，子弹带掉到了水里……在没有任何弹药的情况下，他发觉一只健硕的母老虎正慢慢地靠近他。他脸色惨白，惊出一身冷汗，想要马上逃离……但已经太晚了。老虎向他猛扑过来，随后勾住了他的肩膀，拖着他走了大约400米，来到她的三只幼崽正在嬉戏的地方。按事后回忆，雷德赛得惊讶于自己被扑倒时便立刻不再感到恐惧；在此后断断续续的和老虎的"猫鼠游戏"中，他被拖拽和撕咬了一小时左右，却几乎没有感觉到疼痛。他清晰地记得当时周围的阳光、树木和老虎的眼神，他还记得自己是如何紧张地盘算要如何逃脱；只是几只老虎幼崽学着妈妈的样子，欢快地每次都把他再拖拽回来。他描述说，尽管知道自己或许即将命丧黄泉，他的头脑却依然保持着相对的冷静，并没体会到惊恐。他甚至告诉及时赶到并将老虎射杀的救援人员，此番折磨还不如"在牙医手术椅上的半小时"吓人。[24]

尽管利文斯通和雷德赛得在和捕食者不愉快的遭遇后看起来安然无恙，利文斯通的肩膀其实还是会在被袭击的每个周年日有发炎肿胀的症状。然而，对许多没有这么幸运的创伤受害者来说，解离症状或"身体记忆"就不会这么轻微和短暂了，各种各样的症状将陆续出现，包括由心理失调引起的长期躯体症状（psychosomatic）[25]、无法集中注意力、一下子不知自己身在何处和无法继续正常地生活等。尽管经历过创伤的人并非一直处于躯体瘫痪的状态，但他们确实时常在惶恐的迷雾中迷失，还不得不长期忍受情感抽离、解离的症状、如影随形的抑郁和麻木感。对不少人来说，虽然僵直状态并没有严重到影响他们成家立业、结婚生子，但其生活质量大打折扣。尽管很了解自己的症状，他们还是会背着沉重的负担，为了幸存下来，不断攀登一座座险峰，直到自己的精力被日益耗尽。另外，由于人类对符号和画面的偏好，即使真正的危险已经过去很久，死亡之门依然会（在头脑中）不断被打开。匪徒或者强奸犯用利刃抵住我们喉咙的画面还是会不断地重复出现，仿佛就发生在此时此刻。

生物学向病理学的转变

尽管僵直和解离的症状（正如利文斯通和雷德赛得所描述的）看起来充满了戏剧性，但其未必会造成创伤。虽然幸免于与限制正常生活的恐惧感如影随形，利文斯通确实也会在每年的那几天，在肩膀的固定部位感受到类似的发炎症状。在我那次事故的例子中，我意识到的是，事后再过马路会更谨慎，特别是在我经常授课的巴西，躲避来往的车辆对行人来说是巨大的挑战。除此之外，在外出交通方面，我没有表现出任何恐惧或焦虑。或许，我那位曾遭遇抢劫的朋友在夜晚再去自动取款机取钱时会更小心些。但我们都没有被更严重的创伤症状困扰，即使毫无疑问，我们经历了提高警觉、受到惊吓、僵直和解离这几个状态。就个人感受而言（我的朋友们也证实了），通过成功地引导自己消除创伤及其后续反应，我变得更加强大，自愈能力也更强了。朋友们注意到，我变得更加自省、专注、充满活力。

这使我开始思考一个关键问题：当被暴露于（潜在的）创伤事件时，是什么决定了人类受影响的程度而发展出创伤后应激障碍的慢性症状的？对僵直不动反应内在机制的理解，对找到上一个问题的答案有哪些帮助？

　　此处，我想再次阐明一个观点。一般而言，如果一只野生动物有幸躲过猎杀，那么它会从僵直不动状态中恢复过来，继续欣赏第二天的日出。这是一个聪明的，至少是有益无害的机制。例如，一只鹿将学会避开突出地面的岩石堆，因为它曾在类似的地形中了一只美洲狮的埋伏。尽管我的假设是基于野外观察而非实证研究，但从对世界各地野生动物研究者的采访中获得的信息佐证了我的假设。此外，很难想象，若动物个体（乃至整个族群）同人类一样，会发展出这一系列使其备受煎熬的症状，它们是如何存活下来的。⊖我们人类显然并不天生具有这种免疫力……那么我们为什么还要做出改变呢？我们具体能做些什么呢？

持久的僵直状态

　　1977 年，还在加州大学伯克利分校做博士论文的时候，我每天都会在弥漫着霉味的图书馆待上很久。也是那段时间，我在对创伤的理解上迈出了重大的一步。戈登·盖洛普和杰克·马斯的论文对那个关键问题给出了解答：短时的且正常的僵直反应是如何演变成慢性症状并最终伴人一生的？[26] 对于他们的杰出研究，我愿意以个人名义提名他们和之前提到的三位动物行为学家为诺贝尔生理学或医学奖获奖者。

　　通过一个设计精巧且控制良好的实验，作者论证：若一只动物同时被惊吓和囚禁的话，保持僵直状态的时间（在囚禁条件被解除后）将会显著增长。被囚禁的动物体验到的恐惧感和僵直状态持续时间之间存在几乎完全的正相关关系。[27]若被囚禁前并未经历恐惧，僵直状态通常持续短则数秒，长则一分钟。这种自发性能力被称为"自主性终止"（self-paced termination）。[28] 与此形成鲜明对比的是，当被反复惊吓和囚禁时，实验中

⊖　对于实验室中的动物，这并不属实。正如巴甫洛夫观察到的，在实验环境中，处于极端压力下的动物很容易被创伤化。

的动物进入僵直状态最长可达 17 个小时之久！

以我的临床经验，理解如此显著的增强作用[○]对领悟治愈人类创伤有巨大的帮助。我将会讨论，这种由恐惧感导致的僵直状态"增强作用"是如何引发可自我持续的反馈循环，且从根本上导致永久的准瘫痪状态的。我相信此作用是麻木、情感抽离、解离、受困感和无助感等诸多令人备受煎熬的创伤症状的起因。

几年前，我有机会在巴西的实验室观察了恐惧和僵直状态的相互作用，我也因此获得了对盖洛普和马斯有关紧张性不动行为论述的直接证实。虽然关注这一重要领域的研究者寥寥无几，但我找到了一位供职于巴西联邦大学里贝朗普雷图医学院实验室的研究员，她研究的主要内容为触发紧张性不动的脑回路机制。[29]

英达和她的团队慷慨地和我分享了经验。在我拜访期间，我有幸直接观察并参与了相关实验，而这也正是在 20 世纪 70 年代鼓舞我的那些前辈做过的实验。实验在一间昏暗的房间里进行，其步骤为：轻轻地拿起一只豚鼠，握紧，将其头朝下，然后仰置于一个 V 型木槽中。若在这一过程中豚鼠没有挣扎，它会在木槽中静止几秒至一两分钟，在僵直状态中"自主性终止"，然后平静地翻转身来走开。实验用的豚鼠或许天生怕人（潜在的混淆变量），但它们依然会相对迅速地从僵直状态中缓过神来，而此后也没有异常表现，因此假设事后症状不存在或者很轻微。

从艺术作品中，也可以找到对自主性终止的生动阐述。在戏剧《当毕加索遇到爱因斯坦》（*Picasso at the Lapin Agile*）中[○]，年轻的毕加索带着一位貌美的女子来到他的阁楼上，他为她脱下夹克衫，然后来到窗前，窗沿上伏着一只白鸽，他缓慢且毫不犹豫地将白鸽紧紧地握于手中；当鸽子被

○　即被惊吓和囚禁同时出现时。——译者注
○　润色于史蒂夫·马丁（Steve Martin）的戏剧《当毕加索遇到爱因斯坦》（新农村艺术剧院，卡尔斯巴德，加利福尼亚，2010 年 1 月）。

头下脚上翻转过来时，它全身都静止住了。随后，毕加索松开手，让鸽子向三层楼之下的地面坠落；年轻的女子忙用手捂着嘴巴，大惊失色。在坠地前一刻，鸽子调整好身体，毫发无损地飞进蒙马特尔的夜色中。此时，毕加索转向他性感妖娆的人类猎物，她僵住的身体慢慢地和他纵情地拥抱起来。

体会这个片段有助于理解动物如何跨越僵直状态，并能够领会两相情愿的性行为和性高潮释放中无恐惧感伴随的僵直状态。缺少恐惧感的僵直状态是温和且怡人的，例如被母猫紧紧叼着的小猫崽。

说回这个实验：在被捕获前（或从僵直状态中恢复时），若动物受到有意的惊吓，那么自主性终结将不会发生。实验中被反复仰置于木槽中的豚鼠在瘫痪状态下保持了不仅仅是几分钟而已。当此激发恐惧的过程被重复许多次时，动物的僵直状态将持续相当长的时间，长到吃完午饭回来发现它依然一动不动地仰卧在木槽中。

创伤治疗中的应用

目前，少数几位行为科学家从创伤的生物学基础方面研究紧张性不动的症状。其中几位研究者最近表示，僵直状态的本质具有创伤性。根据我的经验，这其实是具有误导性的观点。[30] 这种观点局限了对创伤的理解，并为有效的治疗干预设置了障碍。从治疗上千位来访者的过程中，我确信无论恐惧感是否被触发，都有可能陷入僵直状态。我认为，只有在无法逃脱的情形下，当僵直状态与强烈的恐惧感和其他负面情绪一起配对时，我们才会陷入创伤症状的反馈循环，其表现形式为持久的创伤后应激障碍症状。与南希（详见第 2 章）和其他许许多多受创伤困扰的来访者一起工作的经历告诉我，治愈创伤的关键在于将恐惧和僵直状态分离开。在继续讨论动物之前，我会分享两位观察力敏锐的人的研究，一位是神经科医生卡尔巴姆（K.L.Kahlbaum），另一位是虚构的侦探福尔摩斯。

卡尔巴姆是研究人类紧张性不动（catatonia，也称紧张症）的先驱性人物，他于 1874 年写道："在多数案例中，紧张症出现前会伴随悲伤和焦虑；总的来说，是对患者有所影响的抑郁性情绪和情感。"[31] 我确信，他所讲的意思是：当僵直状态与恐惧和悲伤同时发生时，（暂时性的）紧张性不动会被转化为瘫痪状态 / 自诱导的（self-induced）抑郁反馈循环，也就是一种慢性紧张症状态，或者说其实就是创伤后应激障碍。

堪称细致且精准的观察者典范的福尔摩斯似乎也验证了卡尔巴姆的看法；在《派克罗夫特霍尔先生》中，福尔摩斯对华生说："我从未见过显露出如此悲伤的一张脸……似乎不仅仅只是悲伤而已……而是一种恐惧，我在几个人脸上见过这种表情。他的面颊如同鱼肚一样死白，他瞪大双眼好像在盯着什么……他看着他的职员，好像根本没有认出他来。"[32] 狂躁不安、苍白的面色和发狂般的解离（瞪圆眼睛，好像没有认出他人），这三者一起准确地描绘了人类的剧烈的瘫痪般惊恐状态。尽管饱受创伤折磨的人可能并没有每时每刻都表现出所有这些症状，但他们已经受创伤性惊愕潜移默化的影响，而发展出创伤后应激障碍。

少数几位把紧张性不动作为创伤模型研究的心理学家也认为，恐惧和被监禁（或者至少感知为无法逃脱）是引发紧张性不动的条件。我完全认同这个观点。然而，在近来几篇杰出的研究中，马克斯和他的几位同行[33]补充说："目前我们所知道的有关的动物和人类研究，表明紧张性不动本身就是具有创伤性的。"⊖我在此恭敬地表示：我的临床经验让我无法同意这种推想。

在过去 40 年中，我借用福尔摩斯的洞察力观察被创伤化的来访者，并

⊖ 某些被驯养的动物并不总会按照预期进入紧张性不动的状态，这表明某种程度的恐惧（或至少是对环境的不熟悉）可能对诱发紧张性不动至关重要。若创伤化或高度焦虑的被试，进入催眠性僵直，它们可能会突然出现惊恐发作或长时间的类紧张症（catatonia-like）状态。

引导他们走出凝固于惊恐的那个时刻，我发现恐惧、僵直状态和创伤在一起描绘出一幅格外复杂且精细的画面。我可以肯定的是，僵直状态本身并不是创伤。例如，催眠性僵直触发的便不是创伤性僵直，被试体会到的是中性、有趣甚至愉快的体验。雌性哺乳动物通常会叼着幼崽搬家，而这些幼崽在慈爱的母亲的两颌之间会停止扭动身体，变得全身都软绵绵的。在性行为中，特别是性高潮时，许多雌性哺乳动物在欢愉时刻会变得全身无法动弹，而这能提高受精的可能性（此说法尚有争议）。对创伤而言，与僵直反应同时出现的是强烈的恐惧（和其他负面情绪），这使哺乳动物产生自己被捕获的感觉，从而被创伤化。此重大区别揭示出创伤治疗的清晰原理：**将恐惧和其他负面情绪从（通常来说是暂时性的）生物性僵直反应中分离出来。将这两者分离能够打破不断触发创伤反应的反馈循环。**我相信这个发现是治疗创伤的点金石。

马克斯和他的同行们后来对自己的立场有所修订，而使其与我所持的观点更加兼容。他们提出："从临床应用来讲，人类的紧张性不动状态是不是'全或无'（all or none）的现象并不重要，因为在创伤后应激障碍的起始期和维持期，紧张性不动反应的强度是一个重要参考因素。"[34] 类似的问题是跨学科讨论的重要议题。发展出切实有效的创伤疗法的障碍之一就在于，临床医生、科研人员和理论学者并没有合作解答如此关键的问题。

概述总结一下：根据我的观察，发展出创伤后应激障碍症状的先决条件是，受到了惊吓，并察觉到自己无法脱身。**强烈的恐惧感和僵直状态彼此影响，对创伤的形成、持续、被拆解、被解决和被转化都是至关重要的。**我会在第 5 ～ 9 章详细阐述其在治疗上的应用。

滑入羞耻感、内疚和僵直的深渊

僵直状态是由恐惧引起的，所以大多数强奸受害者会描述，当时体会到强烈的瘫痪感（有时是窒息感），且无法移动身体。被比自己体型大且身体强壮的人擒住而受到惊吓，实际上必然会引发长时间的僵直状态，也就是创伤反应。强奸事件本身不仅仅会迫使受害者无法动弹，由于其引发强烈的恐惧感，也会导致由内而发的僵直状态。一项研究表明，88% 的童年性侵受害者和 75% 的成年性侵受害者报告，在侵害发生时，她们经历了从中度到重度不等的瘫痪反应。[35] 此外，由于高度的解离反应，许多受害者可能很难回忆起或者拒绝承认当时的瘫痪感，因为强大的内疚感使她们无法接受自己没有做出反击和抵抗。

与此相似的是，在枪炮轰鸣下的士兵几乎很难逃跑甚至进行搏斗，他们像被钉子钉在地上一样（战与逃的冲动都被抑制），而"镇定地"试着瞄准射击。我曾经采访过一位由于在"战火中表现得胆小如鼠"而被威胁要被遣送军事法庭的士兵，他是伊拉克特种部队进攻小组的翻译员——虽然他只懂匈牙利语和塞尔维亚语，而根本不懂波斯语和阿拉伯语！当所在小队受到伏击时，他并没有回击，因为他根本没有接受过作战训练。当采访这位伤心、绝望、受到惊吓和蒙受羞辱的士兵时，我能看出他无法反击的原因是：他身处血肉横飞、死神随时降临的战场时进入了瘫痪状态，而这是人类处于极端环境中的正常反应。不像海军陆战队的士兵，他并没有接受过特殊训练，也未学会自我中断恐惧反应。[⊖]他对于巨大威胁的心理和躯体反应，阻止了他的反击行为。[36]

这个故事表明，当代文化会把面对猛烈威胁时身体的僵直和解离反应看作弱点，等同于懦弱。这类苛责的评判背后隐藏的是对无助感和受困感的普遍恐惧。对无助、受困和恐惧本身的恐惧将以持久且折磨人的羞耻感主宰人的生活。创伤和羞耻感是一对带有毒性的难解组合。

自我指责和自我怨恨的思维模式在猥亵与强奸受害者中是常见的，因

⊖ 虽然特种兵和普通士兵身处战场险境时会分泌同量的压力荷尔蒙皮质醇，但是其浓度在特种兵体内的下降速度远远快于没有接受过此类良好训练的士兵。

为他们苛刻地批评自己没有奋力反抗，即使反抗并不是一个可行的求生选项。然而事实是，瘫痪反应和对自己软弱和无助的自我批评是创伤中常见的组成部分。此外，年纪越小、心智发展越不成熟、在生活中越没有安全亲密关系的受害者，面对压力与威胁时，越易出现瘫痪反应，而不是主动地反抗。在幼年没有和养育者建立稳定依恋关系的人，会因缺乏安全的根基而在面对创伤事件时更脆弱，更易发展出根深蒂固的羞愧、解离和抑郁的症状。[37] 此外，创伤和羞愧的生理心理学表现非常类似，在创伤与羞耻之间存在某种内在的联系，其中包括垮肩、心率下降、对眼神交流的回避和恶心等。[38]

被创伤化的受害者产生的羞耻感容易让旁人误解，他们所经受的不幸是自作自受的结果（或者说，至少是罪有应得的）。另一个引发受害者羞耻感的因素（具有极大的伤害性）是：在所有反复遭受的创伤中，施害者都是本该保护和疼爱孩子的人，而这几乎成了创伤的固定"戏码"。被家人和朋友猥亵的孩子必然会背起本不属于他的困惑和混乱。羞耻感被深深地根植于其内心，这种自轻自贱弥漫在他们生活的每个角落。这种对自尊的侵蚀同样发生在受尽严刑拷打的成人身上，疼痛、迷失、恐惧和各种侮辱被蓄意地强加在受害者身上。[39] 本章提到，将恐惧与僵直状态分离是治疗师处理这类案例的一个准则，但其实治疗过程要复杂得多，这要求治疗师对咨访关系有良好的把握，避免自己在其中无意识地扮演施害者或拯救者的角色。

有进便有出：暴怒的联结

当一只鸽子愉快地啄食谷粒时，被人轻轻地从后面抱起，被头下脚上地置放，它会进入僵直状态一段时间。这只鸽子会如我在巴西观察的豚鼠和戏剧中毕加索的鸽子一样，保持着这个姿势，双脚僵直地伸向空中。一两分钟后，它会从这种昏睡状态中苏醒过来，摆正身体，双爪一蹬，飞离此地。整个过程至此结束。

　　然而，若正在啄食的鸽子先是被靠近的人吓到，它将会试着逃走；若没成功飞走，而是被粗暴地抓住，被迫置于头下脚上的状态，那么它会陷入僵直状态。这一回，后果不仅仅是在瘫痪状态中保持更长的时间，当鸽子从恍惚的状态中清醒后，它很可能进入一种"发狂愤怒"的状态。它可能会猛烈地摇晃嘴中的谷穗，慌乱地啄食和抓咬，或者毫无目的地乱撞。[40]当所有求生的本能都失败时，（紊乱的）自我防备的最后一招或许可以救命。

　　与此类似的是，当一只被喂得很饱的家猫抓住一只老鼠时，老鼠会被猫的利爪按住而无法动弹，然后全身瘫软下来。失去抵抗能力的老鼠让猫觉得很无趣，于是猫有时会轻轻地拍打昏睡中的老鼠，看起来好像是试着唤醒它继续玩耍（并不像电影中的詹姆斯·史都华一个巴掌把女主人公从晕厥中拍醒那样）。随着一次又一次的清醒、追逐和恐惧被激发，老鼠会进入更长更深的僵直状态。当老鼠最终复活过来，以极快的（意想不到的）速度逃脱时，可能反而会把猫吓一大跳。这种突然的、毫无目的的能量爆发可能会使老鼠朝猫跑去，而非赶快逃开。我曾经见过一只老鼠凶猛地向一只惊呆的猫的鼻子发起进攻。这是脱离僵直状态后的常见反应，整个过程会伴随反复的恐惧和暴怒。在这种情形下，人类则会再次被自己表现出的强烈的身体知觉和情绪吓到。从僵直状态里脱离出来的紧张症患者会出现类似的行为，他们通常会极端焦躁，甚至攻击医护人员。我曾经的一位病人患有紧张症长达两三年之久，经过几天彼此的熟悉后，我小心地坐在他身边，并温和地告诉他，我所见到的人和动物摆脱惊恐状态后都会不由自主地颤抖和抖动。和首席精神科医生交流后，我们同意如果这位病人进入了焦虑状态，除非明显会对自己或他人造成伤害，否则他将不会被注射盐酸氯丙嗪（thorazine）或穿医用约束衣。两周后，精神科医生打电话告诉我，这位病人已经开始出现颤抖和抖动的情况，并伴随着哭泣。六个月后，他明显好转并出院。

这里回顾一下：恐惧既能极大地增强和延长僵直状态，也会让脱离僵直状态的人在这个过程中有强烈的情感表现，这会让自己和他人都觉得很可怕。因受到强烈惊吓而进入僵直状态的人可能会以同样的方式摆脱僵直状态。"因为他们进去了，所以他们还得出来。"这是电视剧《陆军野战医院》（MASH）中医生描述战时伤员的身体反应时常用的表述。如果一位士兵处于惊恐状态，并需要被按住才能进行手术，那么当他从麻醉中苏醒后，很可能依然处于狂躁状态，且不知道自己身处何处。

令人难过的是，手术前，因突然和父母分离而感到极度恐惧的孩童也会经历类似的过程。[41] 如果孩子被一帮穿着长袍、带着"面罩"的怪物按倒在手术台上时感到焦虑不安，那么麻醉过后，他们会非常害怕且不知所措。1945 年，戴维·利维对入院治疗并因需要穿戴固定夹板、石膏和托架而被迫处于肢体固定状态的儿童进行了调查研究。他发现，这些不幸的孩子出现了弹震症的症状，而这种症状常见于从欧洲和北非打仗归来的士兵。[42] 65 年后，一位苦恼的父亲讲述了他儿子罗比的一个膝盖小手术的"平常故事"，这也绝对是一次创伤经历。

> 医生告诉我一切正常。他的膝盖的确康复得不错，但是当孩子从由药物引起的噩梦中惊醒后，大力锤击病床时，一切都变得非常糟糕。一个可爱的、没有伤害过任何人的孩子，用带着麻醉后的困惑和野兽般的眼神瞪着我，他已经认不出我是谁了。他强迫我抓住他的胳膊，大喊道："我还活着吗？"这把旁边的护士也吓坏了。[43]

利维在儿童身上观察到的肢体固定反应，同样出现在成年病人的身上。在最近的一项医学研究中，因骨折而接受骨科治疗的病人中，超过 52% 患上了不折不扣的创伤后应激障碍，其中大多数没有从中康复，甚至继续恶化。[44]

当我们意识到，骨科手术之前，许多病人先是经历了可怕的事故，随后被捆在手术架上，满心恐惧地被送上救护车，如待宰羔羊般进入急诊室，上述研究结果便不会让人感到惊讶了。况且许多病人在还处于焦躁状态时便接受了紧急手术，经历了这一连串事件后，等待病人的不仅是穿戴上各种让人无法动弹的器具，还有漫长且痛苦的康复过程。最近，一项针对接受骨科"小"手术的儿童的研究表明："即使是由于相对轻微的创伤而进行的骨科手术，也会导致康复期间出现很高的创伤性应激障碍患病率（在参与研究的儿童中，超过 33% 的比例）。受伤后被医院接收的儿童是此类病症的高危人群。[45]

虽然医院已经越来越人性化（特别是医治儿童时——虽然在以上的研究中并非如此），但对要接受痛苦手术或一般麻醉的病人来说，如何避免引发他们过度的恐惧，依然需要得到广泛的关注。一些很不走运的病人若在麻醉期间"苏醒"，那他们很可能出现最可怕、最难治的创伤后应激障碍症状。[46]用一位亲历者（一位外科护士）的原话说："整个身体好像被掏空一样，好似我的灵魂离开了身体永远都回不来了……恐怖的噩梦一直伴着我度过每一晚……经常让我猛然地惊醒。黑暗中，我瞪大了双眼，还是得不到一丝喘息的机会，因为四面墙壁和天花板是血红色的。"[47]这番生动的描述说明了这种恐惧、极端的痛苦、无法移动的四肢和无助感是多么令人绝望。

从生物学的角度看，接受骨科手术的病人、士兵、强奸受害者和住院的儿童，与被捕获后受到惊吓、奋力反抗以求保命的野兽是一样的。在暴怒情绪下的攻击冲动，或是在发狂的绝望中奋力逃离，都是正常的生物本能，也是常见的生物学行为。当受到极度惊吓被俘虏的动物从僵直状态中恢复后，其生还的可能性取决于它是否会对仍然在场的捕食者表现出暴烈的攻击性。但是，对人类而言，如此激烈的行为对个人和社会都会造成悲剧性的后果。我有机会和泰德·卡克辛斯基（Ted Kaczynski）（一位邮寄炸弹的恐怖分子，他的仇恨和杀戮源于对现代科技的反对）的母亲和杰夫瑞·达莫（Jeffrey Dahmer）（一位将受害者肢解的连环杀手）的父亲交谈，他们都告诉我，两个孩子小时候在医院的可怕经历，且在那段医疗经历后，他们都退缩回自己的世界。尽管此般会导致无道德底线暴力行为的暴怒非常少见（幸亏如此），但由医疗程序引起的愤怒和恐惧却（令人不幸的是）很常见。

向自己发泄的暴怒

卡尔巴姆在对紧张症富有开创性的研究中说道：对人类而言，对外表现出狂暴的攻击性可能会吓到自己，于是便把攻击性转为向内发泄。[48] 这种转向内部的攻击性（也称回摄，retroflection）会使人在瘫痪、压抑、被动和听天由命的状态中陷得更深。于是，个人面对日常生活中的各种挑战时，在情感抽离与情绪崩溃之间的转换和将怒火无所顾忌地四处发泄就成了人类最常见的反应。实际上，表现出一些微妙的且有细微差别的情绪，才能帮助我们处理好日常琐事。

在我经历的事故中（详见第1章），当我从惊愕中脱离后，当我的身体开始抖动和震颤时，我感到一阵暴躁的怒气在我体内蒸腾，然后，我觉察到，一股"猛烈的怒火"从我的"腹部的深处"迸发出来。我真的想杀了撞我的那个姑娘，当时我在想，这个笨蛋孩子居然在人行道上撞了我？她难道没看到我吗？去她的！那一时刻，我真的很想杀了她，就好像我马上就会动手一样。因为暴怒的本质是杀戮的冲动，所以体会到这种冲动时，就不难理解我们为什么会被自己吓到了。随后，这种暴怒马上演变成恐惧，从而抑制我们实施杀戮的冲动。

通过允许我的身体去做它需要做的——不要阻止身体的抖动，同时追踪我体内的知觉，我成功地克制了暴怒和恐惧的极端本能情绪，而没有让自己淹没其中。克制（containment）和压抑（suppression）是不同的，这一点必须注意，克制更像是制造一个更大、更有弹性的器皿容纳这些恼人的情绪。多亏老天眷顾，在这场创伤的余波中，我安然无恙，并且能更加快速地适应未来的挑战。

在治疗过程中，当来访者再次回到、经历然后摆脱僵直状态时，他们会经常体会到暴怒的情绪。由怒火（当被克制时）引发的人类最原始的知觉体验代表着再次恢复活力。然而，突然出现的暴怒和其他强烈的身体知觉对自己和他人都是非常可怕的。在卓有成效的治疗中，治疗师会支持并小心翼翼地引领来访者完成这段旅程。治疗师的引导应当循序渐进，而非一蹴而就。

说到底，暴怒就是生物性的杀戮冲动。[49]当经历强奸的女性从惊恐状态中走出来后（通常在数月甚至数年后），她们很可能产生杀掉施暴者的冲动。偶尔，她们会抓住机会付诸行动，其中的一些人会以谋杀罪被起诉定罪，因为数月或数年后的"复仇"行为看起来好像是早已预谋好的。由于对这些女性在创伤事件后生理上可能发生的变化一无所知，正义未能得到伸张是常有的事。在脱离焦躁的僵直状态后，相当多的女性可能是被深层的（且延迟的）自我防护机制推向了暴怒情绪和反击行为，因此尽管她们的报复行为看上去像是早有预谋的，但实际上（尽管可能延迟了很久）可能是由生物性本能驱动的。如果被创伤化的女性得到及时有效的治疗，这些杀戮或许本可以避免。

相比之下，没有被创伤化的人在发怒时是可以意识到（以至于会感觉到"我真想杀人"，甚至是配偶或者孩子）他们显然是不会将他们发泄愤怒的目标杀掉的。当被创伤化的人走出僵直状态后，他们经常会体会到强烈的愤怒与疯狂迸发而出的感觉。恐惧真的会对他人（或者自己）造成伤害，几乎在体会到暴怒之前，他们就会尽最大的努力转移或压抑它。

怒火中烧时，人的大脑的前额部分会停止运转。[50]由于这种失衡，人便失去了退让一步继而反观自己的感觉和情绪的能力，人便被情绪和感觉主宰。⊖因此，暴怒会变得势不可当，而其导致的恐慌感会反过来压抑怒火（这种最本能的冲动）的释放；此时转向内部的暴怒会妨碍人脱离僵直状态。保持这种压抑的状态将会消耗巨大的能量。此时，人对自己所做的和实验人员通过强化而延长动物的僵直状态所做的事情是一样的。被创伤化的人在脱离僵直状态时，一次又一次地把自己吓到；于是，这种通过恐惧而被反复强化的僵直状态便被固化在人体内了。强烈的感觉／疯狂／愤怒的恶性循环，将人彻底锁在了生物性的创伤反应中。一个被创伤化的人像被投入一座监狱，一次又一次地被自己持续不断的生理性反应吓到，被由这些反应引发的情绪约束。由恐惧和僵直导致的恶性循环（也称为被恐惧增效的僵直状态，fear-potentiated immobility），使得人无法像动物一样，完全自行完成创伤的消解过程。

行尸走肉

当人反复经历由恐惧诱发的僵直状态后，表现出暴怒和反击行为是后果之一，另一种可能的后果便是死亡。例如，当猫一次又一次地把试图逃跑的老鼠捕回时，反复经历此循环的老鼠会送命。猫拍打着猎物，尽管这不会令猎物受到致命伤害，其最终会进入深度僵直，也就是死亡。虽然很少有人真的被惊吓致死，但长期被创伤困扰的人容易感到自己已经失去生命的活力，无法融入生活。这样的人体会到的不是存在感，而是空无感。一位遭到轮奸的受害者在我们第一次见面时对我说："我知道自己在走路，但我已经不再是我了……我是一具冰冷的空壳，我还不如死了算了。"

长期性僵直会导致创伤的核心情绪症状：麻木感，情感抽离，被诱骗感，无助感，抑郁，恐惧，惊恐，暴怒和绝望感。幸存者一直会处于

⊖　这是一种边缘型人格障碍（Borderline Personality Disorder）的核心机制。

被惊吓的状态，感到在无边无界的（内心的）险境中找不到安全的栖身之所，并且无法回归正常的生活。严重的且长期的（慢性的）创伤幸存者将他们的生活状态描述为行尸走肉一般。关于这种状态，默里（Murray）切中要害地描写到：“那种感觉好像原始的生命之泉已经枯竭，而存在本身就是空洞。”[51] 在 1965 年一部名为“典当商”（*Pawnbroker*）的电影中，由罗德·斯泰格尔（Rod Steiger）扮演的索尔·纳策曼（Sol Nazerman）是一位情感麻木的犹太人大屠杀幸存者，尽管心存种族偏见，但他对一位为他工作的黑人少年有着父亲般的关爱。在电影最后少年命丧街头的场景中，索尔·纳策曼将自己手掌按向存备忘便签的长钉，它刺穿手掌，他只是想感觉到些什么，什么都可以。

创伤与僵直：一个出路

回顾一下：**若人的僵直反应没有得到缓解，创伤症状便会持续。当僵直反应与恐惧以及其他如厌恶和无助感等负面情绪长期结合时，人便会很难顺利地回归正常生活。**这种结合形成后，僵直反应的躯体知觉本身就会引发恐惧。对被创伤化的人而言，对自己的躯体知觉产生恐惧会成为条件反射，从而引发更大的恐惧，并延长和加深瘫痪状态。恐惧是僵直状态之源，而对僵直知觉的恐惧会激发更强的恐惧感，从而使僵直状态升级加深。通过这种方式，一个本该是有时间限制的、帮助人适应危急时刻的反应，变成了慢性的扰乱人正常生活的反应。这个反馈循环是从内部闭合、自给自足的，在这个恶性循环中，创伤的旋涡便形成了。

成功的创伤治疗会使创伤症状消逝。通过将恐惧和僵直分离，可打破此反馈循环（见图 4-1 和图 4-2）。有效的治疗会通过帮助人们学会安全地包容其自身强烈的知觉、情绪和冲动，避免陷入其中，从而打破或弱化“创伤—恐惧”的反馈循环。随着时间的推移，僵直反应自然是可以被消释的。

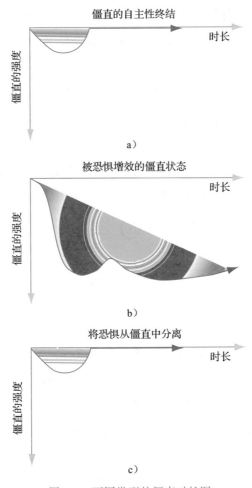

图 4-1　不同类型的僵直时长图

注：图 4-1 描绘了在三种不同情况下，"凝固"僵直状态的时长与严重程度。图 4-1a 与
　　负鼠被袭击后假死的情形类似。负鼠进入僵直状态，而捕食者对没有活力的腐肉
　　失去兴趣，于是走开去寻找更加鲜活的猎物。负鼠苏醒过来，劫后余生，"甩
　　掉"这次惊险的遭遇，继续它自己的生活。这个过程被称为**自主性终结**。图
　　4-1b 描述的是，当动物从僵直中回过神儿来后，感觉到惊恐和被抑制。它再次
　　被推回恐怖之境，并且僵直状态的程度进一步加深和延长。瘫痪性恐慌是恐惧
　　增效僵直的产物，是创伤后应激障碍的原因。这就是为什么"时间会治愈一切"
　　并不适用在创伤的治愈上。图 4-1c 表现的是成功治疗的过程。治疗师慢慢地引
　　导来访者简短迅速地触碰身体的僵直知觉，然后引导他将僵直和恐惧分离。通
　　过这种方式，他可以将深层的暴躁和紧张释放出来，从而回归平衡状态。

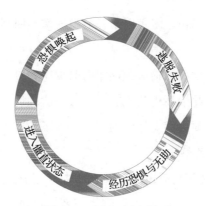

图 4-2　恐惧 / 僵直循环

注：图 4-2 这就是令人深陷其中的恐惧 / 僵直循环。

从原则上讲，将恐惧分离出来，让本该有时限的僵直反应自动完成至关重要。若治疗师能温和地帮助来访者降低恐惧水平，将会缩短其处于僵直状态的时间。换句话说，治疗师的工作是协助来访者逐渐将恐惧从瘫痪状态中分离出来，从而让来访者自主地终结僵直状态。通过这种方法，（恐惧—僵直的）反馈循环会被打破，就如我们口语中常说的：汽车的燃料用完了，没油了。当来访者学会在毫不恐惧的情况下体会僵直状态时的身体反应，创伤反应会逐渐愈合，身心也将回归平衡。在接下来的 4 个章节里，我会讨论治疗师是如何帮助来访者将恐惧和僵直相互分离，并恢复其主动性防御反应的。当来访者成功地做到这一点时，他们会经常把（无恐惧感伴随的）僵直状态的躯体知觉描述为，这是一种好奇心和深度释放感的混合物，或"好像从一场噩梦中醒来"。

只明白这看似简单的"药方"远远不够。在创伤深深扎根的地方，其他因素也能起作用，最主要的是，回归生活和面对生活中变化的能力被削弱。在路易丝·埃德里希（Louise Erdrich）的引人入胜的小说《屠宰师傅歌唱俱乐部》（*The Master Butchers Singing Club*）中，有这样一段令人伤感的描写。在第 1 章中，男主角菲德利斯（Fidelis）离开了"一战"的战场，回到了他慈爱的母亲身边。多年以来，他第一次睡回到自己熟悉而舒服的床上。

如今他回家了，他明白他必须还要时时保持警惕。那段记忆会悄悄出现在他身后，情绪也将毁坏他的理智。死过一次之后，再重新活过来，对他来说是危险的。他要去察觉体验的东西太多了，所以他觉得自己还是去追求那些肤浅的刺激为妙。

书中描写道："菲德利斯还是个孩子的时候，当感到悲伤的时候……他都会轻轻地呼吸，然后一动不动。"作为一名年轻的士兵，"首先便发现自己静止不动的天赋，是他在战场上生存下来的关键"。对于从行尸走肉之境（战场）逐渐回归日常生活的人，他们需要被理解、尊重和崇敬。回归过程若太快太急，会令脆弱的心理结构和正在适应新环境的意识状态超负荷运转。这就是为什么解决创伤的速度要放缓，整个过程要被精准测量。

本能与理智

在本章最后的分析中，我想说，我相信，在最原始脑区和最新进化出来的脑区之间找到一个动态平衡，才能弥合创伤，融合和转化恼人的情绪。有效的治疗目标在于，当人的前额叶感受原始脑区（大脑边缘系统，下丘脑和脑干；见图4-3）产生的最自然原始的情绪时，治疗师要帮助来访者持续地"关注"前额叶的活动。这个过程的关键在于，它能让来访者安全地感受强烈的和微妙的躯体知觉和情绪。许多研究表明，人的大脑中存在一套匹配的结构完成这项工作，包括嵌入大脑边缘系统和前额叶之间的脑岛（距离边缘系统更近一些）和扣带回（离皮质层更近一些）。简单地说，脑岛接受从身体（肌肉、关节和内脏）发出的信号。随后，脑岛和扣带回把最原始的知觉编辑成有细微差别的情绪、印象和认知，以便我们理解。[52] 获取这种功能，是转化创伤和恼人情绪的关键。我们会在接下来的一章详细讨论。

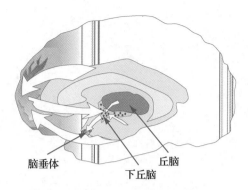

脑垂体　　　　　　　丘脑
　　　　　下丘脑

图 4-3　在本能与理智之间找到平衡

注：若脑干和边缘系统区域被激发进入生存模式，保持前额叶的持续工作至关重要。请
　　注意，在丘脑、下丘脑（这两者为原始脑区，用来控制脑垂体分泌激素，与保持体
　　内器官与细胞的稳态平衡密不可分）和前额叶（也称理性脑）之间的神经脉冲流的
　　流动方向。

　　恢复本能和理智之间的平衡与节奏，也在治愈身心分裂中扮演着重
要角色。将大脑与身体、脑内左右半球和原始与进化脑区相互整合，会带
我们进入更完整的生命状态。直到那时，正如玛格丽特·米德（Margaret
Mead）所说："我们寻回了在人猿和人类之间那段失踪的连接。"

第 5 章

恐惧是心灵的杀手

恐惧是心灵的杀手。恐惧是能带来毁灭性灾难的小死亡。

我将面对我的恐惧。我将允许它穿过我，迈过我。

当恐惧离开我时，我会望着它走过的路。

恐惧经过的地方，什么都不会剩下。只有我还在那里。

——弗兰克·赫伯特，《沙丘》

如果不曾理解恐惧的本质是什么，你将永远不会知道无畏为何物。

——香巴拉佛教

在上一章，我们探讨了实验室中的动物和人类为何会受困于恐惧支配的瘫痪之中，也就是他们是如何被创伤化的。在这一章，我会介绍创伤的一味解药：治疗师必须了解并引导来访者使用自己的生物学机制，从而协助他们消除创伤反应。无论是对强奸、意外事故、自然灾害等凶险且令人无力抵抗的事件受害者的紧急心理援助，还是对慢性创伤后应激障碍的诊疗转化，将处理来访者的生理性反应融入治疗都是必不可少的。

直到创伤的核心体感（被吓僵，凝固在恐惧之中，或崩溃而感到麻木）从身上松展和转化之前，人会一直卡陷在那里，成为交织在一起的恐惧与无助感的俘虏。瘫痪和崩溃的躯体知觉看起来是那么难以忍受且不被允许；它们使用威胁与惊吓的伎俩，让我们掉入陷阱而无法取胜。这种看似让人无法容忍的体验，让我们觉得自己能做的只有逃避和否认，绷紧全身严阵以待，然后彻底与它们决裂。然而，这种"防御"机制就像用盐水解渴，也许可得暂时缓解，但长期来看只会适得其反。为了解开恐惧与瘫痪这个死结，我们必须主动把自己和这些吓人的身体知觉连接起来，我们必须花足够长的时间直面这些知觉，从而转化改变它们。接触到这些知觉时，防御性机制会立即指引我们逃避；此时，最有效的策略是试着靠近恐惧，和僵直本身建立联系，有意识地探索各种各样的知觉、质感、画面和思绪，探索身体里和头脑中一切引起我们不适的东西。

在治疗创伤反应（例如强烈的恐惧感）时，体感疗愈®为治疗师提供了治疗中的 9 大基本要素。在创伤的再次协调和转化的过程中，使用到的这些基本工具并非线性的、刻板的和单向的。相反，在治疗过程中，这些步骤相互交织和依存，也可以不分先后地重复出现。但是，若整个神经生物学的过程有据可依的话，那么前三个步骤必定会按照顺序最先出现。因此，治疗师需要做的是：

1. 创造一个相对安全的环境。

2. 支持来访者探索和接纳躯体知觉。

3. 建立摆动与克制的空间：人体节律所特有的功效。

4. 使用滴定分析法创造稳定性、适应性和系统性。滴定分析法在于谨慎地触碰基于求生本能的每一小"滴"身体唤起，以及其他难以忍受的知觉体验。其目的在于防止来访者在治疗过程中再次使自己创伤化。

5. 提供矫正性体验，用主动、富有掌控感的防御机制替换崩溃和无助所导致的被动反应。

6. 将恐惧和无助感之间的条件反射与生物性僵直反应分离。

7. 循序渐进地引导来访者释放和重新分配大量存于体内的求生能量，而支持更高级脑区功能的实现，以消释身体过度唤起的状态。

8. 使用自我调节，恢复身心平衡和放松性警觉状态。

9. 觉知当下，与周围环境建立连接，并重建社交能力。

第一步：创造一个相对安全的环境

那次事故刚刚发生时，我的身体首先感觉到的，除了极度的无助感和晕头转向外，便是察觉到一位路人跑来坐到了我身边。她的镇定和专注犹如一丝希望之光，让我觉得一切都会好起来。在人心慌意乱的时候，这样抚慰性的支持是极为重要的。治疗师必须能够为焦躁不安的来访者提供这种支持，帮助来访者在寻找内心安宁之路上踏出第一步。换句话说，治疗师必须建立一个相对安全的环境——一个避难所，为来访者提供希望与机会。这对受创伤困扰的治疗师和咨询师来说，都是一个精细的任务。幸运的是，在合适的环境中，人的神经系统会做出本能的调整，影响对方的调节能力，或受对方的调节能力影响。[53] 令人庆幸的是，生物学站在我们这一边。通过让自己与来访者的易感度一致，治愈性的基调和咨访关系将建立起来，从而促进有益的移情，并激活哺乳动物与生俱来的本能。

治疗师平静且可靠的气质、放松且警觉的状态以及充满耐心和共情的包容感，慢慢开始减小来访者的痛苦。无论这个过程多么细微，不易觉察，他探索自己的意愿都得到了鼓励与承认。虽然阻抗会不可避免地出现，但技艺高超的治疗师会用打造环境的方式将其软化、使其消退。一个有可能减缓治疗进程的障碍会出现在两次治疗之间；当被暴露在曾让他崩溃的类似环境中而没有治疗师镇静的支持时，来访者会被强烈的情绪淹没，好像被扔到了知觉混乱的虎穴狼窝中一样。只能提供安全感的治疗师（无论多么有效）会让来访者的依赖性越来越强，从而造成咨访关系不均衡。为了防止其破坏治疗，下一步骤的目标是帮助来访者培养他自我慰藉的能力，以及力量感和自我调节感。

第二步：支持来访者探索和接纳躯体知觉

被创伤化的人迷失于外部世界的同时，也丢掉了源自内心的关键引导。当与从身体里升起的最原始的知觉、本能和感受的连接被切断时，人便无法将自己置身于此时此刻了。治疗师必须帮助来访者，踏上寻回躯体知觉和自我慰藉能力的道路，从而引领其走出创伤的迷宫。

为了掌握真正的自我调节和自治，被创伤化的人必须学会如何接近、忍耐和利用他们的内在知觉。然而，若没有做好足够的准备，就尝试集中注意力于身体知觉，并非明智之举。在一开始与内在知觉建立起联系时，人会感到一种难以名状的、排山倒海的恐惧感所带来的威胁。过早地专注于知觉可能是来访者无法承受的，其会提高发生二次创伤的可能性。对于被创伤化的人来说，身体已成为他们自己的敌人：几乎任何被察觉到的躯体知觉都会被解读为，加强版的恐惧感和无助感会出其不意地降临的预兆。

为了破解这个难题，当（通过诸如表情和肢体动作的变化）治疗师注意到来访者的情绪状态在某一瞬间有所好转，表明感到了些许解脱和欢快时，要抓住机会，试着引领来访者将注意力放到此时自己的身体知觉上。在触碰这些积极的体感的过程中，来访者会逐渐树立自信，勇于探索身体内部的图景，并提高对舒服的、不舒服的、令人愉快的和令人厌恶的等所有身体知觉的忍耐程度。

来访者慢慢地开始允许隐秘的且不被接纳的知觉（特别是与瘫痪、无助和暴怒相关的那些知觉）涌现出来。通过在两种对立状态间的选择：阻抗／恐惧和接纳／探索，他掌握了自控的能力。在阻抗与接纳之间柔和地左右摇摆且犹豫不决时，来访者逐渐褪去了一层盔甲。治疗师引导他进入一个舒适的节律——在瘫痪性恐惧与纯粹的僵直知觉之间来回转换的节律。在格式塔心理学中，在两个不同的状态间来回移动的过程被称为图形－背景知觉的转换（见图 5-1）。这种转换不但会降低恐惧感的影响力，还能让人允许自己去接近在僵直状态中不受情绪妨碍的、最核心的知觉体验。这种注意力的不断交替（于恐惧／阻抗和不掺杂质的僵直躯体知觉之间），强化了松弛状态，提高了生命活力。掌握这种方法，来访者会产生希望感与力量感，因为他已开始学会为自己领航，去探索治愈创伤过程中的体内图景（脏器、关节和肌肉的直接体验）。

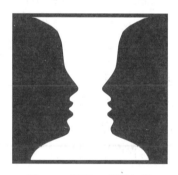

图 5-1   图形－背景知觉

注：图 5-1 显示了在图形与背景知觉之间的转换。你看到的是花瓶还是人的侧脸？现在你看到的是什么？你也许会注意到，花瓶和侧脸在相互转换，但不会同时出现在你的感知中。这是一个对理解如何把恐惧和僵直状态分离有帮助的概念。当一个人感受到的是纯粹的僵直知觉，他不可能（就像花瓶与侧脸）同时体验到恐惧。如图 5-2 所示，这会促进舒展和收缩的逐渐释放。

第三步：摆动与克制，人体内部节律的力量

> 若抱着最坏的期待，你等来的将是欢快的脸庞。
>
> 你的手掌，一张一弛，一松一合。
>
> 如果它总是紧握成拳，或总是舒展打开，那它将会僵麻。
>
> 你存在于每一次细小的收缩与舒展之中。
>
> 如同鸟翼一般，带有平衡协调之美。
>
> ——鲁米（1207—1273）

> 众神子民自有他们自己的节律，难道这还不够吗？
>
> ——《波吉与贝丝》(Porgy and Bess)

创伤的本质是凝固和卡陷，而摆动的本质则是收缩与舒展的内在生物性节律。换句话说，这是一个通过体验（内在知觉）摆脱卡陷状态的过程，其可能让人第一次觉得无论这些感觉多么糟糕，它们都可能也将会改变。由于缺乏这些体验性知识，陷于创伤中的人不希望栖息于自己的身体中。逃避可怕的与令人不快的知觉是人类天生的倾向，而为了抵挡这种看似难以对付的天性，有效的治疗（以及整体适应力的提升）必须能提供一种帮助来访者直面恐惧、暴怒、无助和瘫痪的方案。咨询师必须相信来访者不会被一点点宜人的内在体验的甜头俘获和控制。这是我们的来访者获得自我掌控感的必经之路，而"摆动"的技巧将会辅助建立自信心。

有一种处理难忍知觉的策略具有出乎意料的效果：帮助来访者找到与之"对立"的另一种知觉；它可能位于身体的某个区域，或蕴含在某种身体姿势或动作之中；它也可能让人不再感觉到那么无助和凝固，让人感到更有力量、更加顺畅。如果人的不适感在某一瞬间出现了转化，治疗师可以鼓励他关注此刻这转瞬即逝的躯体知觉，从而培养一种新的觉察力。这种新发现的"对立"知觉好似一座安全岛，让来访者感到至少一切没有那

么糟糕。这座安全岛与无处不在的棘手的感觉相互抵触，使人意识到或许自己的身体其实并不是敌人。实际上，身体可以作为同盟在康复过程中起到关键作用。当一座座这样的小岛被发现和感知后，它们会联结成一大片土地，禁得住创伤暴风雨的洗礼。因为大脑中新的神经元突触连接已经形成并得到加强，来访者可能将有能力做出自己的选择，甚至感受到快乐。人类逐渐地学会，在相对的轻松感与不适感和痛苦感之间来回转换自己的觉知。

这种转换让我们重新与自己天生的身体智慧相连接：摆动的经验，也就是身体天生的恢复性节律。这种收缩与舒展的节律告诉我们，体验到的感受都是有时限的，一切苦难迟早会结束。在经历艰难知觉和情绪时，所有的生物都会出现摆动的现象。而且，这个过程不需要费任何力气，完全是本能。摆动基本是从收缩到舒展再回到收缩，这样一个循环运动的过程，但是它会使生物体逐渐趋向舒展的状态（见图 5-2）。这个非自发的过程，犹如在生物内部的两极之间来回摆动。它磨平了恐惧和痛苦等艰难情绪的棱角。人类具有让自己从低落痛苦的状态转化到舒展安适状态的能力，再

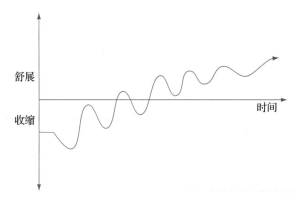

图 5-2　舒展与收缩的往复循环

注：图 5-2 描述了在摆动过程中舒展与收缩的往复循环。对这个过程的了解和体验，使人意识到他当下的感觉终将发生变化。对摆动过程的觉知，引导着来访者克制地宣泄"创伤能量"，从而带来身体的舒展感、实现创伤的成功治愈。

如何强调也不为过：这是治愈创伤的关键，也是缓解痛苦的良方。了解并体验这个摆动节律，是来访者的必修课。有潮起便有潮落，无论你感觉多么糟糕（在收缩阶段），舒展终归会来临，带来开放、解脱和流动的感觉。另一方面，若舒展发生得太快太强，会引发来访者的恐惧情绪，因此紧随其后的收缩阶段也会是突然且猛烈的。因此，治疗师需要约束摆动节律的幅度和速度。当来访者感知到摆动的规律时，他们会接纳并融合当下的知觉（也是曾经压垮他们的知觉），随着节律一起运动。

让我们来看一看会用到这种天生的摆动调节能力使我们找回轻松感和生命活力的三种情况：（1）我们都见过，一个孩子狠摔了一跤之后，带着无法慰藉的剧痛叫喊着跑向妈妈，然后瘫倒在她的怀抱中。不多久，这个孩子便会重新回去玩耍，找机会也回自己的庇护所（可能是时不时地看妈妈一眼，或通过身体接触和妈妈重新取得连接）。（2）想象一下，一个突然失去至亲的成年人，被绞心的痛击倒。他会瘫倒在地，觉得这便是世界末日，自己也不想活了。哀伤的整个过程会持续相当长的时间，但是显然痛苦也有潮起潮退。逐渐地，在接纳与痛苦之间的摆动调节帮助他逐渐解脱，回归日常生活。（3）最后，回忆上一次你开车险些出事故的时候。恐惧（汗毛倒立的状态）和怒火让你的神经一下绷紧，你的心脏猛烈地跳动，胸腔好像就要爆炸了似的。随后，一股释怀感紧随而至，提醒你并没有被淹没在事故的恐惧之中。这释怀的一刻之后，通常还会紧接着出现第二次逃过一劫的"记忆闪回"，让人体会到新一轮的心头一惊，然后跟着另一波的放松感。这种修复性节律是不受人为控制的，经常发生在意识的阴影区域，让人的注意力可以集中在手头的工作上。因此，摆动调节允许你找回平衡状态，回归当下的生活。

当这种天生的适应力不再正常工作时，它必须被慢慢地、轻柔地唤醒。调节人的情绪、活力和健康的机制依赖于这种摆动节律。当摆动调节开始工作时，至少在愉快和痛苦之间，我们会找到一个可以忍耐的平衡点。我们明白，无论当下自己感受到的是什么（无论看起来多么可怕），它仅仅会持续几秒或几分钟而已。无论某一种知觉或感受是多么糟糕，认识到它终将变化，让我们并不会觉得自己在劫难逃。大脑通过收录新的经验，纠正曾经惊恐 / 挫败的认知偏差。神经系统在曾经发生僵直与崩溃的地方，找到了回归平衡的道路。我们不再对周围环境充满警惕，逐渐地，一步一步地，知觉之门向新的可能敞开。我们为进入下一步骤做好了准备。

第四步：滴定分析

第三步与第四步（摆动调节和滴定分析）紧密地形成一对组合，允许人们安全地触碰由求生本能引发的高能量状态，并将其整合为自身的一部分。两者合在一起，会让人在不被情绪和知觉吞没的状态下处理创伤症状，从而避免被再次创伤化。

通过第五、第六和第七步，积极防御和消极保护机制将被恢复，同时僵直反应终结的过程也将被谨慎地校准，整个过程将伴随着能量的释放和唤起程度的下降。这些步骤都是创伤转化的核心所在。摆脱僵直状态的过程将伴随着被强烈唤起的知觉、暴怒、发狂和恐惧等极端情绪。这就是为什么释放创伤能量的过程要慢慢来的原因。

我使用滴定这个词指代创伤的重新协商的渐进和阶梯式的过程。这个过程可以和化学反应相类比。假设我们有两个烧杯，分别盛放着盐酸和碱液。把手指放进任何一个烧杯中，这两种腐蚀性极强的溶液都会严重烧伤你的手指，即使只是蘸一下溶液，手指的皮肤也会被迅速溶解。你自然会希望通过将它们中和在一起降低其危险程度。如果你懂得一些化学知识，也许会将两者混合，然后得到水与盐这两种生命基本元素的无害混合物。若简单地把它们倒在一起，将会引起爆炸，没准还会把你自己和实验室里的其他人晃瞎。如果在这里精巧地使用玻璃阀门（转塞阀），你就可以把一种化学溶液一滴一滴地加在另一种溶液中。每滴一滴就好像把一小块泡腾片投入水中后会马上恢复平静一样，而每一滴也都会带来相同微小的化学反应（见图 5-3）。最终，在一定量的反应发生后，水和结晶盐便逐渐形成。在几次滴定后，你必然会得到相同的中和反应，而不必非要引起一场爆炸。我们希望创伤的治愈能有类似的效果：当具有潜在腐蚀性的能量出现时，治疗师必须以某种方式来中和由强烈能量引发的知觉，中和源于本能的暴怒情绪，中和慌不择路的逃离，而不必引发来访者爆炸式的宣泄。

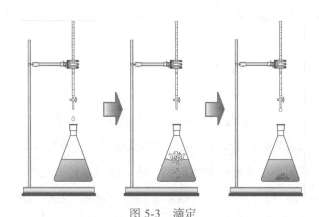

图 5-3　滴定

注：图 5-3 展示了化学实验中的滴定法，滴定法是把两种具有腐蚀性和潜在爆炸性的物质，通过控制实验混合起来，使得反应物逐渐转化的方法。

第五步：恢复主动反应

在经历的那场事故中，当我被巨大的冲力推向汽车的挡风玻璃时，我僵硬的手臂挡在我的头前，使其免受重创。如此的防御性姿势需要的能量是巨大的，绷到最紧的肌肉防止我受到致命一击。同时，我的肩部撞碎玻璃，然后我整个人都飞出了车外，摔在了路面上，整个身体瘫软无力。

当肌肉像这样"放弃"并完全松弛下来时，你会感到无助和挫败。然而这些松弛的（张力减退的）肌肉，虽然已经"失去"了保护你的力量和活性，但依然接收着相关指令。

人类的感觉运动记忆时刻准备着接受指令，去执行保护自身安全的职责。在这个例子中，随着体内感受的涌现，我的身体的主动支撑系统逐渐恢复，手臂也重新有了力气。我允许我的手臂在陷入无能为力的状态之前，去做它"想"做的动作。有意识地觉知整个过程，带给我一种深深的力量感。相似的是，南希（在第 2 章提到我的第一位来访者）和我无意中发现她如今可以从被按倒和被惊吓的状态中逃离出来了（而不必继续忍受由于 4 岁时的一次手术引发的被制服和被压垮的感觉）。这些全新的体验削弱了无助性恐慌带给我们的经验记忆。

简单地说，这些主动性自我防御反应通过以下方式得以重建：某种体内的紧张状态（体内感受）向我们"提议"做出某一动作，然后身体通过"微动作"的方式将其完成。在事故中，我迅猛地抬举手臂保护头部，使其没有在撞碎挡风玻璃和摔到地上的过程中受伤。之后躺在救护车里的时候，我重温了这些源于本能的反射性动作，然后通过躯体知觉将其放大——我有意识地体会绷紧自己的肌肉纤维蓄势待发的过程。在事故中，这些行为动作并未被做完，而且还处于无意识的状态中。在猛烈撞击，从挡风玻璃上弹开，狠狠摔在地面上，这一连串的动作过程中，肌肉反射动作被截断终止，而我虽瘫软无力地躺在地上，体内却有一个储满能量的蓄水池。通过"微动作"，我为自己创造了力量感和掌控感，并没有被可怕的事故创伤化而感到无助。此外，复原防御性反应对自动"滴定"并中和暴怒的能量有很好的效果。换句话说，曾经通过暴怒和慌张逃离而被发泄的能量，现在可被引导转化成健康且克制的愤怒。

力量感源于直接将躯体的无助感和挫败感祛除，然后恢复生理性的主动防御系统——其体现在进行一次成功的抵御和体会到切实的胜任感。这样协商改造的过程（在第六步中我们会详细地讲）会对根深蒂固的内疚感和自我批判有溶解效果，而此处提到的内疚与自我批判是无助感与压抑性 /

分离性暴怒的副产品。通过获取一次积极且有力量感的经验，在瘫痪和崩溃状态中习得的被动性将被抵消。

因为恢复这些被遗失的积极的本能反应，在治愈创伤过程中无比重要，冒着重复的危险，我将从略有不同的角度探讨这个话题。可以说，在逃离受到阻挠（无论是客观事实还是主观判断）的时候，对外界威胁的原始反应便是恐惧感。[54] 可能与你预期所不同的是，当战斗或逃跑的原始反应（或其他抵御行为）不受限制时，人不一定会有恐惧感，而是主要感受到纯粹且充满力量的、去搏斗或逃跑的感觉。我们之前提到，**动员身体做好战斗或逃跑的准备是面对威胁的第一反应**。只有无法完成此反应时，动物才会自动进入凝固、被吓僵或无助地瘫倒在地的状态。

事故发生后，在救护车里，我的四肢首先感到一种和我的无助感相对抗的知觉，即我的双臂以微动作的方式，微微抬起保护头部免受致命一击。对南希来说，她的双腿要带她从医生的手术刀下逃离。在这两个例子中，有意识地精准体会自我保护的积极本能，会带给我们控制感与力量感的躯体体验。一步一步地，我们的身体发现自己并不是无助的受害者，我们从磨难中幸存下来，我们的存在是完整的、是鲜活的。随着积极防御反应的恢复（其可降低恐惧感），人会发现当经历瘫痪僵直的躯体知觉时，其所带来的恐惧感在逐渐减少——创伤之兽在逐渐地松开它的利爪。躯体上的顿悟会彻底转变头脑对创伤事件的内容和其赋予个人生活的意义的理解。

第六步：将恐惧从僵直中分离出来

根据近 40 年对上千位来访者的临床观察，我相信：成功地进入（动物天生固有的）僵直状态随后又从中抽离的能力，是避免长期被创伤影响和治愈顽固症状的关键。[55] 简单地说，如第 4 章中提到的，把恐惧感和无助感从生物性（正常的、有时限的）僵直反应中分离，是获得这种能力的前提。若被创伤化的人能够触碰到自己的僵直知觉，哪怕其只持续很短的时间，他的僵直状态的自主性终结过程也会被启动，身体里的恐惧与凝固也将融化。

在处理创伤的同时也要注意，避免来访者从创伤中"松绑"的过程发生得过快。正如没有经过滴定、瞬间发生的化学反应一样，唐突的分离过程可能具有爆炸性，造成来访者的恐慌和二次创伤。通过滴定分析，来访者能够逐渐地多次进出僵直状态，并于每次回归平静的均衡态（好像泡腾片在水中溶解的过程）。脱离僵直状态会伴随着许多全新的体验，和充满强烈能量的知觉一起被释放的还有慌不择路的逃离和奋起反击的暴怒。人们未意识到进入与离开僵直状态的过程会给自己带来好处时，他们将对亲身体验充满恐惧。接下来，我们深入地谈论一下这些恐惧。

进入僵直状态的恐惧 我们之所以避免陷入僵直状态，是因为我们知道，它会使人变得非常无助和脆弱，且自己根本不是它的对手。有些僵直状态和死亡状态没什么两样。想象一下，自己被强迫每天都要僵直地坐在牙医的椅子上等待手术，你可能就会理解自愿进入僵直模式是个多大的挑战了。没有人愿意面临困兽之斗、无处可逃的境地。对焦虑或被创伤化的个体而言，在核磁共振和 CT 检查的过程中，被要求静止地躺在仪器中可能是一段可怕的经历。这些医疗手术对儿童来说会更加难熬，一动不动地连续坐在桌前好几个小时，对任何孩子都是巨大的挑战，而焦虑或"敏感"的孩子更是无法忍受，甚至可能导致注意力缺陷多动障碍。一些处于生长关键期、正在学习如何走路和奔跑的孩子本该自由地探索这个世界，却被迫在矫形手术中在臀部、腿部、脚腕和脚部穿戴上石膏或金属支架，因而无法随意地活动，这会给他们的心理造成极大的阴影。

即便是练习冥想的成年人，也很难长时间坐着不动。少数人能够钻进温暖的被窝后就躺着纹丝不动，然后很快进入梦乡，这真是他们上辈子修来的福气。然而，对大多数人来说，上床后的睡前时间令人担忧且焦虑，其本身就能成为一场噩梦。在一阵阵挫败感中，你会静躺着开始"数羊"。你无法让思绪奔逸的大脑停下来，无法主动投入睡神摩尔莆（Morpheus）的怀抱。之后，有些人会在（或紧接着）快速眼动睡眠期醒来，此时他们的身体还在瘫痪状态，因为神经系统尚处于抑制（跑动、搏斗或主动移动）状态，而使梦中的自己免于伤害自己和他人。从睡眠性瘫痪中醒来是恐怖的，特别是当有些人觉得自己的灵魂离开身体的时候，而其实这是僵直状态一种常见的现象。对另一些人来说，快速眼动睡眠期的瘫痪经历倒是很有趣的、宜人的，甚至是有些"神秘色彩"的灵魂出窍体验。不过，遇到这种脱离身体的体验时，惊骇和惊恐反应其实才是典型的表现，所以在被创伤化的人群中，恐惧增效性僵直成了他们日日夜夜挥之不去的噩梦。

对僵直状态的逃避是可以理解的，但也是有代价的。你越远离什么，你的身心系统便越会把其标记为危险之物，正应了我们常说的："我们所抗拒的东西，会继续地存在下去。"因此，"时间会治愈一切"这句流传了很久的表达并不适用于创伤。短期来讲，将僵直知觉压抑下去看起来（对于处于拒绝接受现实状态的大脑来说）是把瘫痪与无助感推远了。然而随着时间的推移，人们会发觉，这种逃避性策略显然将以失败告终。这种鸵鸟战术不仅仅只会把情况变得像"躲得了初一，躲不了十五"那样，还会常常使人在这场与僵直的最终对抗中感到更深的恐惧。大脑识别出我们抗拒僵直的严重程度后，会把其解读为我们已身处险境的证据。另一方面，如果能够利用好"滴定"和"摆动调节"的辅助，便可以轻柔且短暂地进入那死寂一般的虚空之境，然后安然无恙地从中脱身。因此，僵直反应最终会走向尾声，走向自主性终结。

离开僵直状态的恐惧　在野外，当被捕杀的动物出现僵直反应时，它会在一段时间内一动不动。随后，像和无法动弹一样容易，它只要抽搐几下，缓一缓神，就又能活蹦乱跳了。但是如果捕食者还在旁边，并看到它苏醒过来，那故事的结局就大不相同了。当被猎杀的动物醒来后，看到捕食者就在旁边且马上会发动攻击（这次可能是致命一击）时，它或者会在极度暴怒的状态下舍命一搏，或者会如发疯了一般慌不择路地逃离，这种反应是不受意识控制的。正如我在第 4 章提到的，我曾见到一只猫用爪子拍打玩弄并唤醒了一只昏迷的老鼠，老鼠醒来，反击后急速逃跑，将一脸茫然的猫留在身后，而这和动画片《汤姆和杰瑞》中的不少情节如出一辙。和从僵直中脱离后（当捕食者也在场时）便要做好战斗准备的动物一样，被创伤化的人突然离开僵直和情感抽离状态后，也会一下子进入极为烦乱或暴怒的状态。对于这种暴怒和强烈情绪的恐惧，除非我们对其有足够的认识，做好了应对准备，得到了恰当指导，并知道使用滴定分析的方法，否则这种恐惧会堵住我们从僵直中离开的出口。

对暴怒的恐惧便是对暴力的恐惧——既是指向他人也是指向自己。在离开僵直状态的出口前，人们左右为难：为了恢复活力，必须经历暴怒和强烈能量所引起的知觉。然而，与此同时，这些知觉与情绪又可能导致致命的伤害。这使得通过持续地接触创伤知觉而缓解僵直状态，并最终治愈创伤的这个过程无法实现。让我们回忆一下卡尔巴姆（详见第 4 章）在 1874 年写下的一段先知先觉的话："在大多数案例中，紧张症会跟随在指向病人自己的悲伤、焦虑和抑郁性的情绪发生之后。"[56] 因为由僵直的终结所引发的暴怒是强烈的，所以多次因此创伤化的人不自觉地将暴怒转向了自己，而表现出抑郁、自我仇恨和自我伤害的症状。

无力从僵直反应中逃离，会带来令人无法忍受的挫败感、羞耻感和腐蚀性极强的自我仇恨。治疗师必须小心地处理这个难解之结，通过精准且谨慎的滴定分析法和摆动调节体验将其解开，然后与强烈的愤怒体验化敌为友。通过这种方式，人便能从"你死我亡"的反击状态中脱离出来。当人开始逐渐拥有了开放的心态接纳这些强烈的知觉时，承纳健康的愤怒、快乐和美好的能力便会得到提高。

被创伤化的人对暴怒表现出排斥与限制，一点儿也不令人感到奇怪，因为人毕竟是需要社交的动物。但是，我们也需要来看一看，长期压抑暴怒情绪会给我们带来什么日积月累的影响。大量被积压的能量需要发泄（于这个本已神经紧绷的系统中），从而防止暴怒和其他原始情绪作乱。人们一方面要承受这指向自身的愤怒，另一方面要抵御其彻底的爆发，其结果便是人被羞耻感最终折磨得精疲力竭。这个过程，使得本已处于恶化阶段的创伤症状变得更加复杂和顽固。因此，通过利用滴定分析法，这个可自我持续的羞耻循环便会被中断。

如果曾经遭受过猥亵等形式的侵害，自我斥责在成年后的创伤发生前其实已经成了一抹底色。由于僵直状态被认为是一种消极反应，所以许多猥亵和强奸的受害者会因为没有成功地反击而感到无比羞耻。即使事实上攻击者的力量远远大于受害者，以及僵直反应实际上可以保护受害者免受伤害甚至死亡威胁，受害者依然会发展出这种羞耻认知和强烈的挫败感。⊖在发生乱伦的家庭中，家庭关系里充满了秘密与背叛，其所导致的困惑感与羞耻感会让情形变得更加复杂。

当被创伤化的个体开始找回控制感和力量感时，他们逐渐原谅并接纳自己。他们渐渐对自己产生同情心，并且意识到僵直和暴怒反应实际上是人的本能的生物性反应，并不必当作某种人格缺陷而感到羞耻。他们把自己的暴怒看作无异于其他情绪的能量，当作一种可以控制并利用起来使自己受益的生命能量。因其在创伤治愈过程中的重要性，我将再次重申我的观点，即为僵直状态助燃的恐惧大概可分为两种：一是对进入僵直状态的恐惧，也就是对瘫痪、陷阱、无助和死亡的恐惧；二是对离开僵直状态的恐惧，也就是对由暴怒和反击所引发的巨大能量的恐惧。当人被夹在这进退两难的境地时，一切解药似乎对僵直状态都不会有疗效，人好像永远也无法从中解脱出来。但是，在一位专业的咨询师的协助下，来访者若能通

⊖　目前尚不能确定，奋力反击和放弃抵抗哪种是应对强奸事件最好的生存策略。但是，对一个经历猥亵毫无抵抗能力的孩子来说，除了放弃抵抗，恐怕没有其他选择。

过恢复僵直的自主性终结，将恐惧从僵直中分离出来，他将最终得到在生活中继续前行的能力。这种"前行的经验"会打破恐怖和瘫痪的反馈循环，将恐惧感和无助感驱散。

你也许会挠着头问：恐惧与僵直知觉分离后到哪里去了？一个简短但可能让你更糊涂的答案是：使用滴定分析法后，恐惧不再作为一个独立的实体存在。由创伤事件所引发的真实的强烈恐惧当然已经不在了，但是接下来所发生的是，人会进入并持续待在一种新的恐惧状态中（自己惊吓自己），并通过抗拒残余的僵直和暴怒知觉，把自己变成自己的猎食者。瘫痪感本身并不可怕，可怕的是我们对瘫痪和暴怒知觉的抵抗。因为我们并不知道这只是暂时的状态，我们的身体并不认为自己是安全的，所以我们被卡在过去，而无法活在当下。摆动节律有助于消解这种抵抗。我们或许可以留意一下，20世纪60年代即兴坛罐乐队"Dan Hicks & His Hot Licks"的那句歌词："我怕的是我自己……我将不再吓唬自己。"

在治疗中，随着逐级地使用滴定分析法，"不断前行的经验"会得到积累，僵直状态便能够被完全地体验，而此时的恐惧感就会逐渐消退。最常见的情况是，人会开始注意并觉察到自己的躯体知觉，简单地说："我动不了了。""我好像昏死过去了。"甚至"真是奇怪，我好像死了，但这并没有吓到我。"此外，个体甚至可能感受到，一些研究中所报告的和濒死体验类似的幸福状态。从僵直状态中离开时，个体会报告他们感到"一种使人有刺痛感的颤动遍布全身"或者"我真切地感受到自己，感到自己活了过来"。

第七步：循序渐进地引导来访者释放和重新分配大量存于体内的求生能量，以消释身体过度唤起的状态

当人离开僵直状态时，被动性反应会被主动性反应取代，表现为一些

独特的生理现象：一阵阵不由自主的抖动与震颤，呼吸的节奏从急促浮浅变为深入放松。这些非自主性反应将本该大量用来反击、逃跑或自卫却并未被使用的能量释放出来。（详见第 1 章我在事故后的反应，和第 2 章南希释放她积压于童年扁桃体切除手术并引发此后相关症状的能量。）或许直观理解能量释放过程最简单的方法是，将其类比于物理学中的一个现象。想象一根弹簧被牢牢地固定在你头顶的天花板上，一只秤砣被挂在弹簧底端（见图 5-4）。你握住秤砣，将它向下拉，使弹簧伸长，制造一股潜在能量。若你随后松手，秤砣将不断地上下摆动，直到弹簧的能量被释放完毕。通过这种方式，弹簧中储存的能量被转化成了动力势能。当所有被转化为动力势能的能量被释放后，弹簧最终会停止运动。

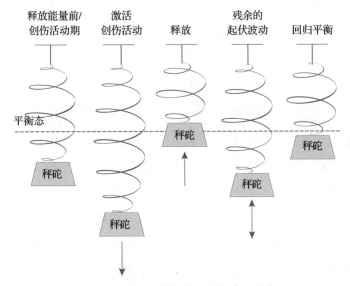

图 5-4　释放创伤能量，回归身心平衡

注：图 5-4 拉伸弹簧增加了其潜在的能量。松开弹簧使潜在能量转换且释放为动力势能，随后弹簧回归平衡态。

你的肌肉通过类似的方式蓄能（"拉伸"），以做好发力准备。但是，如果发力过程没有完成（无论是战斗或逃跑，还是其他防御反应，如僵直、扭曲、缩回或是闪躲)，这股潜在的能量会被当作一个未被完成的步骤，"储存"或"归档"于感觉运动系统的内隐记忆中。当某种普遍或特别的外界刺激被有意识或无意识地和创伤事件联系起来，所有最初的体内荷尔蒙和化学物质"战士"会立刻蓄势待发，准备战斗，好像当时的威胁依然存在似的。随后，这些能量会通过震颤和抖动被释放。冒着将这个命题过度简单化的危险，我相信弹簧中的能量与战斗或逃跑所使用的能量一样，必须通过有效的行为或抖动与震颤得到释放。这个过程对于南希(第2章)来说是显而易见的，而对其他人可能是难以察觉的，其可能表现为轻微的肌肉震颤和/或皮肤的温度变化。在事件发生时未被完成的自我保护和抵御性反应(潜在的能量处于冬眠状态)，随着自主性神经系统反应和身体的微动作得以释放。这个过程几乎是难以察觉的，其有时被称为"前动作"状态。通过这样的过程，第四步到第七步被连成一体。

第八步：恢复自我调节和身心平衡态

把本该用来战斗或逃跑的求生能量释放出来后，身心状态便会趋于平衡(正如上一步提到的弹簧)。被认为是实验生理学之父的19世纪法国生理学家克劳德·伯纳德(Claude Bernard)创造了"体内平衡"(homeostasis)这个词来描述"独立且不受外界控制的体内环境之恒定性。"[57]150多年后的今天，这种平衡态被认为是生命给养的基本准则。由于这不是一个静止状态，我将使用"动态平衡态"(dynamic equilibrium)这个词而不是"体内平衡"来描述，为了应对威胁，神经系统是如何一次次地进入高度唤起状态，然后又是如何被"清零重置"的。这个不断的"清零重置"过程，使面临威胁前的唤起程度恢复到适当的水平，并且提高了身体转换至放松性警觉的能力。久而久之，这会对发展出强健的适应力有所帮助。最后，通过脏器和体内环境所感受到的平衡态是心理健康之本。无论你在某个时刻感受到了什么，无论你的苦恼是多么糟糕，身体知觉的唤起是多么难受，处于平衡态的背景知觉将会是你躲避风雨的安全港。

第九步：适应环境，觉知当下

我们可以把创伤看作一种无法于当下控制自己情绪，并以合适的方式与他人建立人际关系的心理障碍。随着身体动态平衡态的恢复和社交能力及愿望的出现，拥有觉知当下的能力便是水到渠成的。

社交能力对我们的健康和幸福影响巨大。当还是孩子的时候，我们天生需要参与到父母的社交神经系统中，从中体会兴奋和愉悦。此外，对他人面孔的着迷，被广泛化到对周围环境和新鲜事物的好奇中。我们以全新的角度感知事物的形状、质地和颜色，仿佛生活奇迹的画卷在眼前展开。

另外，社交系统本质上具有使人平静下来的功能，因此它会避免机体被交感系统的唤起"劫持"，并防止由于身体系统的紧急关闭而进入僵直状态。社交中神经系统的活动具有保护心脏和免疫系统的作用，这也许就是为什么拥有更多朋友和社会圈子的人活得更长、更健康，他们在进入老年后依然能保持敏锐的思维能力。一项关于玩桥牌可以缓解老年痴呆症状的研究表明，其中主要起作用的因素是社交（而不是计算能力本身）。[一]与社会的互动不仅仅是在当下与人沟通交流这么简单，也是获得归属感和安全感的途径。因此，最终将来访者从由僵直和恐惧所导致的孤立中解放出来，不但可以使他们远离那些折磨人的症状，还可能给予他们能量，建立令人满足的人际关系和连接。

〇 这项名为"90 高龄"的研究，始于 1981 年的南加州大学，参与此研究的被试包括 14 000 多名 65 岁和 1000 多名 90 岁以上的老人。老年科研人员考沃什（Kawas）博士得出的结论："与人（甚至只是和陌生人）互动时，使用大脑的强度和拼拼图时是一样的，如果这就是防止老年人患老年痴呆的诀窍的话，我一点儿也不会吃惊。"

第 6 章

治疗的地图

地图虽非土地，但它确实可以帮助你转弯绕行，认清方向。

——我（朋友）

原始无言的表达

正如地图可以帮助我们找到城市中的某一地点，人类的机体[⊖]地图对于了解整个创伤图景和对创伤的治愈起到关键作用。伊利诺伊大学精神病学学院身体与大脑研究中心主任斯蒂芬·波格斯（Stephen Porges）在其富有开创性的研究中，揭示了得到广泛数据支持的、描述生理心理系统的"藏宝地图"，这张地图有理有据地描绘出生理心理系统控制和影响创伤状态的过程。这套系统与归属感、愉悦感也有密切的关联。波格斯的情绪自

⊖ 《韦氏词典》中关于"机体"（organism）一词的解释为"由相互依存的从属元素所组成的一种复杂结构，而这些元素的关系和性质由其在结构整体中的功能所决定"。"机体"一词描述的是一种整体性，不仅是各个部分的简单加合（如骨骼、化学物质、肌肉、神经、器官），其描述的是一种动态中的复杂的相互关系。身体与大脑、原始本能、情绪和思维，所有这些都需要被划分在"机体"这个概念的范围内。

主神经多重迷走理论[58]（polyvagal theory of emotion）解释了第 5 章所描述的创伤治愈与整合的路径。此外，他的模型也阐明了为什么一些对创伤常见的疗法通常没有效果。

简单地说，波格斯的理论阐述了人类的三种基本神经能量子系统，及其支撑的整个神经系统和与之相关的情绪和行为。这种古老的神经系统要追溯到五亿年前的早期鱼类[⊖]。这套系统的功能是，使机体进入僵直或关闭状态，以减缓新陈代谢，其作用目标是体内的脏器。在进化过程中，接下来出现的是交感神经系统。这套整体的机体唤起系统大约是在三亿年前爬行动物身上进化出来的，其功能在于调动和增强机体的活动（正如在战或逃的情形中那样），在身体上的作用目标是四肢。最后，在进化史中，最新出现的第三套系统（可追溯到 8000 万年前）只存在于哺乳动物身上。这套神经子系统之后在灵长类动物身上得到了进一步的改良，复杂的社会行为和依恋行为便要依靠它。其中的副交感神经系统用来管理所谓的哺乳类动物或"聪明的"迷走神经，而从神经解剖学的角度讲，迷走神经和脑神经相连，牵涉面部表情和发声系统。这套最新进化出来的神经系统无意识地影响着喉头肌肉、面部肌肉、中耳、心脏和肺部的活动，我们通过这些细微的动作表达和传递自己的情绪。[59]同时，也编排指导着我们如何建立亲密关系，并发展自己的情商。图 6-1 总结了哺乳动物最基本的神经子系统。图 6-2、图 6-3 以及表 6-1、表 6-2 概括了进化过程中出现的这三种不同系统。

神经系统会根据周围环境中存在的潜在危险调整自己——波格斯将这一系列下意识的评估过程称为"神经接收系统"[⊜]（neuroception）。如果感知周围环境很安全，人的社交系统便会抑制用来控制"战与逃"行为的、更

⊖ 具体讲，在软骨动物，甚至无颚鱼身上，其用来控制节约新陈代谢能量消耗。
⊜ 在令人感到安全的环境中，我们会更多地启动进化上更高级的神经回路，从而支持社交系统的行为。

原始的大脑边缘和脑干系统。受到一定的惊吓后，你可能会在另一个人的安慰下趋于平静，正如一位母亲对她的孩子说："没关系，刚才只是一阵风而已。"

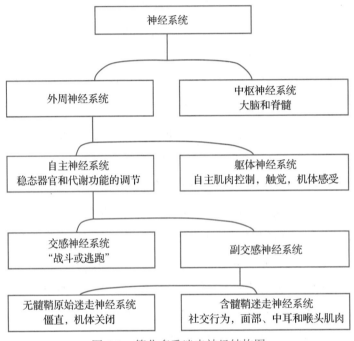

图 6-1　简化多重迷走神经结构图

一般而言，当受到惊吓或被惹恼时，人会先望向旁人，希望与其他人的面孔和声音有所互动，从而交流自己的所感所思，以获得身处集体中的安全感。这个过程被称为依恋行为。事实上，依恋是儿童唯一的防御机制，因为他们通常无法使用"战斗或逃跑"来保护自己。对群体安全的依恋通常是哺乳动物和灵长类动物在面对被猎杀的危险时的原始生存策略。整个群体一起面对威胁，个体被捕猎者"挑中"的可能性更低。此外，如果群体中的一员对你表现出敌意，或许你会先忍气吞声，假装彬彬有礼，之后再进入"战斗或逃跑"的状态。

但是，当这种亲社会行为无法解除危机状况时，更原始的系统会被启动。于是，我们进入"战斗或逃跑"的状态。若最终这两种新近进化出来的系统（社交互动和"战斗或逃跑"）都没有奏效，或死亡威胁近在眼前时，我们的最后一道防线才会起作用。这个最原始的系统负责使人进入僵直、情感抽离和解离状态，停止并接管一切求生的努力。⊖

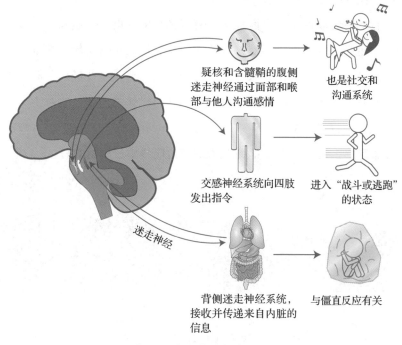

图 6-2　应急策略的进化层级

注：图 6-2 显示了每个进化子系统对身体某一部分的影响。

⊖　读者若对解离状态的成因和复杂性感兴趣，推荐以下文章：van der Hart, O., Nijenhuis, E., Steele, K., & Brown, D. (2004). Trauma-Related Dissociation: Conceptual Clarity Lost and Found. Australian and New Zealand Journal of Psychiatry, 38, 906-914. 这些作者给解离的概念性定义为：解离是由创伤引发的分离型人格，它从心理动力和生理心理层面决定着人类独特的身心行为。这个分离性人格中包含着创伤的核心特点。当缺乏整合负面经历的能力时，这种人格不断演化以帮助人适应环境，但通常这也会对人的生活形成制约。分离性人格涉及两个或更多的未能完全被整合的心理动力系统，以及极度稳定的许多子系统。

进化层级的概念最先由 19 世纪末著名的神经学家休林斯·杰克逊（Hughlings Jackson）[60] 提出，时至今日，依然是神经学领域的基本准则[⊖]，也是波格斯的理论的主要基础。简单地说，杰克逊观察到，当受伤或处于压力状态时，人的大脑会退回更低等和原始的功能层级。如果随后康复，这个退返过程会逆转，失去的高级功能得以恢复。这是一个"自下而上"的过程，在创伤治疗中十分重要。

运行的系统越原始，全面地接管有机体功能的能力就越强大。其通过抑制更新更高级的神经子系统，有效地阻止它们的正常运转。特别是当僵直系统启动时，社交和依恋系统会被完全压制。当被"吓破胆"时，你很难做出即时的复杂行为去建立亲密关系或让自己镇静下来，实际上，你的社交系统被劫持了。交感神经系统也会阻碍社交系统的功能，但并没有僵直系统做得那么彻底。（僵直系统是人的三道防线中最原始的。）

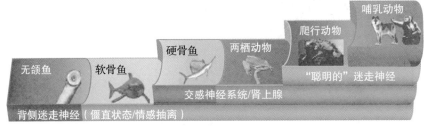

图 6-3 进化系

注：图 6-3 显示了三种进化程度不同的神经控制系统：背侧（原始的）迷走神经，交感神经系统/肾上腺，以及"聪明的"（哺乳动物的）迷走神经。

表 6-1 多重迷走理论：神经控制的进化阶段

阶段	自主神经系统构成	行为功能	下位运动神经元
3	含髓鞘的迷走神经	社交行为 自我安抚 镇静 抑制交感—肾上腺系统的作用	疑核

⊖ 杰克逊主义的衰落促进了保罗·麦克莱恩（Paul MacLean）的三层脑理论的出现。参见麦克莱恩的 The Triune Brain in Evolution: Role in Paleocerebral Functions (New York: Springer, 1990)。

（续）

阶段	自主神经系统构成	行为功能	下位运动神经元
2	交感—肾上腺系统	躯体动员（积极躲避）	脊髓
1	不含髓鞘的迷走神经	僵直状态（假死，消极躲避）	迷走神经背侧运动核

注：表 6-1 总结了交感和多重迷走神经系统的进化阶段。

上文提到，僵直状态和躯体的过度唤起是面对威胁和长期处于压力下的机体反应。无论外界的现实是什么，在行为和心理上的表现是感到危险（战斗或逃跑）和在劫难逃（僵直状态）。人类的神经系统并不善于从环境中分辨出潜在的危险来源，例如一个一闪而过的黑影，或者许久以前的痛楚。[⊖]当痛楚来自身体内部（肌肉和内脏）时，紧迫感会推动着人定位危险源，（当危险源并不存在时）他会捏造一个可被识别的危险源，以解释身体上的痛楚。

被高度创伤化和长期经历忽视和虐待的人的身体，受僵直状态和情感抽离的系统支配。另外，被严重创伤困扰的人（通常经历的是单一创伤事件，而非长期反复的创伤、忽视或虐待）通常被交感系统的"战斗或逃跑"状态支配。他们更可能受闪回和心跳加速症状的困扰，相比之下，有长期创伤经历的人的心率一般无变化，甚至会减缓。这些经历长期创伤的人可能被解离症状所烦扰，包括抽离现实感、去人格感以及各种躯体症状，例如头痛、各种形式的哮喘、持续性疼痛、慢性疲劳和总体上脱离正常生活的现象。

在一些令人振奋的研究中，实验人员准备了一份生动且细节详细的创伤事件（例如车祸或强奸）的描述，读给被创伤后应激障碍困扰的人听，同时通过功能磁共振成像（fMRI）的方法记录他们的脑部活动。[61] fMRI 扫描脑部活动的区域和强度，并以不同的颜色标记。[⊖]例如，蓝色（冷色）表

⊖　其很可能来自外部的知觉（例如视觉和听觉），以及始于身体内部的知觉（肌肉、内脏和关节）。这些知觉信号汇集于脑干顶部的丘脑，随后由脑岛和扣带皮层接收。

⊖　在一些人造场景中，使用脑图便派上用场，因为 fMRI 更像是大脑动态线路的静态快照。

明脑部活动的相对减弱，红色（暖色）代表相对增强。参加研究的志愿者的头部被固定在嘈杂的叮当作响的铁篮中，所以他们的不适感会有所增加。在这些实验中，至少 30% 的被试在脑岛和扣带回皮质区域表现出脑部活动的减弱。这些被试的创伤后应激障碍的表现症状为解离和（迷走神经）僵直。另外，大约 70% 的被试主要表现出交感神经亢奋的症状，大脑相同区域的活动显著增强。[62] 脑岛与扣带回脑区负责接收身体内部（内感受）的知觉信息，是形成自我感受与自我身份的基础。[63] 这个区域的活跃度低，使人处于解离状态，而与高活跃度和交感系统的唤起状态有关。

表 6-2　多重迷走理论：突发"情绪"子系统

	腹侧迷走神经系统	交感神经系统	背侧迷走神经系统
心率	+ / −	+	−
支气管	+ / −	+	−
肠胃		−	+
血管舒张		+	
排汗		+	
肾上腺		+	
泪腺	+ / −		

注：表 6-2 显示了处于不同进化层级的系统，对不同器官系统的增益（加号）或减损（减号）作用。

在我漫长的临床经验中，我发现相当数量（甚至是大多数）的来访者会表现出这两种症状。症状的表现取决于许多因素，包括经历创伤的类型和强度、创伤发生时的年龄、在治疗中被触发的创伤模式和内容，而人格和性别的因素也一定要考虑进来。此外，症状的表现会因时而变，甚至会在某次治疗中出现。[⊖]最重要的是，根据三种系统的激活和休眠状态，治疗方案也有所不同。

为了有效地引导来访者的康复和转变过程，治疗师必须能够识别并追踪不同有机系统的生理印记和表现。因为处于不同进化层级的多重迷走神

⊖　由于 fMRI 记录的是某一时刻的图像，所以无法捕捉到这些动态变化。

经系统各有独特的自主和肌肉表现，因此治疗师需要察觉到这些指标——皮肤颜色、呼吸、肢体动作和面部表情，以此判断来访者所处的阶段（僵直、过度唤起或是社交状态），以及来访者在何时转换到另一个阶段。

正如在第 2 章提到的南希，病人可能如同坐上一辆疯狂的过山车，在三个不同的进化子系统中来回转换、在不同生存策略之间变化。⊖例如，当交感神经过度唤起时，咨询师可以观察到紧绷的颈部前侧肌肉（特别是前斜角肌、胸锁乳突肌以及上肩部肌肉）、僵硬的躯体姿态、看上去紧绷得一跳一跳的呼之欲出的眼睛、加速的心率（可从颈动脉观察到）、扩张的瞳孔、快速起伏的呼吸和冰凉的双手，其特别体现在指尖呈现淡蓝色、手掌和额头苍白且冒冷汗。相比之下，进入解离和情感抽离状态后，人经常会瘫倒（因为体内横膈膜的瘫软），同时眼神凝于一点或飘然不定，并伴有显著减缓且变弱的呼吸和心跳以及瞳孔的缩小。此外，皮肤变得苍白、惨白甚至灰白。最后，当处于社交状态时，静息心率在每分钟 70 多次，呼吸放松且完满，双手温暖，瞳孔看上去温和适中。很少有咨询师接受过训练能做出准确的观察（虽然他们能从电视剧《千谎百计》中学到些皮毛）。

在三种主要的本能防御系统中，僵直状态由最原始的系统控制。这个神经系统（由迷走神经的无髓鞘部分组成）主宰着能量保存过程，只有当人面对致命威胁时才会被激活 [64]，威胁可能是来自外部，也可能源于身体内部，如病痛或严重受伤。⊖此时，人需要静止下来，以保存能量。当被这最原始的系统控制时，人无法移动自己的身体，几乎不能呼吸，声道梗塞，极度恐惧却无法喊叫，这是为死亡或复原所做的准备。

僵直状态是人的最后一道防线，其本该是剧烈而短暂的。然而当其被反复不断地激活时，人会感到自己陷于灰色空无的地狱边界，此刻他并

⊖ 当观察到交感神经的唤起和副交感神经系统（迷走神经系统僵直）的激活同时发生时，看起来会有些复杂。这种现象特别会在高度压力和在子系统之间转变时发生，伴随发生的观测包括低心率（迷走神经／副交感系统）和双手冰冷（交感系统）。

⊖ 持续不断的巨大压力也会引发源于身体内部的威胁。

不再活着，也并没有死去。治疗师的首要任务便是帮助处于这种状态的患者的体内能量流动起来：首先，帮助他们意识到自己生理上处于瘫痪和抽离状态，从而不再逃避，逐渐把交感系统动员起来；其次，循序渐进地引导来访者走出自我防御／保护状态，回归体内平衡与安宁，重返当下的生活。

总的来说，来访者逐渐脱离僵直状态时，第二原始的系统（交感唤起）开始起作用，为"战斗或逃跑"做好准备。我们可以回忆一下，南希从交感唤起的状态（心跳飙升）进入无助惊恐的状态，随后又突然进入抽离状态（心跳陡降），最终通过活动她腿部的跑步肌肉，逃离脑中老虎的影像，从而达到运动和释放的效果。在交感／运动阶段，治疗中最重要的是确保来访者控制住这些强烈的知觉唤起，而不是被其所引发的负面情绪吞噬（我在第 5 章描述过这个过程）。来访者以这种方式认识到这些能量虽很强烈，但依然在可控范围内，同时那些与攻击和自我保护相关的知觉其实也是可控的。这些知觉体验包括身体抖动、刺痛感和一阵阵冷／热感（我在第 1 章和第 2 章南希的案例报告中描述过这种现象）。

当慢慢地能够驯服"知觉唤起"这匹野马时，人便有能力以缓慢且稳健的方式逐渐释放曾经通过"性情暴躁"输出的能量。这一过程是习得自我调节的重要基础，是恢复体内平衡的关键一环，也将南希和我带出地狱边界，重返人间。只有完成这个阶段的治疗后，社交系统，也就是第三进化子系统才会开始运转。脱离僵直和交感唤起阶段的人开始体会到复原感和深层的宁静感。伴随着"一切并不算糟"的知觉体验，和他人面对面交流的渴望甚至渴求会涌现出来。因为这种渴望在关键的婴儿期、童年期和青少年期没有被满足（或许和羞耻感、心理侵害和虐待相关），许多被创伤化的来访者特别需要在引导下跨越这道阻碍亲密关系的障碍。这种治疗性

　　⊖　社交系统控制的声音、耳部和面部肌肉需协同工作，完成与他人精细的沟通。

的引导只有在社交系统于生理层面上开始运转后才会生效，也就是当神经系统不再处于僵直和过度唤起的状态时。

治疗师有意以心理和身体作为媒介，做出真诚的人性表达，这可能会起到深刻的治疗作用。尽管迷走神经的僵直和交感系统的过度唤起对社交系统处于完全压制地位，通过人际互动而改变他人的内在生理状态（通过面对面的交流和恰当的肢体接触）的力量不该被低估。正如我在第 1 章中提到的，在车祸后，那位坐在我身边有一副慈爱面庞的儿科医生给了我一丝生的希望，而这正是我在那时最需要的。

在电影《荒岛余生》（Cast Away）中，出现了有关人的面庞对安抚"心中野兽"作用的桥段。由汤姆·汉克斯主演的角色查克·诺兰，作为空难中唯一的幸存者，被困在一座偏远荒芜的小岛上。在被冲上岸的机上行李中，他发现了一个印着威尔逊名牌的白色排球。他索性将排球取名为"威尔逊"，立即被当成了吉祥物。⊖令查克惊讶的是，排球好像开始有了自己的生命，变成了他内心世界的倾听者。有一天，查克对处境倍感无能为力而生出愤怒，将排球抛入海中，但是他立刻意识到自己是多么离不开"威尔逊"——随后他跳入水中把排球找了回来。回到岸上后，他动情地在球面上画了一副孩童般天真的脸庞[65]（眼睛、嘴巴和鼻子）。⊜"威尔逊"成了他最亲密的同伴，他敞开心扉，分享困扰自己的思绪、深深的渴望、折磨人的孤独与绝望以及生活中令人喜悦的胜利。查克与"威尔逊"亲密的联结让我想起了动物行为学家康拉德·洛伦兹对于孤儿小鸭子的研究。小鸭子被孵化后，它们离开母亲，随后便对一个白色球体产生了强烈的依恋（印刻现象）。[66]一旦它们把白色球体作为代理妈妈，它们对它的喜爱程度

⊖　剧作家小威廉·伯尔斯（William Broyles）实际上将自己放逐在一座孤岛上，待了整整一周，而这些一手的经验成就了这部公映于 2000 年电影的许多细节。

⊜　简单人脸表征的力量或许可以追溯到人在刚刚出生后便具有的模式识别能力。许多设计精巧的实验一致表明，新生儿对简单的（弧线）有喜爱偏好，而棱角等形状对新生儿并不具吸引力。

甚至会超过鲜活的、羽毛柔软的真实的鸭子妈妈。

最终，查克意识到，这座小岛远离所有的海上航线，如果他只待在岛上，自己永远无法得到营救。在他制造木筏的过程中，"威尔逊"不幸在一场暴风雨中被吹跑了，随后查克陷入了极度的悲伤。

面对面、灵魂对灵魂的交流是内心混乱的"暴怒之海"的缓冲剂，它能帮助我们稳定情绪。所以尽管有僵直和过度唤起状态的原始能量存在，治疗师应当明白面孔识别和社交活动对帮助来访者稳定情绪有不容忽视的作用，同时它也满足了人最深的情感需求，会在意识和潜意识层面激发出许多行为。为了不再让你为电影中的主角提心吊胆，我告诉你电影的结局是，查克在鬼门关被成功营救。一回到家，他便把所有帮助他求生的工具打包，横跨了整个国家，把它们归还给各自的主人。是的，就是这样，面对面的。

若没有了面对面的沟通（甚至一出生便失明的婴儿也会用自己的手"观察"他人的面庞），我们就如查克被流放到荒岛上一样，远离了自己最深层的需求和生命的意义。若没有某种面对面的交流沟通，我们大多数人会疯掉。与面部的识别类似，人类的声音、语调和话语的节奏具有同等的镇定作用。即使对无法忍受面对面交流的来访者来说，治疗师的声音（类似于母亲对婴儿的轻声低语）也有极大的抚慰和包容作用。

顶尖的计算机科学家霍维茨（Horvitz）博士最近在一篇富有启发性的评论中介绍了他的计算机声音系统。[67] 在医院接诊前，这套系统会询问病人的症状，并给出富于同理心的反馈。当一位母亲说她的孩子腹泻时，屏幕上会出现一个动画的面容，同情地说："哦，不，我很抱歉听到你这么说。"这简简单单的接纳性回馈让这位母亲放松下来，有助于她之后感到安全和自信地同医生沟通。一名医生告诉霍维茨："这个系统能对人类的情绪做出相应的回应，简直太棒了……节省了我花在这个回应上的时间。"也许这套计算机系统所起到的作用和查克·诺兰的排球是类似的。这套系统内置的"同理心"程序虽然对病人有帮助，但完全无法取代真实的人类反馈。在后现代社会的今天，打字成了交流的主要方式，人与人之间的隔阂越来越大，这多么让人悲哀。如今年青一代或许每小时通过网络就能和十几个人取得联系，然而面对面的沟通方式已没落甚至消亡。那位医生认为，他自己并没有时间花在与病人进行人与人之间最基本且有益的交流上，这是个可悲的事实。如果这种互动经常在医院中出现，它甚至可以帮助病人和医生远离阿尔兹海默病以及其他形式的老年痴呆症状。[68]

为什么心理治疗不起效

许多被创伤化的人，特别是那些被长期创伤化的人，并没有什么情感上的支持，这让他们更加脆弱。在一件可怕的事情（可能是暴力、强奸、手术、战争或车祸）发生后或处于长期童年虐待和遗弃的余波中，即使是和朋友、家人或亲密的伴侣住在一起的人，也会有封闭自己的倾向。另外一种选择是，绝望地和其他人纠缠在一起，以期望自己能得到某种帮助或者保护。无论使用这两种方式中的哪一种，他们都无法建立真正的亲密关系，健康的归属感都会被剥夺，而这恰恰是他们生活中最渴望的和最需要的。被创伤化的人会惧怕从而躲避亲密关系，所以无论是逃避还是纠缠，他们都无法保持一段我们每个人都需要的、平衡的、稳定的和抚育性的关系。这种关系是一种平等主义的联结，是犹太裔神学家马丁·布伯（Martin Buber）提到的"我—你"的关系。[69]

当孤独感极端到无法忍受时，由于创伤而无法与他人建立情感联结的人会越来越多地寻求不切实际的（有时甚至是危险的）关系。他们把新的关系视为可能（或绝不可能）抚平内在焦虑的抚慰保护，以及让脆弱的自我重新振作的解药。有被忽视或被虐待的童年经历的人倾向于寻求混乱的人际关系，他们不断地在错误的场合寻求爱的眷顾，当把对方视为拯救者和偶像（幻想化）时，若对方恶言相向或拳脚相加，他们不仅会无视这些虐待的早期征兆，甚至会进一步陷入这种关系，因为这和他们的原生家庭太像了。

许多创伤治疗师无助地看着来访者被反复地吸引到具有自我毁灭性质的一系列事件中，而不断地重复着从前的创伤。创伤治疗者纠正这种病态模式的尝试是治疗没有效果的祸根。许多治疗师期望自己能够为来访者提供积极和肯定的人际关系，从而抚慰其破碎的身心，并治愈受伤的灵魂。但事实上经常发生的是，来访者对咨询师的依赖会逐步升级直至失控，正如电影《天才也疯狂》（1991）中的经典桥段一样，影片中，鲍勃作为一位"被抛弃"的来访者依赖性很强，他无法忍受被留下和被剩下的感觉，以至于像侦探一般跟踪他那位在科德角度假的心理医生。

从另一个角度讲，来访者可能会把一位称职的治疗师看作一位施暴者（童年施暴者的代理人），而引发来访者巨大的失望感和／或喷薄的愤怒，并导致治疗无法继续进行。被创伤化的人无法独自从头到尾经历和咨询师的咨访关系。即使是出于最好的初衷，拥有高超的共情能力，咨询师通常还是无法让治疗达到预期效果。多重迷走理论和杰克逊主义学说可以帮助我们理解其背后的原因。[70] 当被创伤化的人被困于僵直反应或交感神经唤起状态时，社交系统在生理上便被压抑了，特别是当僵直状态强大到能够抑制交感唤起时，也能几乎完全压制住社交系统的运行。

社交系统被抑制的人难以从他人的面部表情和肢体动作中读出积极情绪，同时感知自己积极情绪的能力也低，因此判断他人是否可信便成了难题（对方究竟是敌是友，对自己是威胁还是安全的）。根据多重迷走理论，处于抽离状态（僵直或瘫倒）或交感系统过度唤起状态（战斗或逃跑）会极大地削弱人接纳共情和支持的能力。可以想象，安全感和良好的生活在这种情况下是无处可寻的。当被创伤化的人被僵直系统支配的时候，在生理上他们是无法进行面对面交流的，并且无法与他人分享感受并建立关系。

虽然人很少会完全陷入僵直状态（像紧张性精神分裂症那样），但其抑制社交能力和生活活力的力量却是极强的。一位年轻人把那种黑暗中的困境描述为："整个宇宙好像只有我一个人，我和整个人类世界都失去了联系……我甚至不确定我是否还存在于世……每个人都是花朵，而我被卡在了根部。"[⊖]所以，许多被创伤化的来访者很难接纳来自具有良好初衷的治疗师的支持和关心，这一点并不出人意料。他们并非不想，而是因为困在了最原始的僵直状态，和对方面庞、身体和情绪的沟通能力大大降低，从而脱离了整个人类。

因此，咨询师的积极情绪和态度也许并不能使来访者平静下来，甚至被来访者视为潜在威胁。由于无法通过面部表情和动作识别他人的关心，来访者很难感到他人是安全的，或者真正值得信任的。当治疗师被给予很高的期望时，一个小小的无心错误就会让整个咨访关系坠入谷底。

当处于高度解离和僵直状态的来访者不自觉地退缩时，他们还体会到一种自我指责感和羞耻感。来访者被失控感折磨着，无法接纳咨询师提供的温暖和安全感并给予回应，继而有可能陷入徒劳无益的移情中，而不断用过激的行为发泄情绪。同时这种与内在的关系断裂经常让来访者和治疗师陷入困惑和挫败的状态，而让双方都觉得自己很失败。在生活中一次次的失败之后，这次心理崩溃让来访者再一次确认他的缺陷，而治疗师会感到迷茫、无助、无能和自我谴责。这种咨访双方都被锁死在原地的情况几乎就是一个死结，可能最终导致治疗的提前结束。

走出困境

正如我们所看到的，处于僵直和解离状态的人并没有"活在他们的身

　　⊖　处于脑干的僵直系统在进化层级上，也确实是在"根部"。

体里"，因此无论他们多么努力，都无法和他人于此时此刻互动。只有唤起系统首先被激活后（足以把他们拉出僵直和解离状态），再将被激活的能量释放掉，在生理上来访者才可能和他人进行互动并接纳支持。幸运的是，有一种方法可以帮助人摆脱压抑另两种系统的僵直状态，这也是心理治疗师必须学会的一项技能。

　　这种治疗方法得到了前面提到的拉尼厄斯和霍珀的 fMRI 工作的支持。[71] 这项非常有说服力的研究记录了和躯体知觉和情绪感知相关的脑部活动，其结果证明被创伤化的被试的交感唤起和解离症状是截然不同的两种生理状态。与感知知觉和情绪相关的脑区是右前脑岛，位于大脑边缘系统（控制情绪的脑区）的前部，被积压在前额皮质（我们意识的所在地）的下方。这项研究表明：一方面，当被试处于僵直和解离状态时，脑岛[⊖]的功能受到了极大的抑制，其证实了被创伤化的人无法感知自己的身体、分辨情绪甚至不知道自己是谁；[72] 另一方面，当被试处于交感唤起状态时，同样的脑区是高度活跃的。右前脑岛的活跃强度可以区分僵直与解离状态中"无或少"感知以及交感唤起状态中的"敏感感知"。此外，适宜的交感状态还为协调的感知、处理信息和决断过程创造了可能。这些实验数据支持了第 5 章（第五步）中提到的解决创伤的关键步骤的有效性，并进一步说明了让来访者学习如何处理生理（躯体）知觉，是帮助他们脱离僵直状态并进入交感唤起阶段的方法。

　　另一个由巴赛尔·范德考克（Bessel van der Kolk）和他的同事完成的相关且影响深远的研究中 [73]，实验人员为一组来访者朗读一段创伤故事，并比较两个脑区的活动（通过 fMRI 测量）。实验结果表明，杏仁核（也就是所谓的"火灾报警器"）有明显的电流活动，与此同时，左侧大脑皮层

　　⊖　同样的脑区（内侧颞叶中）也处理记忆和情绪，当其功能受到损伤时，会导致身份认同的幻觉。这个脑区受伤的人无法识别他们的母亲，母亲在他们看来是非常不真实的。

（又称布洛卡区）活动则很弱。布洛卡区是语言中枢，负责把我们的所思所感用语言表达出来。脑部扫描证实了"创伤是一种无法言说的恐怖"这种说法。当被创伤化的人试着用语言表达情绪时，比如，当咨询师让来访者讲述被强奸的经历时，她们对创伤事件的描述好像是发生在其他人身上似的（见第 8 章沙朗的故事）。或者来访者会试着诉说他们的恐惧，但随后感到十分挫败，被负面情绪吞没，而这会引起脑内布洛卡区语言功能的进一步失效，并让来访者陷入挫败感、情感冷漠、解离这一系列再次被创伤化的恶性循环。

被创伤化人群的语言障碍使得聚焦处理躯体知觉变得特别重要，因为这是爬行动物脑使用的唯一语言。咨询师和来访者一起处理创伤既能帮助其脱离僵直和解离状态，也能减弱挫败感和强烈的负面情绪。

为了能让脑岛、扣带回皮层和布洛卡区保持正常的工作，身体必须做些事情。即使社交能力被交感神经系统抑制，但并没有像被最原始的僵直系统所压制得那么彻底。在交感唤起的状态，来访者可以更好地对治疗师的建议与鼓励给予回应，并接纳自己的平静状态，而这种接纳自我能力的提高反过来也会减弱交感唤起。当来访者离开僵直状态并进入交感唤起阶段时，敏锐的治疗师应抓住机会，首先察觉到来访者的转变，然后帮助他持续地把注意力聚焦于此转变上。治疗师要尽力扩大来访者对体内知觉的觉知，同时避免来访者被强烈的交感唤起淹没。如此引导可以帮助来访者脱离僵直状态，经历完整的激活引爆、释放 / 钝化和平衡态的循环（见第 5 章中第七步和第八步）。通过这种方式，人会意识到情绪和知觉的爆发（被激活引爆），也终将平息下来。来访者将逐渐相信，当自己不再逃避和退缩的时候，中等强度的激活会自动平息，也就是说，当人不对自己知觉唤起的自然进程施加干预时，这个循环会自动完成。因此，治疗师应抓住这个机会，将躯体体验作为一份礼物赠予来访者。

身体与大脑的连接

> 任何能增强、减弱、限制或扩大身体行动力的东西，
>
> 也能增强、减弱、限制或扩大心智的行动力。
>
> 任何能增强、减弱、限制或扩大心智行动力的东西，
>
> 也能增强、减弱、限制或扩大身体的行动力。
>
> ——斯宾诺莎（1632—1677），《伦理学》

许多治疗师意识到，和具有高度解离和情感抽离症状的来访者建立心理连接是有难度的，于是治疗师发展出各种在认知和情绪上有助于和来访者形成连接的宝贵的治疗方法。[74] 关注于躯体的治疗方法会非常有用，甚至可以派上大用场。其可以帮助来访者脱离僵直状态，进入交感唤起状态，从躯体动员进入激活释放的阶段，最终达到身体的平衡态，回归正常的生活。下文将提到，基于躯体知觉的练习可以促进这一系列过程，帮助来访者脱离僵直和解离状态。

第一个小练习可以活跃躯体知觉，减小解离、情绪抽离和身体瘫倒对人的影响，来访者能够自行完成。来访者可以独自在家练习，这样可以避免躯体觉醒过程中可能体会到的尴尬和羞耻感造成的干扰。这个练习以及接下来要介绍的其他练习，长时间坚持会达到最大效果——治疗师也应该自己进行练习。

一周进行几次、每次10分钟左右的淋浴，水流的温度要适宜，水压要达到有震颤感的强度，并把身体暴露在水流下。把注意力置于有节奏的水流冲击刺激的身体区域，有意识地使注意力扫遍身体的每一部分，例如，把双手手背置于淋浴喷头下，随后是手掌和手腕，接下来是头部、肩部、大臂以及脖子两侧等。试着让水流刺激身体的每个部分，即使某个部位有空白、麻木或者不适感，也尽量集中注意力于那个身体区域。此时，你可

以说："这是我的胳膊、头、脖子等，欢迎你回来。"你也可以轻柔地用指尖拍击身体的某些部位。长期坚持此练习，可通过唤醒肌肤知觉帮助人重建身体的边界感。

淋浴练习的后续练习涉及去知觉肌肉的边界感。首先，你可以用手抓住并轻柔地握捏另一侧的小臂，随后是大臂、肩部、颈部、大腿、小腿和脚等。握捏过程中的关键是，自内而外地觉察你的肌肉的感受，你会察觉到身体肌肉组织的僵硬、松软或活力。通常来说，紧绷和收缩的肌肉与交感唤起系统的警报和过度警觉状态有关。另外，人的身体被僵直状态控制时的瘫痪现象和松弛的肌肉有联系。面对松弛的肌肉，你需要轻柔地挨着和托着它，好似去抱一个婴儿。随着这轻柔的和聚精会神的触碰和抵阻练习，当脆弱的肌肉纤维开始有规律地被激活，你会学到如何让这些肌肉重获活力，让整个身体重获新生。

最好能够一周做几次这两个练习。随着躯体知觉的唤醒，边界知觉的感知越来越强烈，身体也活跃起来。对一些来访者来说，轻柔的瑜伽或武术，例如太极、跆拳道等课程，有益于重获与躯体的连接和边界感。若教练有辅导被创伤困扰的人群的经历，那么这些课程会更有帮助。

改变范式

大多数对来访者的心理治疗是在双方都坐在椅子上时进行的。因为保持上身直立的坐姿并不需要涉及本体感受和肌肉运动知觉，所以来访者的身体容易失去与其主人的连接。我们可以回忆一下拉尼厄斯和霍珀关于fMRI 的研究，具有解离反应患者的处理躯体知觉的脑区（脑岛和扣带回）的活动大幅下降。相比之下，站立姿势要求人至少要使用少量的内感受器活动，并通过本体感受和运动知觉的结合，保持身体平衡。通常来说，当来访者在艰难地处理身体知觉和负面情绪时，身体姿态上的简单变化会决定人是否能将注意力集中在当下。另一个有效的方法是，邀请来访者坐在大小合适的健身球上。以平衡的姿态坐在球上，人要做出各种调整以保持稳定，这不仅通过感知柔韧的球体表面以帮助来访者和内部知觉建立连接，还能促进锻炼探索肌肉觉知，聚焦注意力于当下，以及使用防御反射的能力，以培养出全新阶段的躯体知觉。当然治疗师必须确认来访者拥有足够的处于当下的能力，而不会从健身球上摔落而受伤。

下面是另一个帮助来访者在学习管理冲动和攻击性的同时保持注意力于躯体知觉上的方法。首先，让来访者站起来并面向你。注意询问他是否对你俩之间的身体距离感觉舒服。接下来，让来访者注意他双脚是如何接触地面的，然后鼓励他将觉知力拓展到脚踝、小腿和大腿。为了培养来访者的"触地感"，在进行此练习的同时，让他缓慢轻柔地将重量从一只脚转移到另一只脚上。你也可以建议来访者把自己的双脚想象成吸盘（像青蛙的脚）、灵活的根一样吸于地面。随后让来访者把注意力移动到他的臀部、脊椎、颈部和头部。现在让来访者注意他的肩部是如何像帐篷一样从颈部悬吊下来的，与此同时，鼓励来访者注意呼吸的每一次起伏。在提示他将注意力移动到胸部和腹部后，让来访者用呼吸体会处于腹内的重力感。此时，再一次让她将身体重量在两脚之间转移，同时加上一点儿身体的前后晃动。这种类型的动作需要相当复杂的本体感受能力（关节位置）和肌肉张力觉知（肌肉运动知觉）。⊖来访者进行此练习时，让他用一条铅垂线从他的身体中央垂落到两脚之间。最后让他注意，在身体轻微摆动时，这条垂线是如何移动的。发展出这种中位知觉的来访者已经做好了练习如图 6-4 所示动作的准备。⊖

⊖ 我们通过这种方式使用前庭系统，感知自己在重力空间所处的位置。

⊖ 此图摘自由彼得·莱文撰写，Sounds True 出版的 *Healing Trauma: A Pioneering Program for Restoring the Wisdom of Your Body*。已获得使用 Sounds True 版权的批准，www.soundstrue.com。

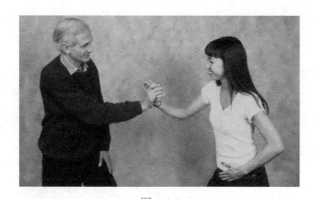

图 6-4

注：图6-4展示为了培养健康的攻击性的躯体知觉练习。

这个练习的目的是让来访者感受到置于地面的双脚和体内的中心感，然后坚实且轻柔地推治疗师的手（见图6-5）。作为治疗师，你需要提供足够的抵抗力，以允许来访者感受他自己被推离体内的中心感。你可以提醒他感受自己身体的动作是如何起于腹部，再从肩部传到手臂和双手的。别忘了不断地和来访者确认你提供的抵抗力是合适的（没有太多，也没有太少），以及两个人之间的距离是否足够安全。若来访者说感到不安全，首先询问他自己愿意站的位置。然后提示他注意身体里的哪个位置感到不安全或不稳定，若将注意力拉回到双脚和双腿的话，将会发生什么。让他尝

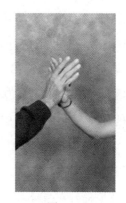

图 6-5

注：图6-5展示为了唤醒健康的攻击性的手部姿势。

试再次觉察，在练习开始时感受双脚触地的感觉。当来访者体会到安全感时，让他注意自己的身体的哪个部位感觉到很安全，并描述当下的自我认知感（通常会是全新的）是什么样的。重复几次这个练习后，让来访者用双手推，直到他的身体不再拘束而感到自信。这个练习的下一阶段涉及治疗师和来访者之间的给予和接纳，两个人轮流做出推出和接收的动作。当

人的身体能够体会到力量的放松感，人的大脑便能够体验和警觉到聚焦和轻松感并存。

下面的这个躯体治疗工具可帮助被创伤后应激症困扰的来访者认识到，即使他们的身体有瘫痪感，主动的奔跑和逃离反应依然潜藏在体内。对休眠已久的防御性能量的全新体验与创伤性事件引发的僵冻与被困感相冲突（见图 6-6）。如果来访者出现奔跑的动作，治疗师可把一个足够厚实的枕头放在地上，安全地吸收奔跑动作所释放的能量。让来访者于坐姿做出奔跑的动作，鼓励他轻缓地轮流抬高并放低双腿，并觉察自己的臀部、腿部、脚腕和脚部是如何自发地活动的。在这个动作过程中，关键是需要

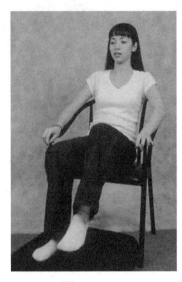

图　6-6

注：图 6-6 来访者安全地练习逃脱反应，以对抗无助感和无法逃脱感。培养对奔跑的觉知非常重要。

来访者全然地觉知他的双腿。换句话说，来访者需要关注的是体内感受，而非仅仅做出机械的或夸张的奔跑动作。这并不是简单的角色扮演，而是有意地提升对身体和肌肉运动的觉知能力，从而让来访者意识到自己的身体和大脑通过做出自发的逃跑动作以保护自己。之后，当来访者提及创伤回忆而感到僵直感和无法逃脱感时，让他先把回忆放在一旁，感受自己的双腿。让他和之前练习的一样，做出奔跑的动作，从而把对力量感的全新觉知融入创伤回忆。通过这种方式，当肌肉释放潜伏的能量时，来访者对"躯体智慧"的直接体验会有所加深。

你的肚子会说话

大脑能影响内脏器官早已为我们所知。当脑部功能出现差错后，人会不幸地患上一些所谓的身心失调症。大脑单向地对身体产生作用的观点在 20 世纪 30 ～ 50 年代被称为"身心范式"。如今，这已是公认的结论，只有极少数医生否认过分紧张的大脑和不稳定的情绪会对人的身体施加影响，以功能性疾病的形式表现出来，包括高血压、肠胃病、慢性疼痛、纤维肌痛和头痛，以及大量其他所谓的突发性疾病。早在身心医疗视角崛起前的 1872 年，达尔文就认识到在大脑与身体之间存在重要的双向作用连接：

> 当心脏受影响时，其也会体现在脑部；大脑受到的影响通过肺和胃传回心脏。所以当人处于兴奋的状态，在心与脑这两个身体最重要的器官间存在大量的相互作用。[75]

达尔文提及的"肺—胃"神经正是波格斯的多重迷走理论中的迷走神经。僵直系统中最古老的（不含髓鞘的）迷走神经把大脑与大多数内脏连接起来，这套庞大的神经系统是人类身体内第二大神经系统，而脊椎为第一大神经系统。这些神经大量地存在于肠胃系统中，影响着摄食、消化、吸收和排泄过程。如达尔文明确指出的那样，其也显著地影响着心肺功能。

此外，肠胃内壁上生长着大量的神经丛。由感觉神经、运动神经和中间神经元（连接感觉和运动神经元之间的神经细胞）组成复杂的网络，协调消化和排泄器官协同工作。⊖这一错综复杂的网络中的神经元和白质数量与猫的大脑中的数量相当。由于惊人的复杂程度，有时被称为人的"第二大脑或肠脑"；第一大脑由三部分组成：爬虫脑（本能）、原始—哺乳动物脑（大脑边缘系统／情绪化的）和猿类脑（扩容的、理性的）的大脑新皮

⊖　这颗四散弥漫的脑遍布整个消化系统，从食道到肛门，几乎长达 30 英尺（1 英尺 ≈ 0.304 8 米）。

质。肠脑系统是最古老的大脑，进化于亿万年前。这套系统产生大量有益的荷尔蒙，包括人类身体中95%的血清素[⊖]，因此我们可以把其看作体内主要的自然药物工厂和荷尔蒙仓库。[76]

令人称奇的是，90%把内脏和大脑相连接的迷走神经是具有知觉性的。换句话说，每束运动神经纤维[⊜]将指令从大脑传达到内脏时，就有相对应的九束感觉神经把内脏的状态信息传送给大脑。迷走神经中的感觉神经纤维获取内脏中复杂的电信号，将其首先传递到（中）脑干，然后至丘脑。这些信号从这里切切实实地影响整个大脑下意识做出的决定，也就是行为。我们的喜好与厌恶和那些非理性的恐惧，都是这些体内状态间内隐计算的结果。

我们可以说，人类拥有两个大脑：一个是在内脏中的肠脑，另一个是稳坐在头盖骨拱形圆顶的"楼上的大脑"。它们通过粗壮的迷走神经直接沟通。若我们用数字说话的话——九束感觉／传入神经对应一束运动／输出神经，我们的内脏对大脑想说的显然比大脑想对内脏说的只多不少。[⊜]

让我们深入地看一看巨大神经网络的功能，不仅是连接内脏与大脑的功能，更是作为从内脏到大脑的信息通道发挥着作用。为什么让身体对大脑讲话是如此重要？从进化论（和自然的简化法则）的角度来说，如果身脑间的连接并不重要的话，如此庞大的神经系统也不会被分配于体内，以形成内脏和大脑间的双向连通。

大多数人都体会过，当被要求在众人面前讲话时，胃部会有轻微痉挛的感觉。另外，有些人以有"胆"而著称，相比之下另外一些人"脾"气

⊖ 需要注意的是，内脏中过高的血清含量也会引发问题。

⊜ 作用于内脏的运动神经称为内脏运动神经。

⊜ 此外，康迪斯·珀特（Candice Pert）和其他学者在研究多种双向的"神经肽"（neuropeptide）。详见 Pert et al.'s Molecules of Emotion: The Science behind Mind-Body Medicine (New York: Simon and Schuster, 1999)。

不好。有时我们会"心里纠结"并"心中翻江倒海"[⊖]，或者我们也会"心情沉重"或"心疼"，而我们"捧腹大笑"时产生的欢乐是上天赐予我们的礼物，又或者当"敞开胸怀和心中充满温暖"时，我们感受到内在的平静和对全世界的爱意。取得扬名的成就后，我们的心中会"满是骄傲"。如此多鲜活的文字，都是用来描述由内脏传递出来的感受的。

当进入"战斗或逃跑"（交感唤起）的状态时，我们的内脏一下紧绷起来，肠胃系统的运转被抑制。毕竟当代谢能最好地被用来加快心率、加强心脏收缩并拉紧肌肉蓄势待发时，再耗能以保持消化系统的运转就失去了意义。当我们受到致命的威胁，或当威胁来自身体内部（比如，患了流感或吃了被细菌污染的食物），为了生存，我们的反应是呕吐或通过腹泻排除毒物，然后静卧以保存能量。当动物世界中的捕猎者突然从近处扑向猎物时，猎物似乎要求助于这种求生反应。在这种情况下，动物猛然将肠中物排出也许确实会减轻体重，而有更好的机会逃脱。这分毫之间的差别或许就是生与死的不同。在科罗拉多州我的家的后面，有一条北圣弗兰河，我已经不止一次在那里看到上述情景：一只美洲狮猛然扑向一群正在饮水的野鹿。

交感神经和迷走神经对于内脏施加的强大影响是动物求生的关键技能。应对紧急情况时，这两套系统的激活本应是简短的。长时间陷入这两种状态（或是交感系统被挂上了加速挡，或是迷走系统进入过度反应的状态）时，求生本能将被彻底地颠覆：若交感系统长期处于过度唤起状态，人可能面临的是胃绞痛的困扰；若迷走系统长期过度活跃[⊖]，人会受腹部痉挛和重

⊖ 一个很有趣的现象是，许多患有自闭症的儿童也有胃肠道异常的现象。详见 Hadhazy, A. (2010). Think Twice: How the Gut's "Second Brain" Influences Mood and Well-Being. Scientific American, February 12。

⊜ 正如上文所提到的，许多人会同时经历交感和迷走两个系统的过度活跃——这让症状表现变得更加复杂。比如说，肠易激综合征（IBS）或"结肠痉挛"，通常是便秘和腹泻之间来回反复造成的。

度腹泻折磨。若体内平衡没有恢复，这些状态会演变成随之而来的慢性疾病。

这些复杂的系统（迷走神经和肠胃神经束）合在一起，犹如一场长久的婚姻，给予内脏与大脑的不是极乐的和谐，就是痛苦而看不到头的挣扎。当两者间达到协调与平衡时，享乐（有关于愉悦感，或者说是宜人的知觉）的天平将会向天堂倾斜；当两者的协调关系变得混乱无序时，地狱之门会像苦难之兽的大口一样，向人张开。

媒介即信息

人类的神经系统以两种基本的方式感知威胁。首先，外部感觉器官通过对周围环境的感知鉴别和评估威胁。比如，一个突然闪过的黑影会让你对周围潜在的危险有所警戒，一只熊徐徐逼近的轮廓，或者一只美洲狮流线型蹲伏的剪影，都会让人明白巨大的危险即将降临。我们也通过内脏与肌肉（内部感受器官）的状态直接评估危险。如果肌肉紧绷，我们会下意识地将其紧绷状态解读为危险来临的预兆，即使周围根本没有危险存在。举例来说，颈部和肩部紧张的肌肉传递给大脑的信息是"你将要受到攻击"，紧绷的腿部和鬼鬼祟祟的眼神所传出的信息是"你需要赶快逃跑"，绷紧的手臂发出的信号为"是奋起反抗的时候了"。当内脏长期被迷走神经过度刺激时，我们所经受的痛苦甚至会更多。感到眩晕、肚子里翻江倒海、肌肉无力、浑身疲乏时，我们会有无助感、绝望感，即使致命的威胁根本就不存在。换句话说，这种翻江倒海的知觉本身是在告诉大脑：我们正处于巨大的威胁和恐怖之中，即使外部环境一切正常。

肌肉和内脏的状态会影响我们对他人意图的理解和评估。虽然我们可能会相信某人是完全无害的，但我们依然感到自己身处险境[○]，甚至身处一间普通的房间、一条街的转角或洒满阳光的草坪，都会让人有不祥的预感。

○ 当来访者把治疗师看作威胁、英雄或恶棍时，治疗师也许会非常惊讶和困惑。

相反，放松的肌肉（良好的肌肉紧张度）和腹部会向大脑传达出安全的信息，即使这个人的日常事务一团混乱。我曾偶然听到一个人在做完全身按摩后说："这个世界终究还是没有那么糟糕。"美妙的按摩体验给人一种全新的方式去体会生活的美好，其会彻底改变大脑—内脏间持续不断的交流，所释放的远远不止由长期压力和创伤引起的暂时性阻塞。

由威胁引发的强烈的内脏反应本该是剧烈而短暂的。当危险过去后，这些反应（由交感神经系统抑制的胃部活动，或由迷走神经过度刺激的胃部活动）需要停下来，这样躯体才能回归平衡，焕然一新地流动于当下。

为了防止和扭转创伤给生活带来的负面影响，我们必须觉知内脏的知觉。⊖内脏的知觉其实是令生活充满积极活力的组织者和引导者，它们也是直觉力的来源。正如我们从传统的和在世界各地流传了数千年之久的各种实践与仪式中学到的，良好的生活直接体现为内脏知觉。忽视了自己的"内脏本能"时，即使未身处险境，也还是会为其付出巨大代价。

在处于僵直与情感抽离状态时，内脏的知觉是无比糟糕的，以至于我们会惯常性地将其从意识层面隔离出来。然而这种逃避性策略只是在竭力维持现状，使大脑和身体绝望地卡在躯体信息塞车的状态。这便是创伤使生活慢慢凋零，成为空洞的存在的原因。

一个具有治疗作用的音——"唔"

> 我们的原始意识起源于腹神经丛，这条大型的神经枢纽位于胃部后方。
> 从此处开始，我们开始拥有动态性的意识。
>
> —D. H. 劳伦斯，《精神分析与无意识》

在和许多人一起工作的经历中，我见识过各种能协助治愈并帮助打开

⊖ 许多医学教科书依然告诉学生，内脏是不会出现知觉或感觉的。其认为，内脏唯一能感受到的是疼痛，指的是腰部附近的疼痛。

"知觉之门"的吟诵和古老的"发声"仪式。当你开口从腹部发出低沉的吟唱时，你也打开了你的胸腔（心脏和肺部）、嘴和喉咙，以令人愉悦的方式刺激着蜿蜒的迷走神经。[⊖]

藏民咏唱的历史可以追溯到数千年前，从中我借鉴了一个音（有所修改）用于治疗。吟唱此音符时，内脏得到舒展和颤动，为僵直或被过度刺激的神经系统提供了新的信号。这个练习非常简单：发一个延长的"唔……"的音。当发声的这一口气快用尽时，去察觉腹部出现的震动感。

在向来访者介绍"唔"这个音时，我经常让他们想象在迷雾四漫的海湾，雾角的声音穿透黑暗，警告船长已经逼近岸边，并领航船只安全归途。这幅画面在不同的层次上对来访者产生影响。首先，雾代表僵直和解离状态。雾角代表引领迷失的船只（心灵）回到安全的海湾（均匀呼吸的腹部）的灯塔。这画面同时也激发来访者扮演英雄的角色，在危险中保护水手和乘客，同时让来访者觉得自己可以随意发挥，不必担心出丑。最重要的是这幅画面对生理层面的影响，"唔"音产生的震动感活化了内脏的知觉，同时将气息呼尽也创造了体内氧气和二氧化碳的理想平衡。[77]

在开始练习前，找一个舒服的地方坐下来。慢慢地吸气，然后暂停片刻，随后呼气并轻柔地发出"唔"，在整个呼气的过程中保持"唔"声不中断。让声音产生好似从腹部传来的震动感。这口气用尽后稍作休息，将下一口气缓慢地吸入腹部和胸腔。吸气过程完满后暂停，然后再次在呼气时发"唔"音，直到呼气过程完满。让气呼尽，声发毕是很重要的，然后暂停等待下一次的吸气自己到来。重复这个练习几次后再休息。之后把注意力放在你的身体上，主要在腹部，也就是容纳内脏的腹腔内部。

这个"发声"，以及之后耐心等待下一次呼吸的过程有多重作用。首

⊖　推荐一部精彩的瑞典电影《像在天堂一样》(*As It is in Heaven*)（2004）。

先，将声音引入腹部而引发某种类型的知觉，同时持续观察自我。经常会有人报告震动感和刺痛感，以及温度的冷热变化。这些知觉通常来说是宜人的（至少在稍做练习之后）。最重要的是，它们与纠结的、痛苦的、恶心的、僵死的、麻木的等与僵直状态有关的知觉相抵触。看起来传入信息（从内脏至大脑）的改变，使得90%的知觉迷走神经有力地影响了那10%的从大脑至内脏的神经，从而帮助躯体恢复平衡。⊖波格斯赞同这个调整过程："来自内脏的传入信息扮演的是中介的角色，通过它可以间接影响与社交行为相关的脑内回路。"[78]

由呼吸和声音的震动所引发的有益知觉，让人和自己体内的安全感相连接，并信任这些知觉的引领而将注意力置于此时此刻。这对面对面、目光交换和从声音到耳朵的我与你之间的交流大有裨益，从而让来访者的社交系统打开一条小通道，帮助他在交感唤起（能量充入）和释放的加速循环中发展出一种强健的内在弹性，以加深内在的管理与放松。我可以愉快地想象，达尔文会默许根据他在1872年进行的解剖学与生理学的敏锐观察，而发展出来的"唔"音的临床应用。

另一个练习会为来访者提供，一种管理和调节痛苦的躯体唤起症状的方法。这种方法借鉴于"能量流动"系统，其被称为仁神术（jin shin jyutsu）。⊖图6-7a）～d）展示的是，仁神术的一些用来帮助来访者学习，调节唤起和加深放松的简单动作。[79]我再次建议，在将这些练习教给来访者前，治疗师先自己实践感受。鼓励你的来访者在家练习，先在不心烦意乱时练习，而后可以在焦躁苦恼时尝试。每个姿势可以保持2～10分钟。需要来访者注意察觉的是一种能量流动的或放松的知觉体验。

⊖ 接下来会有关于这个反馈过程影响体内调节的详细解释。

⊖ 仁神术是一种古代疗法，通过师徒传承流传至今，其旨在帮助人平衡体内能量。这种疗法逐渐不再为人所熟知，直到20世纪早期被日本大师 Jiro Murai 所复兴，并由玛丽·伯迈斯特（Mary Burmeister）于1979年引入美国。我有幸在亚利桑那州的斯科茨代尔见到了已是耄耋之年还依然在教学的玛丽·伯迈斯特。

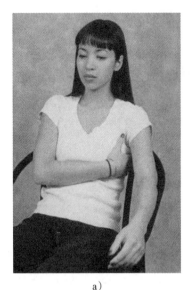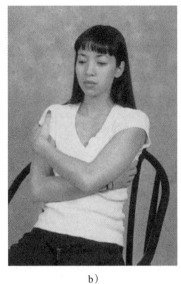

a)   b)

注：这几幅图展示了用来控制唤起和提高自我关爱的手臂姿势。

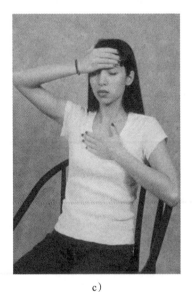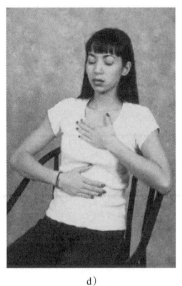

c)   d)

图 6-7 仁神术能量流

注：这几幅图表现了帮助在身体上下不同位置建立能量流动的手臂姿势。

关于反馈与核心调节的说明

查尔斯·谢灵顿（Charles Sherrington）爵士发现神经系统是由兴奋性和抑制性神经细胞构成的，从而获得 1932 年诺贝尔生理学或医学奖。这两套神经系统的平衡协作让我们能够以平稳、协调和准确的方式移动四肢。若无抑制作用，我们的动作会是痉挛性且不协调的。谢灵顿的科研工作主要是研究感觉 / 运动系统（在脊髓水平上），他发现兴奋和抑制系统之间的平衡现象在整个神经系统中都会出现，并且被视为神经系统运行的基本原理。这个组织结构是自我调节的基础。让我们来看看日常生活中的一个情形。

最简单的一种调节（机械—电）让室内温度保持在适宜水平，而无论室外温度是多少。那么假设在寒冬时节，我们想把室内温度保持在 70 华氏度，于是把恒温装置调到理想的温度，随后暖炉启动。然而暖炉不需要一直开着，因为如果那样的话，温度会一直上升，而我们就不得不打开窗户使温度下降。我们之所以不必考虑这些，是因为室内温度由一个叫"负反馈循环"的装置控制。谢灵顿所发现的抑制性系统的作用是，当温度升至 72 华氏度时，其会让暖炉关闭，直到温度降到 68 华氏度，暖炉再开启，从而实现平均室内温度 70 华氏度的效果。穿一件薄棉毛衣，就可以相对很舒服了。从另一个方面讲，如果暖炉一直都开着，温度会一直上升，那么我们就不会觉得舒服了。我们不仅要脱掉衣服，恐怕不久就要赤身裸体在屋里走来走去了。在第一个例子中，室内温度被一个负反馈循环（正面结果）准确地控制着。在第二种情形中，我们在负面后果中，用一个正反馈循环来控制温度，于是我们的房间就成了桑拿房。

在创伤与心理痛苦中，我相信会形成一个应付极端负面后果的正反馈循环。大多数人的确会感觉到负面情绪很容易自我强化，进入正反馈循环。恐惧和愤怒很容易升级为恐怖和暴怒。创伤就如乌罗必洛斯一样，成为吞掉自己尾巴的蛇，再永远地不断再造自己。

神经系统在由谢灵顿发现的这个相互削弱的过程中，扮演负反馈循环系统的角色，原理和室内恒温器一样，虽然绝对要复杂得多。复杂的神经系统在自我调节的过程中，展示出我们称之为涌现性的特性，表现为一定的不可预测性和巨量的细微变化。这样的神经系统通常会达成全新并富有创造性的解决方案，并不会轻易改变。所以当神经系统以自我调节为准则工作时，人的心理结构会以自发性的自我调节之涌现性为原则运转。我们也可以说，当神经系统进行自我调解时，心理结构通过处理和适应涌现性，以实现富有创造性的自我调节。涌现性的丰富度使"发声"和呼吸练习（像发"唔"音）可以改变整个神经系统。当面对无法逃脱的致命威胁时，脑干或者说爬虫脑向内脏发出强烈的信号，造成一些器官过载运行（如肠胃系统），另一些器官收缩或关闭，如肺部支气管或心脏。在前一种情况（过载运行）下，我们的内脏好像打结在一起，隆隆作响或表现为无法控制的腹泻。于肺部，我们感到气紧和窒息感，若发展为慢性病则表现为哮喘。类似的是，心脏中最古老的迷走神经会使心率降到一个很低的水平，以至于产生（巫术）死亡的现象。[80] 由于这些知觉令人十分痛苦，它们本身便成了威胁的来源。所以，后来的威胁源自肠、肺、心脏和其他器官的内部深处，其对内脏的影响与最初的威胁所造成的完全一样。不幸的是，至此应付和处理灾难性负面后果的正反馈循环被建立完成。此外，因为被创伤化的人正在体会强烈的威胁信号，他们将内在的混乱投射到外部，认为外部世界应对他们内在的痛苦负责。这样一来，他们便无法找到问题的真正根源及其潜在的解决之法。这整个过程不仅把身体弄垮了，也会把人际关系搞得一团糟。

首先，发"唔"音是把觉知引向处于身体内部的真正症结，将痛苦的知觉变为宜人的知觉体验，将正反馈循环（伴随负面后果）变为负反馈循环，以帮助躯体回归内部平衡与安宁，找回愉悦的感受。这种转变既为来访者提供体验咨访关系的支持与温暖的可能，反过来也为即将到来的（交感）过度唤起提供了缓冲。然后，自我调节系统（负面反馈循环）会降低唤起程度，带来更加深入、稳定和持久的愉悦感受，以及更富有弹性的神经系统和心理结构。

第7章

绘制身体地图，愈合心理创伤

身体是心灵的地图。

——J. D. 兰蒂斯，《孤独》

身体作为我们的工具

躯体知觉是意识的基础。作为生物学意义上的生物，我们的身体会对这瞬息万变、充满挑战和危机四伏的世界做出即时反应。新生儿必须逐渐学会区别他的身体所体验到的知觉的意义。婴儿通过与父母和外界环境互动，从身体和心智方面了解自己，婴幼儿生活在一片知觉的海洋之中。幸运的是，大多数父母能够比较迅速地破解新生儿的加密语言。因为婴儿本能地和内在状态相连接，所以他们以各种方式表达的饥饿、疼痛、愤怒和疲劳知觉是错不了的，并希望自己的抚养者为自己减轻痛苦，这是事关生死的大事。随着时间的推移，其起到的作用便不仅仅和生死相关了。在孩童逐渐走向自制与独立的成熟之路时，知觉实际上为这个过程提供了牢固的基础。

　　成长中你的身体与环境互动的方式界定了你自己。你的所作所为，无论是令人愉悦还是痛苦，成功还是失败，都被你的身体记录下来，并存储在脑中。你对世界的认识源于内在与外在的知觉总和。1932年诺贝尔生理学或医学奖获奖者查尔斯·谢灵顿说："行为运动是头脑的摇篮。"五年之后，另一位获奖者罗杰·斯佩里（Roger Sperry）进一步阐述了谢灵顿提出的具有标志性意义的假定：

> 　　当一个有机体感知到一个物体时，其便做好了对这个物体做出反应的准备……有机体的适应性反应会发展为动作模式，这便是感知的基础，而若无适应性反应出现，感知便没有出现。[81]

　　在一系列由"斯佩里法则"所激发的令人惊讶的实验中，理查德·赫尔德（Richard Held）和阿兰·海因（Alan Hein）让成年被试戴上特殊的棱镜眼镜，这种眼镜呈现的世界上下颠倒。[82]戴上一段时间（通常是一两周）后，可自由活动、触摸和改变周围环境的被试的大脑适应了颠倒的世界，而不被允许四处活动和探索的被试并没有适应。赫尔德还通过实验表明了运动反应的重要性。[83]在封闭的围栏中，小猫被穿戴上一个可移动的装置。一组小猫拉着装置在围栏中走来走去，而另一组小猫被动地被这个装置拉着走。两组小猫在围栏中有完全相同的视觉体验。被拉着走的小猫无法主动探索周围环境，随后实验人员发现它们无法使用视觉引导自己的动作。它们无法恰当地移动自己的爪子，离开自己可能跌落的地方，当它们能够自主地四处散步并探索周围时，这个缺陷得到了迅速的扭转。

　　在长长的诺贝尔奖获奖者名单上，以免疫学研究于1972年获奖的美国生物学家杰拉尔德·埃德尔曼（Gerald Edelman），提出了他称为神经达尔文主义（Neural Darwinism）的理论。[84]这个复杂的理论指出了，从过去到当下对于周围环境的探索中，作为经验和记忆之基础的动作行为的本质关联。纵观这些诺贝尔奖获得者，他们将觉知视为对于我们的行为、知觉、感觉和感知的精细调节与分门别类。这将曾经的理论推翻了，如今我们可以看出，我们的思维是对我们所做和所感的阐释，而非层级制度中高高在上的指挥官。

我们确实可以说，思维的功能在于为我们自己提供解释：对我们所做所感的提醒。思考和符号化的过程帮助我们将时间、人物和地点分类，例如贴上"安全"和"危险"的标签。思维、符号和语言交流起源于知觉，知觉是我们远古祖先的一种关键优势，让他们可以分享成功与失败的经验，并将其传授给他人。作为猎人和采集者，存活意味着像婴儿一样，充分地和自己的身体建立连接，因为精神上的过度沉思无疑会导致暴毙或挨饿。然而数千年之后，由于理性、符号化和语言的排他性，我们与生俱来的身体智慧被抛弃了。身体存在的唯一原因便是"把我们的脑袋从一处转移至另一处……否则我们根本不需要这幅皮囊了"。实际上，我们的意识是从身体知觉的发展和理解不同躯体知觉与不同情绪知觉间的差异和意义中呈现出来的。

创伤与身心

在一般情况下，躯体知觉是动作的信号：受到威胁时或战或逃，觉得饿的时候去抓野鸡，或者打开冰箱做个三明治，内急时就去厕所，觉得累了就睡觉，心血来潮时就放声歌唱，当觉得自己被侵犯时，就站稳脚跟并提高音量以示愤怒和果敢。在所有这些例子中，都是躯体反应在先，头脑反应随后。

与你的躯体知觉建立亲密的关系并增强对它的理解很重要，因为它会引导你体验各种生活经历的不同。如果一个人被创伤化了，那么他的知觉便不再是有效行为的信号，而是恐惧性瘫痪、无助感和四处发泄的怒气的前奏。当人的躯体信号成了恐惧感、无助感、无济于事的暴怒和挫败感的预兆的话，其他人会像躲瘟疫一样，在精神上、情绪上和身体上对他唯恐避之不及。当人试图停止感知令人难受无比的知觉时，他也付出了相应的代价，失去了感知微妙的知觉变化的能力，而无法体验到舒畅感与愉悦感，并察觉到当下显而易见的危险。可悲的是，其后果为感知快乐、获取意义和自我保护的能力将丧失殆尽。你无法找到两全其美的办法，若是与恐惧感保持距离，那快乐也不会靠近你。

好消息是，总体来说，人是灵活和可康复的——我们通常能够将各种各样的生活经历整合在一起。只要我们没有长期处于过高或过低的唤起状态，这些生活经历无论好坏，都会流过我们的身体和意识。我们的身心会重新充满活力地迎接未来的不期而遇，重回生命之流，除非有一次非常严重的中断出现。这种情况下，人会脱离正轨，无论发生的是一次性事件，例如自然灾害、事故、手术或强奸，或是长期承受巨大的压力，例如虐待或持续的家庭矛盾。当这种中断无法被完全地与曾经的生活经验整合在一起时，创伤事件便会分解为相互隔离的触觉、画面和情绪。当创伤事件的广度、强度、突然性和持续时长无法被处理和消化时，这种分离和隔离的现象便会发生。个人的脆弱程度（取决于年龄、遗传和性别）会影响心智崩溃的强度。身心失去整合的能力是创伤的本质，或者至少是迷茫、丧失自控力和方向感的原因。

被创伤化的人或过多地陷于情绪中，或很难感知到情绪，于是失去了对自身知觉的信任，继而迷失了方向。他们不再觉得自己还是那个自己，失去了知觉等于失去了自我存在感。被创伤困扰的人会去寻找那些能让自己免于面对黑暗且充满威胁的内在生活的体验，例如性愉悦、对冲动的屈从、五花八门的会让人成瘾的消遣，并用这些体验取代真实的内在感受。在这种情况下，人们无法意识到绝望、恐惧、愤怒和无助感都是暂时的，而这些极端的知觉和情绪是可以由身体代谢掉的。[⊖]

⊖ 请回顾第 5 章第三步（摆动调节与克制）。

治疗师协助来访者使用具有内省性的自我觉知，同时鼓励自我接纳，从而培养并管理其容忍极端知觉的能力，使来访者获得调整不适知觉和感觉的本领。当他们学会控制自己的唤起后，也就能与激烈的知觉和情绪有更长时间的接触。一旦来访者体会到"我陷进去了，然后我又安全地出来了"而并没有崩溃的时候，他的忍耐窗口便建立了。通过知觉、感觉、感知和思维之间巧妙地相互作用，这个过程才会发生。我相信自愈力强的人和寻得内心宁静的人已经学会了如何忍耐极端知觉，并掌握了内省性自我觉知的能力。虽然我们通常是在年轻的时候习得这种能力，但庆幸的是，我们随时都可以通过练习掌握它。

儿童逐渐学会如何解读身体发出的信号。实际上，孩子通过把动作和知觉协调成一个连贯的整体，从中体会到他是谁。通过记住能带来预期效果的动作，并舍弃无效的行为，孩子学会了对最适当的反应做出预期，以及为了达到最大效果应如何做出调整。他们以这种方式体验到自主感、满足感和愉悦感。当孩童陷入创伤或由于抚养者的忽视而活动受阻时，这个过程便被终止了，负面情绪占据了他的存在。

在被创伤化后，孩童与自己身体的关系经常会变得无定式、混乱且具有压倒一切的力量，他们失去了内在的机构感和差异感。当身体进入僵直状态时，"休克的"大脑进入窒息、无序和分解的状态；他们无法把生活经历看作一个整体并从中学习。这些孩子卡在了某个具有意义和目的行为发生的那一刻，习惯性地陷入无效的且经常是令人上瘾的行为模式。其经常以病态症状的形式表现出来，如注意力缺陷障碍和强迫症。孩子的不协调且破裂的行为并不会被大脑记录为正常的、外显的、叙述性的记忆，而是会被身体编码为内在的、过程性的记忆，其包括不适感、约束感、痛苦感、笨拙感、僵硬感、瘫软感和乏力感。这些记忆的主要存储位置并非大脑的新皮层，而是大脑的边缘系统和脑干区域。因此改变思维是无法改变这些行为和记忆的，人必须处理自己的知觉和感受——将整个经验作为一个整体。

SIBAM 模型

人，特别是治疗师，会通过"躯体共振"和他人建立连接。如第 4 章所述，我们生来便具有感受在物理空间中和我们很近的人的知觉的能力。[85] 想象一下，一屋子阴谋论者和一屋子沉思且快乐的僧人，你身处在这两个屋子中的感觉会有什么不同。

这种共振形成了协调共情的基础，而这正是建立亲密关系必需的要素。[86] 在治疗被创伤化的来访者时，治疗师首先需要培养与自己身体之间深入且持续的关系。只有在治疗师对自己身体的体验是完整且啮合的时候，他才能指导来访者在生活中自强。治疗师通过完善观察他人细微行为的能力为来访者提供反馈，帮助他们觉知自己的知觉和感受。躯体共振和观察入微这两个工具结合在一起，能带来无法估量的能量和益处。用精神科医师莱斯顿·黑文斯（Leston Havens）的话来说："或许拥有成功的同理心最显著的证据是，病人所描述的自己的身体知觉在我们的身体也体验到了。"[87]

在 20 世纪 70 年代，我发展出一套模型，帮助我"追踪"来访者处理体验的过程。这个被我称为 SIBAM 的模型是基于我们的身体和大脑之间的紧密关系发展出来的。这个模型覆盖以下五个方面，每个方面的首字母组成了这个缩写。

知觉（sensation）⊖
图像（image）
行为（behavior）
情绪（affect）
意义（meaning）

⊖ 为了和原文中的"feeling"一词有所区分，"sensation"在本书中翻译为"知觉"，实际含义为"通过感觉器官获得的感受"。——译者注

SIBAM 模型与现存的"我思故我在"的理论构架形成了鲜明的对比，而此理论结构是标准的认知行为治疗的基础前提。这个五元素模型的本质是"自下而上"（bottom-up）的，感觉运动的加工过程的目标在于引导来访者使用不同的"语言"，同从最原始的到最复杂的各种脑内系统相互作用，从躯体知觉到感受，从感性感知到理性思维。来访者自己可以追踪知觉、图像、意义和情绪，行为直接被治疗师观察。这种治疗取向强调把经验作为整体，从不同的角度和层面进行紧密追踪。

知觉途径

知觉途径指的是我们身体内部的感受器产生的躯体内部知觉。这种知觉在各种文献中也被称为感受性。来自身体内部的神经脉冲将信号传递到位于上脑干的丘脑，在这里信号被传递到大脑的其他区域。知觉途径由四个子系统或者类型组成：运动知觉感受器、本体感受器、前庭感受器和内脏感受器。

● 运动知觉感受器

运动知觉感受器体现了肌肉的紧张状态，并把这些信息传递给大脑。⊖你感到焦虑不安的原因是，你正在接收超量的神经冲动，其来自你的肩部和身体其他部位，例如颈部、下巴和骨盆以及过度反应的大脑。

● 本体感受器

本体感受器提供了关于关节的位置信息。运动知觉和本体感受合在一起，告诉我们自己身在何处，以及身体各个部分的运动速度。举例来说，人可以闭着双眼，在没有视觉帮助的情况下，用手指准确地触碰鼻尖，这涉及知觉与协调性的卓越本领，犹如指挥一曲交响乐般复杂。

⊖ 这个步骤主要由"牵张感受器"完成，这是一种称为"肌梭运动纤维"的肌肉纤维。

◉ 前庭感受器

前庭感受器源自位于内耳半规管的微小绒毛。左右两个半规管以一定的角度相对，当我们移动的时候（向任何方向加速或者减速），管内的液体会拨动并弯曲绒毛。每根绒毛都与一个感受器相连，随后这些感受器将传入脉冲发向脑干。这些信息通过重力感和速度变化感（如加速或减速），告诉我们身处的位置。

◉ 内脏感受器

内脏感受器从内脏和血管提供最深层的感受性。在第 6 章，我介绍了连接脑干与大多数内脏系统的迷走神经。这个庞大的神经系统的神经元数量仅次于脊髓。超过 90% 的神经纤维属于传入神经，也就是说，迷走神经的主要功能是将内脏的感受信息上传到我们的大脑。因此，我们常说的"直觉"（gut instinct，gut feelings，gut wisdom）[⊖]是具有解剖学和生理学基础的。内脏知觉也来自血管中红的感受器——被头痛困扰的人对此再熟悉不过了，血管的猛然扩张（在强烈收缩之后）会引发难忍的疼痛。我们也从血管那里接收到其他环境信息。当血管和内脏像海蜇一样轻柔地跳动时，我们会感到放松和开阔，一股暖流和美好感会流满我们的全身。当血管与内脏收缩时，我们感到寒冷和焦虑。

图像途径

"图像"一词通常指视觉表征，在这里是指所有来自外部的印象知觉，其始于外部刺激，终止于脑内知觉记忆。这些外部知觉包括视觉、味觉、嗅觉、听觉和触觉。和日常说法有所不同的是，我使用"图像"一词代表所有外部知觉。在 SIBAM 模型中，"图像"一词等同于所有产生于

⊖ 直译为内脏的本能，内脏的感觉，内脏的智慧。

外部的印象知觉（如视觉、听觉、触觉以及嗅觉）。例如，如果一个人和另一个人之间有身体触碰，他将会同时体验到外部的被触碰的印象，以及对这次触碰所做出反应的内部（感受性）知觉。所以若我们曾经被别人不恰当地触碰，那么在新环境中，将实际的触觉印象和我们对触碰刺激的内部反应分开是必要的，这样可以把我们从对过去经验的反射性反应中释放出来。

视觉表征或者我们口语中提到的图像是现代人类获取和储存信息的主要方式，除非我们的视觉能力受损。在大脑的知觉区中，处理视觉的区域拥有最大的体积。但是，我将所有外部知觉纳入图像途径，是有其他与治疗相关的原因的。在创伤发生的那一刻，人的所有知觉都聚焦在威胁来源最显著的特点上。这通常是视觉图像，也可能是声音、触感、味道或气味，许多情况下，其是几种甚至以上全部知觉的瞬时结合体。例如，一位被酗酒的叔叔猥亵的女性会在看到一个长相类似或满身酒气和步态沉重的人时陷入惊恐状态，这些碎片化的快照便代表了创伤。换句话说，它们会成为具有侵扰性的图像和印记。对我来说，破碎玻璃的画面和那个开车少女的双眼不断地侵入我的意识，把我拽进畏惧与恐怖中。

在处理这些具有嵌入性的知觉图像时，消解肾上腺素对浓缩"创伤印象"的刺激过程是必要的，因为这可以分离创伤中的症状性联系。在治疗中的一个重要技术是，扩展创伤郁结的中性化特质，帮助来访者恢复被创伤引发的记忆碎片化发生前所拥有的多层次知觉经验。接下来的这个小场景将描绘出扩展"视觉光圈"的这一原则。

想象在一个初夏的清晨，你在山坡上的一条小道上散步。一条潺潺的小溪蜿蜒在路边，拂面的清风吹得五颜六色的花朵在草地上翩翩起舞。草叶上滴落的露水深深地打动了你。阳光温暖着你的皮肤，花香令你沉醉。当你完全沉浸在这美景中的时候，一条大蛇出乎意料地出现在小路上。你停下脚步，屏住呼吸。你片刻前看到的美景是否早已不在，或者还在？其实美景还在，只是你的注意力一下子都聚焦到了威胁物上。美丽的风光退回到了背景之中，藏进了你头脑的缝隙中，为的是不让你分心，让你把注意力放在那条蛇上，然后慢慢后退。在你重新觉得安全后，你可能又会回到全身心地欣赏清晨的状态了。一个被创伤化的人能够扩展他的感官印象，开始解除相关的过度唤起，让变宽的知觉域界重返威胁出现前的状态，从而提高自我调节的能力。

如第 1 章所述，在事故前，我享受着周围的色彩、声音、气味和暖意，那简直就是完美的一天，而我突然被惊吓到，愉悦感一下子变得苍白。我的注意力被固定在"捕猎者"的画面上：车挡风玻璃上蛛网的缝隙，淡棕色的车保险杠以及那年轻人瞪着双眼受到惊吓的面孔。幸运的是，我能够回到这美好一天的开始，重温事故前在感官上接收到的那珍贵的画面、声音和气味。

行为途径

行为是治疗师可以直接观察到的唯一途径，其他途径都来自来访者自己的报告。虽然治疗师能够从对自己知觉和感受的共振来推测来访者的内心世界，这样的推论终究是无法取代来访者和治疗师交流自己的知觉、感受和图像的。⊖治疗师可以通过来访者的肢体语言，也就是他的活跃、迟钝或紧张的模式，来推断其内心状态。例如，注意来访者某个特别的身体动作，治疗师也许会让来访者将注意力集中在他身体正在体验的知觉上。假设观察到来访者的左肩稍稍地耸起（行为），治疗师会让来访者调整身体姿势，同时体验左右肩不对称的紧张状态。类似地，在来访者表现出特别的身体姿态时，还可以鼓励他通过其他途径（图像、情绪或意义）进行觉知

⊖ 治疗师需要丰富的经验，才能分辨他们"自己的"的知觉和从来访者那里"捡起来"的知觉。精神分析师有时会称其为"投射统一性"。

体验。下一章会有具体案例的详细讲解。

行为在觉知的不同水平上发生。从有意识的自主动作到无意识的不自主动作，这些动作的不同水平和意识的不同等级类似。我们现在简要讨论一下在以下子系统中发生的行为，这些系统包括：手势、情绪、身体姿态以及自主的、内脏的和原型式行为。

◉　手势

最有意识的行为是主动行为。人们通常会用手和胳膊做出便于与他人沟通的各种动作，这些动作是处于最表面水平的行为。人们经常用有意的手势传达"假的感觉"给他人。我们都见过政治家为了强调或达成某种效果，有意做出夸张的手势。若你了解这个过程的本质，你便能轻易地识别，事前演练好的所要传达（例如，面向观众张开手臂，或将手掌放在心脏位置）的和其真情实感之间的不同，因为这两者之间存在根本性的断裂与不协调。同时，自主的行为会向他人甚至自己传达相应的情绪。

例如，人会把攥紧的拳头解读为应对威胁时的愤怒，或鼓起勇气与对方划清界限。以下有一些常见的手势可以做一做：用手轻搓额头并注意你的感受，或轻敲脖颈处，这两个手势传达给你怎样的感受？它们让你感到更安全，还是更危险呢？用双手相互搓拧，或用双手相互抵住做尖塔状，这两种手势带给你的感受有什么不同吗？

◉　情绪

面部表情是下一个水平的行为，通常被认为属于非自主行为。这些横跨近 40 年的具有开创意义的微表情研究是由著名的学者保罗·艾克曼（Paul Ekman）[88] 主持的。若拥有耐心并经过足够的训练，人是可以发展出必要的技巧观察面部肌肉（通常在短短一瞬）的即时变化的。[⊖]面部肌肉的

　㊀　另一种学习方法是看电视剧《千谎百计》。

不同收缩模式将各种微妙的情绪传达给自己和他人。[⊖]将面部表情信息反馈给来访者，能帮助他们与自己部分或完全没有觉知到的情绪建立连接。

◉ 身体姿势

第三层相对无意识的行为是身体姿势。我指的不是主动的身体姿势调整，例如被父母和老师要求"挺胸抬头""坐直了"或者"不要驼背"，这些都是主动的动作，应被归到主动身体姿势的范畴。现代神经生理学的开山鼻祖查尔斯·谢灵顿曾断言："由骨骼肌肉系统表达出来的大部分反射反应并非动态的，而是静态姿势。这种反射反应不是动作运动的结果，而是保持稳定的态度的结果。"[89]我对此想补充道，身体姿势是内在运动启动的平台，用谢灵顿的学生 A.E.吉赛尔的话说："行为发生的必要条件在行为出现前早已被确立。"为了强调身体姿势在产生新行为、知觉、和感受上的重大意义，吉赛尔补充道："在身体姿势动作中一定能够找到胚胎发育早期的大脑信息。"[90]

拥有精准识别来访者的身体姿势能力的治疗师并不多，但可以确认治疗师深受这种能力的影响。在下意识层面，我们都会镜像模仿他人的身体姿势，并将对方的知觉记在自己的身体里。镜像神经元和躯体共振被推测和这一现象有关。由于自发的躯体姿势变化通常是细微的，所以要观察到它需要大量的练习。基于生存本能的，与战、逃、僵直和瘫倒状态有关的各种微小前动作和动作，会让躯体共振现象格外突出。

如果身体姿势是僵硬的或呈瘫倒状的，我们可以推测其是某个受阻的但肌肉依然蓄势待发的动作的先前准备。如若这个进入休眠状态的感觉运动事件当时没有被阻碍，它很可能本该带来胜利的结果。在叙述自己经历的那场事故时，我描述了无助地躺在救护车里的我所感受到的躯体知觉。

⊖ 这是康斯坦丁·斯坦尼斯拉夫斯基（Konstantin Stanislavsky）教授的表演理论的基础。

首先是在我脊椎部位处的轻微扭动感，其次是我的手臂欲抬起保护头部，以免于撞击挡风玻璃和地面。

观察自主（源自身体内的）的身体姿势，为治疗师打开了一扇看清来访者神经系统和心理结构的重要窗户。身体慷慨地展示出我们何时做好了行动准备，以及起初的前运动行为之后的动作。我们作为敏锐的观察者，在大多数情况下，所见的身体反应的展现是治疗师和来访者都无法理性预料到的。治疗师注意到表现出僵硬、收缩和静止的，以及为逃跑、扭打和瘫倒做好准备的躯体姿势，同时也该注意到那些表现出开放和舒展的姿势。我想起了曼德拉身体姿态中那令人难忘的放松，即使曾经经历过巨大的苦难，并已高龄，他依然能保持自然且高贵的身体姿态。当来访者挺着脖子、撑起身体做好战斗的准备时，或无法感知自己的知觉和情绪并陷入瘫痪状态时（有时几乎是难以察觉的），经验丰富的治疗师可以从来访者身上同时看到并感到这份优雅的对立面。同样地，治疗师（母亲、父亲和朋友）同样也能够观察到并反馈他人身上的优雅与美好。

◉ 自主信号（来自心血管和呼吸系统的）

可见的自主行为包括呼吸的和心血管的指标。呼吸得快且浅，或胸腔撑得很高，都意味着交感唤起状态。呼吸得极浅（几乎感觉不到）通常表明僵直、瘫痪和解离的状态，完满且自由的、呼气彻底并在下一次吸气前有细微停顿的呼吸是放松并处于平衡态的标志。这种自主且健康的呼吸与有意的深呼吸是很容易区分开的。这种由意志强制的深呼吸实际上增加了神经系统的不平衡，或至少只是实现了暂时的缓解。[91]

下面的指标来自心血管系统，包括心率、某些血管外层的肌肉紧张度。正如我之前提到的，心率可以通过颈部的颈动脉脉搏观察到。通过一些小训练，治疗师能够辨别心率是在加快还是减慢，并估计其强度。从脉搏跳动的强弱判断血压的变化也是可行的。

治疗师可以通过皮肤颜色的变化判断血管的紧张度，虽然这需要敏锐的觉察力。在高度紧张（血管收缩）的情况下，来访者冰凉的手指会呈现偏白偏蓝的颜色，并伴随心率的加快，这表示来访者处于交感唤起的状态。当血管是放松的或扩展的，手指会呈现淡粉色的色调。但需要注意的是，当毛细血管猛然扩张时，会导致颈部和面部泛红。此外，观察者有时候会感受到从来访者身体散出的一阵热流。[⊖]

下一个观察点是瞳孔的大小。放大的瞳孔和高交感唤起有关，而缩小的瞳孔表明处于僵直和解离状态。针孔大小的瞳孔可能是吸毒的症状——通常会是鸦片制剂。有趣的是，这些鸦片制剂也许是身体自身释放[92]的来缓解疼痛的，而这是僵直系统与解离状态的一部分[93]。

◉　内脏运动

内脏运动指的是肠胃的收缩运动，我们可以"观测"其发出的声响。肠胃系统隆隆作响的绝妙拟声词是"borborygmus"[⊜]。身体治疗的整套系统都基于，在患者身体被轻柔地触碰和操控的时候，医生使用电子（胎儿）听诊器听内脏发出的各类声响。[94]

能够追踪以上提到的各种行为信号以获取关键信息的治疗师可有效地调整治疗方案。例如，治疗师知道冰凉的双手意味着恐惧和压力，而温暖的双手意味着处于放松状态。泛红的皮肤是情绪的反应，如暴怒、羞耻和尴尬。并不广为人知的是，泛红的皮肤也可能代表能量的剧烈释放和生命活力的恢复。所有类似的观察结果必须根据具体情况得出最终结论：任何一个指标都不是孤立存在的，来访者正在处理的心理材料也应被考虑在内。以这种方式，治疗师就能通过他自己所观察到的（行为）和来访者正在感受的（知觉）巧妙地测绘出一幅地图。总的来说，知觉和行为之间存在关

⊖　我不确定多少归因于真正的热辐射、多少归因于躯体共振现象。

⊜　其中文意思为"腹鸣"，这个词是拟声发音。

联性：当治疗师为来访者提供其自主神经系统变化的反馈，例如心率和皮肤颜色（行为）时，他将会逐渐地探索到自主知觉，如心肺、交感唤醒程度。

◉ **原型行为**

最后，我们来看源自"集体无意识"深处的原型行为子系统。在追踪人的身体姿势变化的过程中，我注意到手部和胳膊的某些细微变化，是完全不同于那些自主动作的。这些姿势经常出现在重要的治愈时刻，通常预示着来访者出乎意料地找到了治疗资源。

情绪途径

第四种途径的两种子类型是类型化情绪、躯体体验感受（或者叫基于知觉的感受轮廓）。

◉ **情绪**

这里提到的情绪包括，由达尔文描述的并由保罗·艾克曼通过大量实验完善的类型化情绪。这些表现明显的情绪包括恐惧、愤怒、悲伤、快乐和厌恶。这些感受是来访者的内在体验，从甚至来访者自己都没有意识到的面部表情和身体姿态中，治疗师可以将其推测出来。

◉ **感受轮廓**

和类型化情绪相比，情绪的另一个层次（感受的轮廓）或许对我们的生活治疗和日常行为具有更重要的意义。尤金·简德林（Eugene Gendlin）进行了广泛的研究后，他将这些不鲜明的情绪称为**躯体体验感受**（felt sense）。[95] 当你看到晨光中嫩草叶上的露珠，或在博物馆里欣赏优美画作时，你所体会到的常常不是类型化情绪。再比如去见一位久未谋面的老友，你可能感到的并非恐惧、悲伤、厌恶甚至快乐。这种模糊的轮廓是基于知觉的吸引或逃避"美好"或"丑恶"的感受。这种微妙的情绪，你在一天之内会体验无数次。尽管我们可以很简单地想象没有类型化情绪的一天，但是也要试着幻想一下没有任何躯体体验感受情绪的一天。在那样的一天，你会像一艘船在海上迷航，没有舵也没有桨。这些知觉轮廓引导我们度过一整天，给予我们生活中的方位与方向感。

意义途径

意义是我们给作为整体（知觉、图像、行为和情绪的合集）的经验贴的标签。意义就像是描述性的标记，以便我们迅速处理方方面面的内部经验，通过其与他人和自己交流。每个人都有自己固定的信念，或者说是意义，我将其视为毫无疑问的真理。当一个人被创伤化后，他的信念会变得过度狭隘、深受局限。例如那些在人们心中具体化的咒语："你不要相信任何人。""这个世界充满了危险。""我养活不了自己。""没有人爱我。"这些信念通常和最初的恐惧有关，总的来说也是负面且有局限性的。

这听起来或许很不可思议，为了生存，我们的大脑可能会被预设负面思维。例如，当你在某个地方碰到了一头熊，你很可能会告诉自己"这是一个危险的地方"和"下次不要走这条路了"。不幸的是，当人在易受影响的幼年被创伤化或被恐惧条件化时，这样的意义会变得普遍且僵硬固化。在随后的生活中，来访者便无法自由地与正在发展的知觉和感受建立联系，于是生活中得出的结论会从早期的创伤和条件化中生发出来。我将这种具有局限性的预判称为早产的认知。

通过使用 SIBAM 模型，治疗师能够帮助来访者处理前四种知觉途径，而产生新的意义。当认知的产生过程被暂缓足够长的时间后，让来访者通过知觉、图像、行为和情绪这四个不同的途径（子系统）体验流动变

化，便成为可能。随后，崭新的意义会从身心意识这条展开的挂毯中涌现
出来。举个例子来说，在治疗开始时，来访者可能有一些具体顽固的信念，
如"我的丈夫 / 妻子做得太出格了"或"没有人爱我"。治疗师不必劝服
来访者放弃这些想法，而是鼓励他检查这些想法的躯体位置，注意身体中
感觉紧张的、敞开的和宽广的部位，并找到心理崩溃感觉的位置。更重要
的是，引导来访者注意一种空无感。很常见的例子是（特别是对有性创伤
的来访者来说）无法感受对骨盆的知觉，或者与躯干或双腿失去知觉联系。
一位做从头到脚趾躯体扫描的来访者可能会离奇地表示他无法感受到骨盆
位置的知觉。当然，这种知觉的缺失也告诉了咨询师，来访者正在逃避的
是什么。

理解运用 SIBAM 中的五元素

对人所感受到的无论是创伤还是成功的经验来说，SIBAM 模型从神经
生理学、行为学和躯体层面对其进行了阐释。当在治疗中出现成功的结果
或修复性的经历时，SIBAM 中的元素就会形成一个流动的、持续的且协调
的反馈，以面对当前的情况。当人面对未被解决的创伤时，这些处于创伤
联结和解离状态的元素会持续地以顽固和病态的方式扭曲当下现实。

从下面这个例子可以看到顽固性所在：一位热爱大自然的女士喜欢逛
公园，去满是青草的牧场踏青，但是她每次一闻到刚刚被割过的草地散发
出的味道就感到恶心、焦虑和头晕。她相信（意义）自己应该远离草地，
这种嗅觉和画面（图像）与来自内脏和前庭系统的恶心头晕的知觉（知觉）
相联系。她无法理解这个会带来负面后果的正反馈循环。曾经发生的事从
她的意识中分离：她搞不懂这是为什么，她只明白自己非常讨厌草味。这
位女士探索她的知觉和图像后，她通过脑中的眼睛看到并闻到割草的过程，
随后她花了些时间详细地探索躯体知觉。她发觉了新的知觉体验：自己被

抓住手腕和脚腕在空中旋转。接下来，她觉知到了一幅触觉图像：在童年的住处前面的草坪上，爱欺负人的哥哥把她像飞机螺旋桨一样在草地上旋转，当时她四五岁。

她感到害怕（旧的情绪），但在发抖和呼吸时，她意识到自己已经不处在那时的危险之中了。她在安静的办公室里环顾四周，然后转头向咨询师看去，她又回到了当下（行为）。在全新的安全感中，她感到自己并没有受损伤，于是平静下来。她体验到了自发的呼吸（新的行为），感到现在腹部的安全感（新的知觉）。然后，她注意到自己的手腕的紧绷感（旧的知觉）以及使手腕挣脱的冲动（新的知觉）。之后，她体会到了一股在心中燃烧的怒火（新的情绪），使用声带的肌肉喊道（新的行为）："住手！"她再一次平静下来，感到在温暖的春日阳光中，躺在刚被修剪过的柔软草坪上的快意（新的图像）。新剪的草已不再和不愉快的知觉（旧的知觉）有关联：鲜绿的嫩草是美好的，公园也是优美的地方，一切都不错（新的意义）。当再次面对这个情况的时候，她不再感到恶心或焦虑。

这个简单的例子向我们展示了这个生物学模型中的元素如何在一起编织了一面固定不化或充满流动性的网。实际上，当人感知到内部知觉时，图像通常会立即或稍后出现。如果来访者被一幅图像所困扰，那么其可能是伴随着一种他没有觉察到的知觉。在治疗师的引导下，来访者会觉知到这两者，通常来说，行为、情绪和新的意义会随之涌现。

一旦我们理解了这整个过程且不去打断它，生物性便会自动将其完成。基于知觉的脑干的工作是，将体内平衡（也就是生命的美好）带回身体。因此，当来访者的身体行为被感知于安全的当下时，曾经被阻碍的动作自然会从内部得到修正性的解决，这个过程在我、南希和上面例子中的女士身上都发生了。这个解决的过程带来能量的释放引发全新的情绪，使新选择和意义涌现出来。如果来访者没有感知到行为或知觉，这个顽固的图像通常会导致顽固的情绪或想法，带给来访者困扰。若一个顽固的行为无法以一种新的方式被完成，这将一直是一种习惯性的或伴随性的影响力。因为行为是准备性、保护性和防御性反应的体现，所以协助来访者脱离僵直状态，跟随他们的感觉运动冲动完成某一动作，是打开使人处处受限的创伤后压力牢笼的钥匙。

　　作为治愈者的治疗师的任务是注意到来访者表现出的 SIBAM 元素有哪些是陈旧的、被条件化且无效的，有哪些是隐藏在潜意识下而不完整的。能读懂这张地图时，就能为来访者提供工具，帮助他们从那些源自过去的、习惯性的生理性联结中释放出来。这种方法让人重新以一种灵活的、充满动力的方式和生活带来的全新经验相连接。

{ 第二部分 }
PART 2

身体在讲述：超乎你的想象

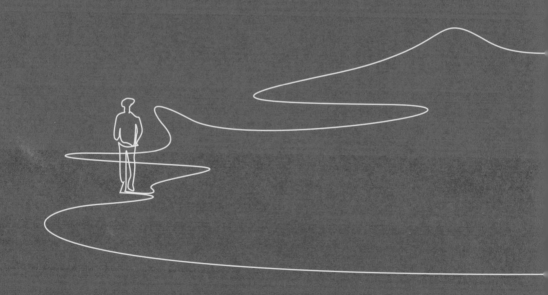

我们的头脑并没有被用来发现事实，而是去隐藏事实。

身体，我们自己的身体的里里外外，被最有效地隐藏在这扇屏风之后。就像覆盖在肌肤上的面纱是为了确保端庄，这扇屏风把身体的内部状态部分屏蔽于头脑之外，而在我们生命旅程的每一天，组成了生命之流的恰恰是这些被屏蔽的部分。

——安东尼奥·达马西奥，发生的感觉（The Feeling of What Happens）

第 8 章

咨 询 室 中

案例分析

为了获取知识，人必须会学习。

为了增长智慧，人必须懂观察。

——玛莉莲·莎凡

仅仅只是瞟一眼，你就能观察到很多。

——尤吉·贝拉，接球手，纽约扬基队

（约 20 世纪 50 年代）

    熟知躯体感觉的治疗师有一扇能看到心理与灵魂的原始生活的窗。再多的谈话都无法和这个优势相比较。在精神病学问世很久以前，法国哲学家帕斯卡就曾经说过："身体告诉我们的道理是，理性是无法理喻的。"同样赞同这一点的奥地利人维特根斯坦写道："身体将头脑最好地展示了出来。"澳大利亚人 F. M. 亚历山大在 19 世纪尾声，完成了一项关于人的身体姿态的大型研究，他总结道："当心理学家讨论无意识时，他们实际是在讨论身体。"

当今的心理治疗界缺乏对身体的重视，这一点令穆萨德·卡恩（Musad Kahn）[96] 不无惋惜地说："我还从来没有读到过一篇论文，以把病人当作一位拥有一副身体的人为前提进行讨论，以增加我们的知识和经验。所有论文仅仅是从分析的角度，考察他们的语言材料和情感反应而已。"

躯体取向的治疗师邀请来访者探索自身正在涌现的躯体知觉，通过这种方式为来访者提供稳健可控的反馈。这种反馈很大程度上取决于治疗师在治疗中观察和追踪身体姿势、面部（情感）、身体的变化，以及将它们带入来访者的意识知觉层面的能力。这能同时帮助来访者和咨询师发现超出理性理解范围的潜意识的冲突与创伤。弗洛伊德在早期研究中似乎领悟了这个概念："头脑已经遗忘，但是幸好，身体并没有。"是的，幸好！虽然弗洛伊德似乎后来抛弃了这个前提，他的学生威廉·赖希一生都在研究，冲突是如何存在于身体之中的。"在咨询室中，那里只有两只动物和两副身体。"他评论道。[97]

在本章中，我会使用自己的案例阐释在第 5 章和第 7 章提到的原理。在治疗一开始，来访者可能不理解治疗师对其潜意识态度提供的反馈。但是当来访者越来越多地觉知到自己的知觉后，他便能够使用其获取与生俱来的资源，通过身体微妙的暗示加深"了解"自己的能力。在第一个案例（米莉娅姆）中，我将介绍同时具有表达性和隐藏性的身体语言。这是一个相对简单的案例，其将展示一些基本的躯体取向的治疗技术，治疗师可以使用这些技术协助来访者的身体唤醒，促进他们知觉、感觉、理解和意义的融合。

米莉娅姆：身体无言的表达

米莉娅姆走进房间，试探性地坐下，双臂紧紧地抱在胸前。这是一个僵硬的自我保护的姿势。当然，人有许多种理由将双臂抱在胸前，她可能是在自我安慰，或保持身体的温暖。总的来说，我们能从中获取许多信息。米莉娅姆看起来心烦意乱，反复地晃着她交叉的双腿。她的脸紧绷着，她使劲抿着嘴唇。米莉娅姆主动讲出了她对婚姻和工作的不满与怨恨。她发现自己"老是闹情绪"，并且晚上很难睡着。她经常因胃部痉挛和腿部的抽动而醒来。她对这些恼人的经历满腹牢骚，她说："就好像它们在晚上把我踹醒一样。"她的家庭医生认为，她可能患上了"腿多动综合征"或者抑郁症，并且建议她服用抗抑郁药物。但她还是想先试试"用谈话解决问题"。

米莉娅姆的身体语言反映出她的痛苦和"阻抗"，这种阻抗的存在是有原因的：这是她在用身体保护自己的表达方式。某种程度上说，米莉娅姆是在让自己免受外部"攻击"的危害。但是，她其实主要是让自己远离那些她所否认的知觉和感受。需要温和且间接地处理阻抗，正面冲突是下下策：直接地"攻击"阻抗很有可能会使其得到强化，或猛然将其摧毁。如此突然地毁坏防御系统，也许会带来难以承受的情绪、混乱和可能引发的二次创伤。

随着治疗的进行，从躯体层面观察阻抗，治疗师就可以对来访者逐渐发展出来的与知觉和感为友这一过程进行监测，从而在语言和身体两方面评估不同治疗方法的效果和强度。当来访者感到足够安全时（通过治疗师恰当的反馈、调整和映射），她开始感到她是受到关注的，是被尊重的。自然而然地，她的防御性躯体姿态将会逐渐减少。然而，若来访者尽了全力也无法敞开心扉（例如，打算吐露一些她在身体和情绪上还没有准备好的事情），她的身体将会以阻抗增强或身口不一的方式表现。但是，当治疗师能够追踪到来访者处于萌芽状态的觉知力，并为她追踪自我防御系统的躯体层面的变化提供支持时，更深层躯体中的无意识交流系统便会开始自我表达，而治疗师和来访者都会注意到它。

虽然在治疗开始时米莉娅姆没有意识到她习惯性交叉双臂的保护性姿

势，但这仍然算是一个相对自主的姿势。当她感到更安全、更自信后，这些非语言的表现就变得更具自发性，而不再只是习惯性的表达。在她与新涌现出来的感觉建立更深的连接后，问题的核心浮出水面，而我与米莉娅姆已做好准备对其进行探索。

米莉娅姆一直在说她在工作中遇到的困难，以及与丈夫哈瑞在婚姻关系中的不顺心。虽然这与她几分钟前纠结的是同样的问题，但此时她的声音中多了些活力。她移动手臂，轻轻地将它们在体前舒展开，她的手几乎和手腕成直角，好像是要把什么东西推开似的。我用自己的手臂做了一个类似的动作，以"映射"她的姿态，帮助她感受和信任自己的（拒绝）动作。⊖

我让米莉娅姆把注意力放在她舒展开的手臂上，然后弯曲手腕，缓缓地重复这个动作。当她做这个动作的时候，我请她尝试着注意自己的手臂有何感受，以及她从内部体验这个动作会带来什么样的感受。刚开始时，她看起来很困惑。做了几次之后，她停了一下，笑着说："我感觉我在把什么东西推开……不，更像是要与什么东西保持距离……我需要更多的空间，我是这么感觉的。"她在身前扫动着手臂，然后手臂移动到身体两侧，形成了一个 180 度可自由移动的范围。她长长地舒了一口气："我不再觉得要窒息了，我的肚子也不像开始时那么难受了。"她展开手臂，再一次弯曲手腕。这一次，她几乎伸直了手臂，这个姿势坚持了几秒。"还是同一个问题……还是工作和我老公的事情。"她此时轻轻地把手放在大腿上。"这对

⊖ 回忆一下我们在第 4 章关于比阿特丽斯·格尔德研究的讨论，展示了我们人类是多么容易被他人基于生存本能的姿势影响并做出回应。这些发现也与镜像神经元的研究有关。当一只动物做出一个动作，或它观察到另一只动物做出动作时，镜像神经元就会被激活。因此，这个神经元映射了他人的行为，好像观察者本身做出了同样的动作一样。在灵长类动物的大脑中，这些神经元被直接地观测到其位于前运动皮质、脑岛和扣带回，而这些位置都是沟通内在躯体状态和情绪的重要脑区。神经科学家斯蒂芬妮·普雷斯顿、荷兰灵长类动物学家弗兰斯·德瓦尔，以及其他神经科学家都独立地指出，镜像神经元系统是人共情能力的核心所在，而由于被镜像映射的身体，所以亲密时刻的本质是不必用言辞表达的。对人类而言，与镜像神经元有关的脑部活动被发现产生于前运动皮质和顶叶下回。具体请参见第 4 章提到的研究。

我来说太难了，我不知道为什么，但是……我不觉得我有权利这么做……就好像我没有权利拥有我自己的空间一样。"

我问她：这更多是一种感觉，还是一种念头？她停顿了一下，咯咯一笑，回答道："我猜是一个念头吧。"然后发出了更多的笑声。

通过与自己非言语性的身体表达相接触，米莉娅姆跨越了对哈瑞和工作表面性的烦忧，开始自由地探索自己的身体所讲述的故事。具备了肌肉运动和本体感受的觉知，她开始意识到存在于身体内部冲突中的**神经肌肉倾向**。

在可稳定地觉察躯体体验后，米莉娅姆再一次变得紧张起来。我注意到她颈部动脉的跳动和上升的心率，并伴随着具有压迫性的、快速的和很浅的呼吸。我让她先暂时不要理会心中的疑问，而是把注意力集中在自己的身体上。她采纳了我的建议，闭上了双眼。

"我现在感到更加真实与踏实……好像自己的存在感更强了。"

我让她试着识别这种真实感发生在身体的哪个部位，她说："不知道，我只是有这么一种感觉。"

"慢慢来，"我建议道，"不必太勉强。觉察身体知觉，看看你发现了些什么。"

米莉娅姆闭上双眼。她看起来有一些困惑，沉默了一两分钟，然后开口道："这种感觉主要在我胳膊和腿上……它们好像更加实实在在……更加真实……就是这样的感觉。"

此时，我并没有给出提示，米莉娅姆就主动引导自己，闭上双眼进一步探索身体知觉。几分钟后，她的下巴开始轻微地颤抖。我等待着，看看她是否会自己发现。

"我觉得很奇怪，"米莉娅姆说，"身体里有种抖动的感觉……我不喜欢这种感觉……我不知道是怎么回事……好像我的身体不听我使唤似的，好像我不是我自己，不再是我了。"

　　我对她解释说，一开始新的知觉体验通常令人不适且感到陌生，并鼓励她："静观其变就好……试着不要去评判或给知觉贴标签。"米莉娅姆告诉我，她感到更糟糕了，更加不舒服了。我接纳了她的感受，并温和且坚定地鼓励她再坚持一下，把注意力放到她的手臂和双腿上——放到她刚刚体会到根基感的身体部位。

　　"嗯，我不再感到颤抖了……实际上，感觉更强了……我感到自己的下巴在颤动……那是我感到抖动的地方……我的双腿倒是感觉很稳定、实在。"

　　双臂和腿部的自主性知觉并存，支持她体验和她的弱点有关系的"颤抖"知觉，而不被其吞没。她现在的呼吸很深，持续且自主。她的皮肤泛出温暖的玫瑰色光泽，表明她的社交系统开始运转了。

　　我建议她慢慢睁开双眼，环顾四周。

　　"这真是奇怪，"她说，"一切好像变得清楚了一些，颜色更明亮了……应该也是更温暖了。实际上，我觉得我现在可以再次去体验身体内部……你希望我这样做吗？"

　　"由你来决定。"我说，我明白在决定中自主性是多么重要。"不过我发现，你开始能够到自己的身体中去了，你看起来不再害怕，不再那么无助了。"

　　她马上看了我一眼，然后把目光转向地面。慢慢地，她抬起头，和我有了目光接触。一滴泪顺着她的面颊淌下。"是的，是这样的，我不再觉得害怕了……我倒是觉得有些激动……我希望继续……这有些吓人，但是我觉得我还想试试，我只是需要一些帮助……一些你的帮助。"更多的泪水流了下来，她哽咽着说，"我很难去向别人求助……那会让我变得情绪激动……我之前没怎么求过别人。"

　　她分享的这些感受使我知道，她的社交系统已经开始运转，更深的探索是可行的。"当然，我很高兴可以帮到你。"我回答道。当我问她，她是否知道什么样的支持对她最有帮助时，她回答说"让我继续做我一直在做的就好"，这就是她所需要的。我让她说得再具体一些。

"我不确定。"她说，"实际上，我觉得，只要感觉到你在这里，为了我在这里，就好。你给我反馈，让我与自己的感受保持联系……和真正的自我保持联系。"

"当你说刚才那些的时候，我看到你的脸部很放松，你看起来又深入了一步。"米莉娅姆微笑着，我继续说，"这和几分钟前你说自己没有怎么向别人求助过的感觉不同了。"

"是的，"她补充说，"让你帮助我更好地与自己相处的感觉是很不一样的。我不觉得我不如你，我觉得和你是平等的……我喜欢这样……我感觉如果我不想按照你的建议去做，我可以马上告诉你。"在我没有说话的情况下，米莉娅姆再一次抬起她的双臂，在身前划了一个水平的半圆。"是的，这是我的领地。我可以为自己划清界限，这样让我感觉很好……我可以告诉别人我需要的是什么。"

我们都笑了。米莉娅姆闭上了她的眼睛，安静地又做了几分钟。虽然这个过程看起来很简单，而实际上肌肉运动和本体感受的存在体验形成了边界感，为米莉娅姆提供了一种重要的知觉体验，而这与弥漫在生活中的且影响她看待世界的方式的无助感是相互抵触的。和先前持防御动作环在胸前的双手相比，她现在把手臂放在了双腿上——更加开放的身体姿态代表她愿意向内继续探索。

米莉娅姆说："一开始的时候，我再次产生颤抖感……它变得很强烈，但是之后就慢慢平静了下来。"她现在开始在激活 / 钝化的循环中反复进行自我调节。"我感觉一股热流从我的腹部扩散开来……这感觉挺舒服的……但是肚子里感觉像打了结一样。我开始觉得有些恶心和头晕。我发现，我现在想到了我的第一任丈夫埃文，我看到他正走向我，他在我们结婚一个月后去世了……我觉得我永远也过不去心里的这道坎儿……我无法相信那真的发生了……我依然无法……我还是经常梦到他。总是同样的梦。他向我走来，我很沮丧。我问他为什么要离开我。他没有回答我，转身走掉了。

我醒来想哭，喉咙发紧，但是我不想让他知道。我觉得糟糕透了，好像是我做错了什么……我不想再让他承受什么痛苦了。"

"米莉娅姆，接下来，我希望你重复我告诉你的一些话，然后注意在你说这些话的时候，身体里的感受。但是要记住，那些是我的话。它们可能对你来说没有任何意义。我只是让你试一试，然后感觉一下自己身体的反应。试着不要想太多，做就好了。这样可以吗？"我这样说，并不是基于对与错，而是鼓励来访者观察这些话语对他们身体知觉和感受的影响。

她点了点头，说："好，没问题。如果我可以的话，我愿意为这些感受和梦做些什么。"

"好的，是这么一句话：'我不相信那是真的，我不相信你真的死了。'"这样做的目的是直接地把拒绝引发的躯体体验带到意识层面，这样便可以处理它了。

米莉娅姆屏住呼吸，脸色也变白了，她每分钟心跳的次数急速地下降，从 80 到了 60，这表明迷走神经僵直系统可能被触发了。"你感觉还好吗，米莉娅姆？"我问。

"还好……只是我觉得很恶心，肚子里感觉很紧……好像被打了一拳……这次感觉的恶心比上次更糟糕……但是我认为我能处理好。如果太难受了，我会告诉你。"

为了促进她进一步获得、评估能否处理好自己的躯体知觉的能力，我问她："是什么让你感觉你能够处理好，米莉娅姆？"

"主要因为我再一次在自己的胳膊和腿上感觉到了。即使它们有颤抖感，但我依然觉得它们是强壮的。"她闭着眼睛，颤抖越发明显。

"这没问题，"我鼓励着，"试着只是去感受它。如果你需要，你随时可以睁开眼睛。我把脚放在你的脚旁边，可以吗？"⊖

⊖ 我这样做是为了当她探索内在知觉的时候，依然和我保持有连接感并感到踏实。

"可以，我希望这样，这样感觉会好一些。"这阵颤抖变得剧烈起来，之后平静下来，再变得剧烈，这样反复了几次。米莉娅姆在一次深呼吸之后平静了下来，她看起来很安宁，她手掌和脸的颜色表明其温度的上升。她的前额开始冒汗。

"你现在感觉如何，米莉娅姆？"

"我觉得很热……好像一股股热浪袭来……很强烈，我从来没感受过，也许只有一次，当我和……哦，我的天啊！"

"没关系，"我主动说，"安静地坐一会儿，慢慢平静下来。"

米莉娅姆还是轻声哭起来，眼泪流了下来。"那种感觉特别深切。我之前没法感觉到。他去世的时候，我实在是承受不住。我能在身体里感受到疼痛，我并不会被摧毁……实际上我肚子里的疼痛感完全消失了……我感到温暖……一种很软的温暖感。"这是将安全岛连接起来的一个确切例子（第5章的第二步）。这种资源的连接开始于米莉娅姆建立界限时双臂与双腿的力量感和稳定感，其次是觉知内脏温暖的知觉和舒展，让她发展出了自强感和完整感。这些资源的连接允许她逐渐体验瘫痪与无助的知觉和感受，而这是她创伤经历的核心所在。当她体验负面知觉而没有被其吞没时，时间的车轮已经从拒绝过去的僵直来到了当下。在接下来的治疗中，米莉娅姆触碰到了愤怒、丧失和内疚的"心结"。从郁结到流动，她唤醒了自己感觉的活力。

这时，我建议米莉娅姆安静地坐着冥想，等待着任何知觉、感受、画面和词语的出现。她坐在那里不动，但和之前的僵直状态有所不同。然而，过了一会儿，她再次紧张起来："我确实没有出现什么画面……其实，倒可能是有，只是其实在想他，我第一任丈夫。然后我就感觉身体紧张起来。"

我建议道："尝试着和这种紧张感共处一段时间，看一看它会在你的身体里发展成什么样的感觉。"

她看起来再次回到了身体内部。"我的肚子感觉很紧，感觉要爆炸了一样。"

"如果它爆炸了呢？"

她沉默了一会儿，然后，一串眼泪流了下来。"我并没有关于他的画面，但是我的肚子里确实感觉到很紧……我该怎么办？"

我建议她注意那股紧张感，然后发"唔"音（详见第6章），帮助她打开她的内脏。

"你总是在我心里。我永远摆脱不了你……你为什么在那里？我不明白……"她感叹着，语气中带了些愤怒。之后几分钟，她的腿开始再次颤抖。这股颤抖变得强烈，然后扩散开来——她的肩部也开始轻微颤抖起来。接着，她一个深呼吸，眼泪夺眶而出。

米莉娅姆试探性地伸出双臂，然后很快又收了回去。再一次呼吸后，她好似对她的第一任丈夫说："埃文，我一直惦念着你。你在我的心里、身体里。我无法对亨利敞开心扉……我只是无法放下你。"她开始哭起来，随后继续说："我想我对你很愤怒。我不敢相信我会这么说，但是我真的对你的离开很愤怒。你扔下我一个人。我恨透了你的离开。"她握紧了拳头喊道："我恨你！我恨你！……不要扔下我，真该死！……我恨你！"她再一次哭起来，这次抽泣得更加深。

当她开始说话时，我建议："或许让事情过去会好些。"

"是的，你说得没错……我一直在尝试远离一些东西。"过了一会儿，米莉娅姆轻声哭起来，她的双腿轻微地颤抖着。"我从没有向亨利敞开过内心。我一直在把他推远。难怪我们一直在吵架。当他试图在身体上靠近我时，我只是想把他推远……我很自责。"

她的手又做了一次向外推的动作。逐渐地，她的动作变得更轻柔了：她张开双手，手心朝上，轻轻地放在胸口，好像要给心一个拥抱。

我什么也没有说，米莉娅姆继续说："我需要保护我自己……我觉得很受伤、很内疚。"

"现在你身体里感觉如何？"我通过提问让她注意当下。

"嗯，实际上感觉很好。"

"你怎么知道的？"

"主要是因为我在自己的身体里感到了很多空间。"

"你在哪里感觉到的？"

"在我的腹部和胸部……他们好像打开了……身体里有一阵清风吹过。我的双腿觉得很有力量，我有许多……我很害羞这么说……我感觉一种温暖的麻麻的感觉在我的……阴部……我感觉很想要亨利。"她停了下来。

"我做了我能做的一切。"她继续说，"是时候放手了。我曾经那么害怕自己的伤痛……我甚至更怕的是我的愤怒。好像如果我感受到了我所感受的，我可能会在某种程度上伤害亨利……这在逻辑上是讲不通的，但是这些东西都纠缠在我的心里。"她补充道，"但是，我不必再那样做了。"

米莉娅姆轻松地深深地叹了口气，高兴地咧嘴笑着，她说："那个呼吸好像在挠我痒痒，让我笑出来。"她畅快地笑着，环视四周，然后目光慢慢地落在我的脸上。

她把手放在自己的脸上，先是为了掩饰尴尬，然后害羞地按压着脸。眼泪顺着她的脸颊流了下来。

"我感觉该结束了……至少是现在，我的意思是，"她说，"我知道还有其他东西，但是现在我只想在你的院子里坐一会儿，然后走一走……谢谢……下周见。"

邦尼：一个被遗忘的时刻

大脑已经遗忘，但幸好身体并没有。

——弗洛伊德

邦尼并不是一个攻击性很强的人，但她也不是好欺负的。大多数伙伴和朋友都认为她是一个适应力很强、谁也不偏向且很有自信的人。所以，她的同事还有邦尼都惊讶于，她自己毫无理由地一下子变得越来越顺从他人，并且会毫无预兆地发火。当她意识到她的行为已经影响和同事之间的关系时，她开始担心起来。

1974 年，在我的培训课堂上，当我需要一位志愿者做案例展示的时候，邦尼举起手来。这个案例展示仅仅以处理症状和行为问题为开始，并不会对任何值得关注的事件做出回忆。在我的咨询治疗中，通常不会涉及个人的历史线索，这样可以使来访者绕过自下而上的过程，尽早跳入抽象的解释层面。当她被选中和我一起在所有人面前处理她的症状时，我和邦尼的同学都不知道她的"故事"。邦尼自己也没有将她的行为的转变和发生在一年半之前的一件事联系起来，至少在她看来两者是不相干的。

我让邦尼去回忆，最近一次在行为上发生的巨大的转变，也就是和同事发生的冲突，然后注意自己此时的身体知觉。邦尼形容说，她感到肚子里有一沉的感觉。我注意到她稍稍有些驼背，然后让她去察觉一下。我让她形容这个躯体姿势带给她的感受如何时，她回答道："这让我痛恨自己。"邦尼被这突如其来的自我怨恨的爆发吓住了。我并没有分析她为什么会有这种感觉，而是引导她回到身体知觉中。[○]她停顿了一下，告诉我："我现在的心跳和大脑都在以每小时 10 万英里的速度狂奔。"

随后她描述自己的后背是"汗臭的，烫烫的"，心烦意乱，并觉得头晕恶心起来。现在邦尼看起来更加焦虑不安，她的脸变白了，然后她感到一股想要站起身来离开房间的冲动。在我的安抚下，邦尼选择留下来，并继续追踪她的不适。之后不适感逐渐加强，又慢慢消失了。在这阵起起伏伏之后，邦尼注意到另一种知觉——她右臂背面和肩部的紧绷感。当把

○ 这是"谈话疗法"和"身体取向疗法"的巨大不同。身体疗法为身体故事创造一个空间，让它去展开并完结，而不是帮助来访者创造新的意义或让他们去理解问题所在。当身体的故事得以展开，新的意义和洞察力会自然地从患者自身生发出来，这是这个过程中一个基本的环节。

注意力放在这上面时，她开始感到一种将肘部向后顶的冲动。我主动把手作为支撑提供一些阻力，让邦尼安全地体会她慢慢向后推动手臂时感受到的力量。在推了几秒之后，她的身体开始抖动和颤抖，并且出了一身的汗。她的腿好像在缝纫机踏板上似的，开始上下动了起来。

当邦尼的手臂继续慢慢地向后压时，她身体的抖动减轻了，并且感到自己的双腿好像更强壮了。她说自己的双腿感到"想，并且能够移动了"。她报告说感到一股强大的冲动在推着她往前。突然，一幅画面闪现——一盏路灯和一对"帮助她"的情侣。"我逃脱了……我逃脱了……"她轻声地哭着。她想起了当那个男人拿着刀顶住她的喉咙时，自己的身体瘫软无力地靠在他的身上。她继续说："我那样做是为了让他觉得我是他的……然后我的身体知道接下来要做什么，然后就做了……而这便是我能逃脱的原因。"

她的身体所讲述的故事呈现成了文字：18 个月之前，邦尼是一起强奸未遂事件的受害者。她拜访了一位住在另一个街区的朋友后，在回家的路上，一个陌生男子把她拉入小巷，威胁若不配合会要了她的命。她通过某种方式挣脱后逃到了亮一些的街角，在那里两个路过的行人大叫着报警。警察礼貌性地对她做了笔录，随后邦尼被朋友带回家。奇怪的是，她记不起来自己是如何逃脱的，但是她还是谢天谢地自己毫发无伤。之后她看起来回归了正常生活，但是身处压力或冲突时，她的身体做出的反应和被刀顶住喉咙时做出的反应是一样的。

邦尼发现自己感到无助和消极，或在日常的压力下变得易怒，而没有意识到这是她假装顺从以求活命经历的重演。她的"顺从"成功地骗过了匪徒，给了她一种动物求生能量接管身体的短暂机会，促成了双臂和双腿的运动，从而成功逃脱。但是这一切发生得太快了，她没来得及将这一经历整合到经验当中。在原始的层面，她依然不"知道"自己已经逃脱了，还认为自己停留在"顺从"中，而没有认识到自己已经完成了策略的第二步，成功地挽救了自己的生命。从身体运动和情绪的角度看，一部分的她好像还在被歹徒狠狠抓住似的。

在处理并完成了和这起强奸未遂事件有关的动作之后，邦尼报告说感到一种全面的力量感。她"回到了（曾经的）自己"——顺从性自我怨恨发生前的自己。这个新的自己来自使用肘部顶住歹徒的躯体感觉，随后感受到带着她逃脱的双腿的强大力量。

在这个案例中，在创伤经历发生后的 12 ~ 18 周，症状才完全地表现出来。因此，并不会被轻易地看作这次突发事件的后遗症。出于众所周知的原因，一些症状被推延 6 个月，甚至一年半载都不罕见。此外，症状可能只会在另一次创伤经历之后展现出来，有时可能已经是几年之后了。

我们到底有多少司空见惯的行为是意识范围之外的，又有多少习以为常的感受长期以来被接纳为自我的一部分，并定义着"我们是谁"，而其实它们并不是？这些行为是那些早就被我们大脑遗忘的，但依然被身体铭记的、对某一事件的反应。我们应该感谢弗洛伊德，因为他正确地猜想了可怕经历及其解毒剂，连同促进转化的潜在催化剂，都存在于我们的身体之中。

莎朗：2001 年 9 月 11 日

> 身体告诉我们的道理是，
> 理性是无法理喻的。
>
> ——帕斯卡

通过身体的"自我"

每天早上查阅电子邮件是莎朗进办公室做的第一件事。纽约的秋天是明朗洁净的，让人觉得生活充满了活力。震惊于雷鸣般震耳欲聋的撞击声，她目睹了办公室墙面向她所在的方向移动了 20 英尺的场景。虽然莎朗即刻被吓呆，但她还是迈动双腿，慢慢地且有条不紊地穿过弥漫着令人窒息的燃烧的飞机燃料和碎片所产生的刺鼻气味的楼梯，跑下了 80 层楼。1 小时 20 分钟之后，她最终就快到达世贸中心北塔的一层，这时南塔突然倒塌了。冲击波将莎朗抛向空中，然后狠狠地摔到一堆血肉模糊的尸体上。一名没有当班的警察发现了晕头转向、躺在另一位遇难者身上的她。他帮助她穿过一片漆黑，逃离了这片废墟。她在教堂前遇到了其他几位幸存者，共同庆幸自己活了下来。

在奇迹般的生还几个月后，她被一层厚厚的黄色的雾气所包裹，生活在死僵一般的麻木中。莎朗感到自己一天天变得冷漠起来，生活根本没有热情、方向感和快乐所言。仅仅在一周之前，她还是热爱古典音乐的，而如今再也无法激发她的兴趣，她甚至"无法忍耐音乐"。平时她大多数时间会感到麻木，也会偶尔地惊恐发作。睡眠成了她的敌人，夜晚她会被自己的哭喊和抽泣声吵醒。对于执行力和目标感都很强的她来说，这是第一次感到自己无法想象未来的样子。恐惧感已经成为她生活的主题。[⊖]

莎朗的恐惧并没有特别针对某一件事情，它出现在生活的方方面面，将整个世界都映射地充满了威胁，即使实际上所有事情从客观上讲其实是安全和可预测的。她无法坐飞机，不能乘地铁，不能身处公共场所。她随时随地保持警戒，无论是清醒还是睡梦中。莎朗在一个电视访谈上看到了我，找到了我的机构，坐了四天的火车，在洛杉矶找到了正在授课的我。2001 年 12 月 1 日，我们一起做了第一次治疗，总结如下。

她穿着一套时髦的橘色商务套装，走进房间，径直来到椅子前坐下，看起来甚至都没有注意到我的存在。我刚要开始做自我介绍，她便温和地谈论起那次事件的恐怖，好像这一切都发生在另一个人身上，这让我感到

⊖ 这种来日不多感和无法言说的绝望感是严重创伤的核心特点。人从最根本上陷入曾经留下的可怕印记中，因此无法想象未来和过去会有什么不同。

毛骨悚然且不舒服。[⊖]倘若我没有理解她的话语内容，我会以为她是在提及一次无聊的办公室聚会，而非一次直面死亡和肢解场景的遭遇。她毫无情感的描述令我不安，想马上起身离开房间。隐藏在她温和背后的东西使我感到忐忑不安。

我的思维过程被打断，注意力集中到了莎朗说话时她的双手和双臂做出的轻微且蕴含许多含义的姿势的暗示。她好像是要伸出手抓住什么。莎朗的身体是否在讲述另一个故事，一个被大脑隐藏起来的故事？我让她暂时先不要着急做言语性的描述，而是把注意力放在自己的双手上，关注双手所传达出的正在显现的信息。我鼓励她重复这个姿势动作，并将注意力持续地放在躯体知觉上。[⊜]缓慢地做动作并将注意力集中于此，可以让动作以一种特殊的方式被感知。大多数来访者这么做时会体会到他们（作为身体一部分的）的双臂自己动了起来（好像是我的双臂在使我移动）。人们通常会笑起来，因为这种感觉实在是不常见。[⊜]

莎朗一开始有些困惑，她描述说，自己的这个姿势好像是要"抓住什么东西"。她的身体发生了明显的变化：可以看出她的脸不再那么紧绷，肩部也不再僵硬。一幅哈德逊河的画面从她的脑中闪过，这是她每天从曼哈顿公寓的客厅中可以眺望到的风景。

莎朗继续叙述她的故事。当她谈到现在每天从同一扇窗户中看到的是

⊖ 这是离解症状产生的影响。莎朗好像在描述发生在另一个人身上的事情，她似乎离开了自己的身体在观察，而并没有真正地处于当下。她一直都活在过去的惊恐之中，而正是离解让她从那无法想象的恐惧中幸存了下来。在好莱坞，希区柯克式的创伤中，受害者不断地被闪回画面密集地攻击。不过在现实生活中，麻木或情感抽离的阶段会更加引人注意，并成为严重的或慢性创伤的主要特点。这样人便成了"行尸走肉"。

⊜ 通常来说，人们为了避免隐藏在知觉下面的情绪，会做出夸张的动作姿态。

⊜ 我认为这是因为，当人充满觉知地完成这些缓慢的（内在的）动作时，他是通过 γ 传出神经系统完成的。这套系统和脑干自主神经系统有之间存在紧密的连接，并涉及锥体外运动系统。从另一方面说，人自发的运动独立于自主神经系统，由 α 运动系统控制。由 γ 系统促成的动作经常会"重置"神经系统，从而避免激活过度的动作。

缓慢从燃烧的废墟中升起的烟流，且这幅画面不断地在自己脑中重现时，她变得焦虑不安起来。这唤起了那天刺鼻的嗅觉，她感到了鼻腔中的灼烧感。我没有放她去"重温"这段侵入性的创伤记忆，而是坚定地制止，并耐心地说服她继续把注意力放在她手臂动作的知觉上。一幅画面自然地显现：一条船在河上移动着。这给予她一种来自永恒与流动的舒适感。"你可以摧毁高楼大厦，但是你无法抽干哈德逊河。"她轻柔地说着。然后她并没有继续描述这一事件的可怕细节，而是描述（并且感受）在上班的路上自己所体会到的秋日是多么美好。

这个过程是一个将画面的"光圈"扩大到创伤事件发生前的状态的例子（详见第 7 章）。在飞机撞向大楼的事件发生前，那还是充满了色彩跳动与温和芳香的完美的一天。这些场景印象依然存在于意识墓穴的某处，但也已经被创伤的郁结所改变。逐渐地把一幅破碎的画面恢复完整，是解决创伤的一个基本要素。⊖

莎朗的身体和头脑中的画面所讲述的故事和她语言所转述的大相径庭，根本就像是由两个人叙述的故事。当哈德逊河的画面伴随着躯体知觉出现时，她体会到暂时的释怀感。她在天真地回忆着那天自己是如何开心地上班，而她的身体姿态看起来也充满了牢靠和确定。对身体姿态的躯体感受加深了她的放松感，并几乎激发出一种充满愉悦的好奇心。当她充满疑惑地交替地看着自己的双手时，我放心地吁了一口气。这看起来并不关键的变化具有深远的含义——愉悦的好奇心是创伤的众多"解毒剂"之一。好奇的探索和快乐与创伤是无法在神经系统中共存的，它们之间是相互排斥的。⊜

体验积极躯体感受（兴趣与好奇）的能力以及与恐惧和无助感保持连接的状态，让莎朗完成了在仅仅几分钟前她还无法做到的事情。她现在能

⊖ 回归这些积极的、开阔的视野并非一种逃避，而是解决创伤的一个不可或缺的部分。
⊜ 这和由诺贝尔生理学或医学奖得主查尔斯·谢灵顿爵士发现的，并得到广泛承认的交互抑制现象类似。

够退后一步，"简单地"观察这些困难、不适、躯体知觉和画面，而不陷入其中。[⊖]换句话说，它们无法靠近莎朗。这种双重的意识状态引发了一种转变，这种转变让当下的知觉在处于充满能量的状态时，是可以被觉察到的，而不仅仅只觉察到那些来自过去的、破碎的、会引爆恐惧和无助感的知觉。这种在觉察上的区别为莎朗回顾并消化可怕事件的细节而不必再一次经历提供了可能。这种"重访"而不必"重新经历"创伤的技巧被我称为"重新协商"，也就是康复与回归生活过程中的核心部分。

强烈的躯体知觉被视为灾难降临的预兆，但从根本上说它其实是活力的知觉。人需要切断自己与同这些强烈知觉有联系的情绪和精神状态。重建这些充满活力的情绪是有效创伤治疗的重中之重。有趣的是，在古老的治愈方法中，例如冥想和瑜伽，也能寻到其踪迹。

尝试冒险

第一架飞机撞上的位置比莎朗的办公室仅仅高了 10 层楼，巨大的爆炸带来的恐惧的冲击波穿过她的身体。对于如此恐怖的事件，人们的第一反应是停下手中的事情，搞清楚情况，然后逃跑，这通常会引发强烈的逃生渴求。但是，和数千人一起被困在一个距地面 80 层楼高的地方，莎朗需要抑制住这种原始的反应。为了与这种强烈的逃跑冲动对抗，她强制自己保持"冷静"，并有秩序地和其他被吓坏的人走楼梯逃生。即使此时身体中充满了肾上腺素，让她踩满油门全力狂奔，她还是成功地将其克制住了。当然，莎朗也感受到，她周围任何一个陷于此困境的办公室职员都有可能突然狂奔起来，而这会进一步危及所有的人。和莎朗一样，所有人都必须抑制住自己强大的奔跑冲动。当慢慢地回忆起逃生途中的这些细节时，她也

⊖ 这是人天生的摆动调节（pendulate）的能力（在痛苦 / 收缩与快乐 / 扩张两种状态间有节奏地转换，详见第 5 章的第三步）。摆动调节是创伤治愈炼金术中必需的重要原料——正是它将人拉回当下。

逐渐地感受到了自己的身体反应，而此时，她想起了当时发现第 70 层楼的门被锁住而无法通行，那一个非常恐怖的时刻。

因她从自发的、舒展的姿势和哈德逊河的画面中感受到了躯体上的慰藉感，我相信莎朗将会安全地面对这些高强度的创伤材料，而不被卷入其中并被再次创伤化。[⊖]在跟随她身体故事的过程中，安全岛（详见第 5 章第一步）被首先建立于创伤的海洋之中。这些身体内的岛屿让她能够处理逐渐升高的唤起水平，并平稳度过而不会体验到过多的痛苦。

根据我的这些判断与评估，我引领她回到爆炸发生的时刻，然后让她定位那创伤留下的剧烈痕迹在身体中所在的位置，以及这些是如何被觉察到的。注意到这些"体验感受"后，她觉察到投射于自己的双腿和双臂的烦乱感以及内脏和喉咙绷紧的"肿块"。她说自己被卡在那里了。此时我向她介绍了如何使用"唔"音，并以其作为一种帮助她消解并转化卡陷知觉的方法（详见第 6 章）。由于对那些不舒服的躯体知觉的觉察（再加上震颤性声音的帮助），她想理解并做出解释的倾向减弱了。我引导她不必去解释自己所感受到的知觉，因为我不希望意义来自她的头脑。首先需要身体讲述它的"头脑"感受到了什么，随后新的理解才会涌现。（我最近看到一则在汽车保险杠的贴纸上出现的对于"草率的认知"的警告——"事实的真相：不是你想的那样！"）

莎朗安静地沉思片刻。她停止了去理解的冲动，而体会到一股"从腹部深处爆发出来的能量"。"它有什么颜色吗？"我问。"有，是红的，很亮的那种红，像火苗一样。"她虽然明显地被这股能量的强度吓到了，但并没有在其力量面前退缩。她的感受转化为（她识别出的）一股强烈的奔跑冲动，集中于手臂和腿部。但是，这种逃跑的念头让她再次进入"僵直"。我察觉到她被卡在真实且必要的逃跑冲动和"无意识"脑中间，因为无意识

⊖　对于神经系统来说，被某一事件所压垮，和被类似的从身体内部产生的知觉和情绪所压垮，并无太大的区别。

将逃离与被困的状态联系在了一起。正如在楼梯间她不得不压抑强烈的逃生冲动而缓步前行——即使自己身处于致命危险之中，而发现第 70 层楼的门被锁住所产生的惊恐让这一两难处境进一步恶化。紧接着，到达大厦底层时，南塔倒塌，她被气流猛地一下抛向空中。最终，处于半昏迷状态的莎朗发现自己躺在一具尸体上，因而感到极度恐怖。

两颗脑

莎朗被困在她大脑中的两个不同的控制中心之间：来自脑干的、原始的、古老的自我保护信息，以及命令她逃命的边缘系统，而此时前额叶皮层正在发出抑制与约束的指令。她被告知要"理性一些"，平静有序地排队下楼。在我们的治疗中，关键的是把陷入困境的可怕期待从躯体性的生物行为冲动中分离出来，并使求生能量新陈代谢。为了使两者分离，我问她是否可以将注意力聚焦于她所描述的在自己身体中体会到的强烈"电流"，并想象把它带入自己在享受奔跑的场景。面对这个邀请，她绷紧了身体。她说："那样我会觉得很焦虑。"令她惊讶的是，我随后问她身体的哪个部位觉得焦虑，以及那是一种什么样的感觉（参见本案例的后记）。莎朗的焦躁稍稍平息下来，脱口而出："我不知道。噢，我的脖子、肩膀和胸口，感觉好像喘不上气了……我的腿非常地紧……我不知道，好像它们能……"

"能什么？"我追问着。

"好像它们想跑。"她回答说。然后我让她稍稍安心下来，她开始感到在自己喜欢的公园中的一条小路上跑步的知觉。几分钟之后，我观察到她腿部出现了轻微的颤动。我问她感觉到了什么，她说："我真的能感觉到我在跑，那是全力地奔跑……我不再感到焦虑了。"

"好的，莎朗，"我打断她说，"但是，你现在的感觉是什么？"

"嗯，我感觉挺好的，有种解脱感……我感到有些激动和解脱，我的呼吸很深很轻松，我的腿感到温暖和放松。"一滴眼泪滑落下她的脸颊，她的脸和手甚至呈现出粉色。

对于将莎朗强大的生物性逃脱冲动与自己将再次被困的期待分离的这一过程，这是一个很好的开始。通过想象（完全与自己的躯体体验相连接）她在一个安全的地方毫无阻碍地奔跑，莎朗完成了被锁住且被冰封在体内的动作。⊖仅仅让莎朗去想象奔跑并不费力，先让她接近自己曾经被困的地方，重访（深入触碰）那恐怖的时刻，然后体验完成行为动作的（新的）可能性，这才是治疗过程压轴的部分。[98]

让莎朗按照强烈的躯体知觉本来的样子，而非自己害怕或想象中的样子去感受它，是将灾难性思维和恐惧惊恐情绪从真实的躯体感受中分离出来的关键。在这个近两个小时的过程中，伴随着多次柔和的颤抖和轻微出汗，她逐渐发展出忍耐自己知觉的能力，直到其自然地结束。我相信将会有证据支持，完满成功的动作会"转变"大脑中某些关键性回路，允许她体验做出充满意义且富有成效动作的可能性，而不必再被无助的焦虑所困扰。[99]通过这种方式，令她无法动弹的焦虑被转化为"温暖能量的波流"，"求生避死"的巨大能量已经通过一次次颤抖释放，变形为美好的生机勃勃。

在直接体验了体内解脱感的知觉（一种与使她瘫痪的恐惧直接冲突的知觉）后，莎朗重新获得了生命感，而她曾经感受的现实依然存在，她未来的生活依然充满各种可能。她不再感觉被困于那次事件的恐惧之中，那份恐惧退回到本该属于它的过去。如今她会乘坐地铁去林肯中心享受她最喜爱的音乐。一个全新且不同的生活意义从在本能身体层面的不同体验中涌现出来。

⊖ 直到动作被完成，莎朗依然感觉她自己被困在楼梯间。她所有的思维都为了这个被深深烙印在心里的信念而存在。通过在高度唤醒水平下体会奔跑的（全新的）躯体知觉，莎朗完成了对曾经身体的无助僵直体验的抵抗。

这便是莎朗的身体告诉我们的道理。不禁让人想起安东尼奥·达马西奥的那段散文：

> 我们的头脑并没有被用来发现事实，而是去隐藏事实。身体，我们自己的身体的里里外外，被最有效地隐藏在这扇屏风之后。就像覆盖在肌肤上的面纱是为了确保端庄，这扇屏风把身体的内部状态部分屏蔽于头脑之外，而在我们生命旅程的每一天，组成了生命之流的恰恰是这些被屏蔽掉的部分。[100]

后记

> 我们的感受与躯体如同河中的水流一般。
> 我们在（躯体）感受的能量中学习如何游泳。
>
> ——塔尚·塔尔库

回顾历史，在数千年的自然选择和社会演进的过程中，人类学会了如何与极端环境和损失共处，如何处理无助和恐惧感而不被其困于其中或被创伤化。当我们产生艰难的、可怕的知觉和感受时，我们倾向于退缩和躲避。在心理层面，我们将自己与这些感受分离开来。在身体层面，我们绷紧身体以对抗它们。我们的大脑在超速运转，为了尝试对这些陌生且"坏的"的知觉做出解释。所以我们被驱使着时刻保持机警，不断地定位外部世界那些不祥的预兆。我们相信，如果我们感受到了这些知觉，它们将置我们于万劫不复之地。被这些"可怕"知觉吞没的恐惧，让我们说服自己，避开它们会让我们感觉更好，而最终也会更安全。在生活中，这种例子不胜枚举：我们可能会避开一家咖啡厅或某一首歌，因为这些会让我们想起曾经的挚爱，或者绕行某个十字路口，因为一年前在那里被追尾。

　　不幸的是，事与愿违。回击或忽视不愉快或痛苦的知觉和感受会让事情更糟。我们越躲避它们，它们施加在我们日常行为和健康方面的力量越大。未被意识到的知觉依然存在，或变得更强，制造出大量具有毒害腐蚀性的情绪。这迫使我们进一步加固防御、逃避和控制的方法，这便是由创伤引发的恶性循环。被遗弃的感受，也就是被阻隔的躯体知觉，为我们的存在感蒙上一层越来越厚的阴影。正如我们在莎朗身上看到的那样，当我们以某种特别的方式关注躯体知觉时，在很短的时间内，它们会产生变化，而我们自然也会发生改变。

◉ 草率的认知

　　莎朗被误导的信念（虽然大部分是潜意识）源于试图努力去理解自己的经历，并帮助她找到一个理由，一个解释自己为什么感觉这么糟糕的理由。这些"解释"并不会让她脱离惊吓反应，并完成那些被压抑的行为，而这恰恰是她持续的创伤反应的根源。在此阶段，心理状态会影响创伤的愈合。因此我引导她抵抗住去"解释"的诱惑，并让她关注于此时此刻她身体里的躯体感受。"草率的认知"的后果是，让人在她的知觉体验完成前离开，并可能会创造出新的阐释与意义。

◉ 焦虑体验各有不同

　　如果你询问几个焦虑不安的人，他们是什么感觉，他们可能都会说自己感到"焦虑"。但是若继续提出一个认识论问题："你怎么知道你觉得焦虑的？"你可能会得到不同的回答。一个人可能会说："因为我知道事情不妙。"另一个人将会说，他感觉自己的喉咙像被掐住一样，另一个会说他的心脏快要跳出嗓子了，而下一个回答是感觉肚子里翻江倒海。其他人可能会报告自己的颈部、肩膀、手臂或腿部很紧，而另一些人会感到自己已经做好准备背水一战。相比之下，有人会感受到他们的腿绵软无力，或者胸腔在被挤压。所有人对具体的躯体知觉描述都是不同的。如果感觉"事情不妙"的人被鼓励去做躯体知觉扫描，他将会发现正是某些躯体知觉驱使并引导了这个想法的萌发。只要稍加练习，我们确实可以把我们的感情、思维和信念与源头的知觉分离。那时，我们将具备忍耐艰难情感状态（如恐怖、暴怒和无助）而不被其击倒或淹没的能力，而我们也会惊讶于自己的这种能力。如果我们深入强烈的情绪，触碰到躯体知觉，一些深远的变化将会发生在体内——一种"回家"的流动感。几个古老的形而上传统都明白这个道理，特别是藏传佛教。[101]

◉ 知觉的转化性力量

为了理解直接体验知觉的转化性力量，我们有必要将不同情绪"解剖"，例如恐惧、暴怒和无助（详见第 13 章）。当我们（有意识或无意识地）感知到自己处于险境时，我们的身体便会被动员做出某种特定的防御性姿势。我们本能地躲闪、逃避、后撤和绷紧，我们为战斗或逃跑做好准备；当逃命看起来徒劳无功时，我们进入僵直状态，或蜷缩着无助地瘫倒在地。我们的身体充满了巨大的能量，做出某种天生的躯体反应，去应付极端情况。它们能让一位 120 磅的女士举起一辆压住她孩子的汽车。也正是同样的原始力量驱使羚羊以每小时 70 英里的速度狂奔，以便从猎豹的利爪下逃脱。

这些求生能量在大脑中被动员组织，并以某种肌肉的紧张状态表现出来，为行动准备就绪。但是，当我们激发至这种程度，却像莎朗一样无法完成一系列动作时，如在战斗或逃跑中那样，然后我们的身体系统将会陷入僵直和瘫倒状态，而那些已被注满能量的紧绷实际上会一直卡在肌肉中。反过来，这些未被使用或被部分使用的肌肉张力会形成一股股神经冲动，通过脊髓传入丘脑（知觉的中心传输站），然后进入其他脑区（特别是杏仁核），从而持续地发出危险和威胁依然存在的信号。简单地说，如果我们的肌肉和内脏被设定为对危险做出反应，那么大脑将会告诉我们的确有什么可怕的东西存在。如果我们找不出让我们痛苦的来源，我们将会一直不停地寻找，莎朗竭力地理解她的遭遇便是一个很好的例子。我们同样会看到"越战"的退伍老兵被国庆节的烟火声吓到，即使他们从理性上"知道"没有任何危险。再如，经历了一场车祸后便会害怕再开车，或者有的人害怕离开自己的家，因为他们不知道这些危险信号究竟源自何方。实际上，如果找不到对自己感受的解释，我们肯定会捏造一个，或者许多个。我们会经常责怪配偶、子女、老板、邻居（可能是街坊，也可能是另一个国家），或者仅仅归因于运气太差。我们的大脑会一直超负荷运转，强迫性地为过去寻找原因，为未来担惊受怕。我们将一直保持紧张和警惕，感到害怕、恐惧和无助，因为我们的身体不断地向大脑发出危险信号。无论我们的大脑是否"认同"，这些警示（来自大脑的无意识区域）不会消失，直到身体完成了那一系列动作。我们就是这样被造物主设计的——这是我们作为生物的本性，深深刻入身体和大脑的本性。

这些躯体反应可不是隐喻，它们是实实在在的身体，会将我们的情绪状态传达出去。例如，颈部、肩部和胸部的紧绷感，以及内脏或喉咙的打结感，是恐惧状态的核心表现。无助感的信号是，胸部和肩部的崩垮感、横膈膜的弯折以及膝盖和腿部的无力感。所有这些"躯体姿态态度"表现出要做而未做的动作。如果它们被允许有意义地完成，一切都会好转，如果没有，它们则需依靠身体这个载体为生。

若令人恐惧的知觉没有被给予足够的关注，使之在身体中被解决而消散的话（如震颤和抖动），人将会一直被恐惧和其他负面情绪感染。症状的突然演变会随即而来。随着时间的推移，颈部、肩部和背部的紧绷将有可能发展为纤维肌痛。未被缓解的压力的常见躯体症状是头痛。内脏的打结感可能演变为肠易激综合征、严重的经前综合征或结肠痉挛等肠胃问题。这些状况将耗尽受害者的能量，引发慢性疲劳综合征。大多数受害者通常带着这些表面化的症状向医生寻求帮助，希望缓解症状，通常最终都无济于事。创伤就像舞会中戴着面具的假面舞者，它们是许多折磨人的疾病和"dis-ease"[⊖]的始作俑者。我们或许可以推测，未得到解决的创伤与大部分现代人的疾病都脱不了干系。

◉ 重新协商

重新协商这个概念完全不同于通过发泄而"重温创伤"或满灌疗法，而实际上满灌疗法是"危急事件"（包括强奸、天灾和恐怖袭击事件，如"9·11"事件）后的常见创伤疗法。研究表明，这些疗法的效果不佳，且事实上还会使来访者再次被创伤化。[102]

各种创伤疗法的缺点在于，它们聚焦于让来访者重温创伤记忆，同时发泄强烈的情绪。在这些基于暴露的疗法中，病人被说服将痛苦的创伤回忆挖出来，并把与这些回忆有关的情绪释放出来，特别是那些恐惧、害怕、愤怒和哀伤。这种宣泄的方法无法达到治疗效果，因为此举进一步强化了来访者的崩溃和无助感的知觉。

亚当：大屠杀幸存者

亚当是一位年过六旬的成功商人，他曾是一家跨国电子公司的所有者，并和妻子一起生活。作为一个温和且友好的人，他深受员工和朋友的喜爱，但实际上亚当缺乏真正亲密的友情。他的第一个孙子最近刚刚出生。外人看起来，他的生活一直都不错。他 27 岁的儿子的自杀击碎了他的生活，这件事让他沦为不断地自我责怪和自我怨恨的人。

"保罗总是和别人有些不同，"亚当不带什么感情地说着，"他小时候是一个敏感的孩子，很容易受到惊吓。在他 4 岁左右，也不知道为什么，他

⊖ disease 的含义为疾病，前缀 dis 表示否定，词根 ease 表示舒适放松。——译者注

会在半夜醒来，又哭又叫。"

十八九岁的时候，保罗常常谈论自杀。"生活太艰难了"，他会重复这句话很多遍。在保罗处于情绪最低谷的阶段，亚当确保一直有人陪伴他。虽然这长达 10 年的考验让他疲惫不堪，但亚当一直坚持着他的守夜。尽管亚当对儿子不遗余力地挽救，保罗最终还是因无法忍受自己的痛苦在浴室悬梁自尽。是亚当发现了保罗无力且失去知觉的身体。经受保罗自尽的打击后，亚当第一次发现自己的生活已无法继续。亚当并没有觉得悲伤得心碎，而是没有感受到任何情绪……一种甚至在失去他儿子前就很熟悉的状态。但这一次，麻木感使他的情绪彻底抽离，而无法正日常生活。他的生活止步不前了。

在处于瘫痪性怠惰状态几个月后，亚当挂了一个精神科医生的号。他的家人、朋友建议他这样做，并希望他服用一些针对抑郁问题的药物。考虑到亚当的个人经历，精神科医生推测是他的过去使他无法体会丧子之痛，并给了他一个"复杂性丧亲"的诊断。虽然亚当无法理解他早年充满创伤的经历，甚至不明白这种经历与自己当下的情况会有什么联系，他还是同意和我聊一聊。

亚当的成长缺少父母的陪伴。他的母亲怀着他时突发心脏衰竭，即进行剖腹产手术，早产两个月以挽救她唯一的孩子，而她在亚当出生后便去世了。亚当的父亲当时已经应征入伍，亚当不得不由叔叔和姊姊抚养成人。本应照顾他的姊姊却是一个残忍的、精神状态不稳定的女人，她常常对他拳脚相加。

除了早年遭受的折磨，亚当的生活还充斥着被抛弃和被虐待的经历，他经历了一个又一个磨难，体会到的是深深的悲痛。在他 4 岁那年，叔叔和两位姐姐被驱逐出境，并被纳粹杀害。随后他被过继到一个帮助他隐藏犹太人身份的基督教徒家庭。根据这些家庭的描述，在这段时间，亚当会在半夜尖叫——正如保罗在同样的年纪表现的那样。

亚当9岁的时候被一伙逃犯带走，居住在深山老林中。他"喜欢在那里"，因为人们第一次喜爱他，他感到自己是被需要的。"那是我生命中最美好的一段时光。"他告诉我。虽然他感到被他的"森林家庭"爱和保护着，他在夜晚的阵阵尖叫依然持续并越来越严重。他的哭喊和尖叫无法平息，尽管人们竭尽全力安抚他。因为他甚至无法被唤醒，他的声音把他森林中的家人置于险地。所以不幸的是，在他10岁生日前，亚当被送回了村庄，他在那里成了孤儿，只能漫无目的地在街上游荡。

一晚，亚当被带到警察局审问。他按照被教的那样，告诉了纳粹他的基督教名字。警察说，要是发现他在撒谎，他便会受到惩罚。之后，在所有人面前，他们强迫他拉下了自己的裤子。为了隐藏他的羞耻感，9岁的亚当盯着对面的墙，看到一支十字架。这把他吓坏了，因为他以为，若自己被抓到撒谎，也会被钉在十字架上。之后他被送到了集中营。"我很开心可以活着到集中营，"他说，"至少我可以和其他犹太人待在一起，这至少是种解脱。"

刚到集中营时，来自同一个村庄的被关押者问亚当的名字。如今在自己族群的人面前，亚当说出了伴随他长大的名字，以及他叔叔婶婶（亚当以为是他的父母）的名字。这个人马上惊呼道："不，那可不是你真的名字。"他告诉了亚当亲生父母的名字，以及他们是如何去世的。亚当回忆道，他感到一种无法言说的释怀感，因为那个残忍的母亲并不是他真正的妈妈。

在集中营中，亚当目睹了人们被残忍地殴打、折磨和枪杀。许多人不堪忍受而自杀，通常是悬梁自尽。在此期间，亚当没有得到任何安慰或帮助让他处理如此的恐惧。对我们大多数人来说，亚当的经历是不可想象的。如果发自内心地思考一下这些经历会对我们造成的影响，我们将会被如此可怕的信息扰乱精神。但是，仅从外表观察，生活中的亚当看起来和你我没有什么不同，只不过根据现代社会的标准而言，他比大多数人更加成功而已。

刚出生便成了孤儿且幸存于最难以想象的残酷环境中的亚当，克服了生活对他的种种折磨。19 岁那年他移民到南非，希望"将过去都抛在脑后"。在那里他开始自己的生活并创立了企业，成为一位有权势、事业成功的国际企业家。但是，当这位不同寻常的人被转介到我的诊所时，他已是一个身心破碎的人。他弓着腰、拖着脚走进我的房间。他的身体姿态和行为让我想起曾经在精神科医院后院看到的病人。他的眼睛茫然地看着地板，看起来并没有注意到我的存在。我当时完全不知道要从何开始。一方面，他完全将自己封闭起来，不管我说什么好像都无法对他产生任何影响，另一方面，我担心若唤起了他的感受，可能会彻底地将亚当吞没，把他抛入无尽的紧张与绝望中。我该如何做才能既和他沟通，又不会对他造成伤害呢？这项需要治疗广度和精度的挑战，让我感到不知所措并心惊胆战起来。

亚当像背诵流水账一样，把之前精神科医生说的又向我复述了一遍。在他的叙述中，我寻不到一丝情绪。"那些都是很久以前的事情了"，他略显疲劳地叹了口气。我听着他的故事，面对这段对恐怖不带感情的描述，我感到很不舒服。不过奇怪的是，看到他没有表现出任何情绪，我有些释怀，因为这样我也不必去感知自己的情绪了。在理智上，我将自己与那些情绪、与亚当拉开距离。我退回到临床诊断上，对他所使用的帮助他自己和恐怖经历隔离的防御机制、对他是如何没有再次如孤儿或严重的精神病人一般在街头游荡感到惊奇。

为了能和他建立一些初步的沟通，我询问了亚当的工作、家庭和朋友的情况——任何我认为可以把他引向一丝积极情绪的话题，但这并不起作用。我发现自己在奇怪地让他描述一下在刚刚过去的几个小时做了些什么。他开始有些困惑，然后告诉我他误了航班，随后慌张失措地租了一辆车，从古里提巴开了 200 多英里到圣保罗来与我见面。在机场的租车行附近，他回忆起看到一群孩子在放风筝，而风筝是由他们从垃圾堆中捡到的东西制作的。[○]我从他一直以来没有表情的脸上抓住了第一丝闪光。但是，他的脸很快又变得死气沉沉，听天由命地向前弓着身体。为了不让他继续瘫坐着，我让他站起来，膝盖微曲。站立姿势需要本体感受和运动系统的激活和协调。通过站立唤醒神经系统，使亚当的察觉力一直保持活跃态度。这种干预不同于让来访者继续瘫坐在椅子上，后者将会激活人的抽离反应，导致羞耻感和挫败感这些自我否认的感受一直存在。当亚当能够用放松的膝盖直立时，我引导他做"内观"，在身体中"找到孩童们放飞临时制作的风筝的画面"。[○]起先，他报告感到更加焦虑（由于交感系统的过度唤起），但是在我的鼓励下，他能够在腹部定位出一小块感到温暖的区域。我让他花些时间熟悉一下这种知觉体验。

他突然睁开双眼，说："这可能是很危险的。"他自己也惊讶于自己说出这样的话。

"是的，"我赞同道，"有可能，这也是为什么了解知觉感受是如此重要，一点儿一点儿来。你的身体处于冰冻状态已经很久了，我们需要花些时间让它解冻。"接纳他真实的恐惧感并提供一幅画面（从冰冻中解冻）是很重要的，这会帮助他缓解自己的恐惧，邀请他探索内在体验。

亚当坐了下来，环顾四周。我让他描述一下他所看到的东西[○]，这是一个将他腹部的温暖感和他此时此刻感知外部世界的方式联系起来的机会。他看起来有些困惑不解，说："嗯，之前我没有注意到那些花，或者说也没注意到放花的那张桌子。"好像从昏迷中醒来的人一样，他对周围产生了好奇的表情，脸上又一次表现出苏醒般的闪光。他注意到一张充满亚洲风情

○ 贫民窟的孩子们快乐地放飞临时制作的风筝，这个画面在经典的电影《黑人奥菲尔》（*Black Orpbeus/ Orfeu Negro*）中出现过，这部电影可以说是以里约热内卢为背景的希腊神话改编的。

○ 这时我并不想要求亚当感觉到什么（这只会让他感觉到挫败与失败），而是引发他探索的兴趣（通过"在身体中寻找画面"）。

○ 这样做是为了放大图形—背景的感知和存在。

的挂毯和一幅画作。"它们的色彩很鲜艳。"他有些天真烂漫地说。

"那么当你看到这些色彩的时候，我希望你在自己的身体中找到感受这些色彩的地方，甚至只是很小的区域。"⊖

他看着我，露出不解的表情，可能在等待我的进一步指示。但随后他闭上双眼，开始探索身体内部。"我的腹部感到更大的温暖，这个区域也越来越大了。"

过了一会儿，我让他再次站起来："亚当，我将要求你做一件看起来很奇怪的事情……我想让你想象孩子放风筝的那个画面……感受你踩在地上的双脚和支撑着你的双腿。现在想象你的手中握着风筝线，觉察你的手臂……想象你和放风筝的孩子在一起。"

亚当开心地回答说："能感受到我手臂和肚子里的感觉……甚至更温暖更大了……我能看到各种颜色，它们是亮亮的，暖暖的……我能看到风筝在云端飞舞着。"

过了一会儿，他坐下来向周围看了看。"慢慢来，亚当……感觉一下这个内在和外部的节奏。"⊜

他的双眼在桌上的花朵和墙上的画作之间来来回回。他将注意力集中在桌子上，把木质材料的纹理和颜色描述为温暖的……他顿了一下……"好像我体内温暖的感觉。"这一次没有我的提示，他闭目养神了一会儿，随后慢慢地睁开眼睛面对我，直视我的眼睛。这是亚当的社交系统（详见第 6 章）第一次苏醒过来，开始运转。

亚当的身体表现出一些暂时的活力，他低垂着的脸上皮肤变得富有光泽甚至鲜亮起来，弯腰驼背的姿态得到了舒展。亚当就像一片新长出来的卷曲的香蕉叶，慢慢地展开身体，伸向太阳，诉说着自己的温暖。他惊讶

⊖　将这一小点内部体验和外界感知联系起来是很重要的，这样的"图形—背景"会引发感受当下的体验。

⊜　图形—背景的转换通常是达到能量流动的必经之路。

地坐在屋子里，好像是第一次看着周围的场景。他看着自己的手，双手相互轻轻地攥紧手指。他随后把手伸向大臂，握住肩部，将双臂交叉在胸前。看起来好像他在抱紧自己，抚育着自己。"我活过来了。"他这么一说，把我和他自己都吓了一跳。

发觉自己能够开始觉察的这一刻，亚当好像变成了一个孩子，自豪于自己创造出那奇妙的风筝。亚当从此开始循序渐进且富有韵律的学习。此时他做到在觉知到身体的同时，不必过大地敞开自己灵魂的暴力和恐惧之门。他能够只是微微地打开这扇大门，足够自己去觉察便好，而不再会被击垮，不再会被过去那可怕的黑洞吞没，不再会迷失在对失去保罗深深的悲伤与自责的阴影之中。从某种角度说，在觉察身体的过程中，他找到了一个中间地带。他在完全被情绪吞没和彻底陷入僵死的抑郁状态之间，发现了一块安全的区域。

随后，亚当告诉我这种敏感的但也持续的中间地带体验给了他一种全新的希望感，从此他便能够对作为大屠杀孤儿的自己感到同情。"这同时也是一个开端，"他说，"我开始可以从内心开始悼念去世的爱子，享受天伦之乐。"

要点讨论

我对治疗过程进行了些反思，思考是什么让亚当走出了僵直性抑郁而重回正常的生活。他能够识别出贫民窟中孩子的生机勃勃，这种生机让孩子贫困的命运得到了转化。亚当能够在自己的身体中，感受到孩子们放飞用捡来的垃圾制成的风筝时的天真和激动。他用同样的方式将废品从他悲惨且具有毁灭性的过往的垃圾堆中收集起来。这一次，他理出一套富有创造性的解决方案，而没有再被其压垮。通过站立（从运动知觉上对抗他习惯性地瘫垮）和在躯体上感知痛苦，他把自己的生命力调动起来，融入飞舞的风筝中。在那幅飞翔的画面中，他能感到自己被向上拉，拉向真正的自由与自发的嬉戏。他重新认识了这个叫亚当的人，将自己与《圣经》中亚当的圣洁联系在一起，在那可怕经历的苦果把他的舌头染上人类的残忍和罪恶的味道前，这份圣洁曾经存在过。这个原来身心破碎的人，如今已经触碰到富有心理弹性的自我同情，开始悼念过往，开启重回生活之门。我不想再次让他暴露（极有可能会让他崩溃）在爱子在浴室中悬梁自尽的那幅画面下。我此时主要考虑的是，如何劝诱他的神经系统走出由震惊引发的抽离状态，重建自我管理和心理弹性的基石。

我愿意邀请你，我的读者，思考以下的问题。保罗那从 4 岁开始在夜晚无法被抚慰的尖叫和他做出自尽的选择之间是否有什么联系？（或许你回忆起，亚当的妻子曾报告说她的丈夫也会在夜晚尖叫和哭喊，就像他们的儿子那样。）这些事情是不是他的父亲那未被感知的经历和未被处理的情绪，在某种更深的代际层面出现了重演？这种可能性是创伤和人类灵魂的众多谜题之一。

雅艾利·丹尼利（Yael Danieli）[103] 和罗伯特·利夫顿（Robert Lifton）[104]等讨论大屠杀的作者，已经做出对大屠杀幸存者的开创性分析。在对亚当及其他几位有类似经历的幸存者的治疗过程中，我个人不仅直面人类所及的最大残忍，也目睹了人的身体如何将这些残忍的影响分隔隐藏起来，从而保证生活继续向前。人会一直处于摇摇欲坠的状态，直到最后一根稻草的出现压倒了骆驼。然而，只要有合适的机会得到被精确校准的支持，人的内在深处的火苗仍可神奇地复燃。

尾声

在我们的治疗结束后，亚当回到了他出生的波兰小镇，寻找生他时过世生母的信息。纳粹并没有毁掉她的墓碑，亚当将其替换为一块新的纪念碑，因为"得知她曾经存于此世，深深地触动了亚当的内心"。

文斯：僵硬的肩膀

> 两种截然对立过程的冲突，也就是激发与抑制的冲突，
> 是很难立刻得到调节的，
> 也不太可能在持续时长和 / 或强度上，
> 导致崩溃或达到平衡态。

——伊凡·巴甫洛夫

人们不愿意向心理治疗师（心理医生）寻求帮助是很常见的，特别是对消防员来说，尤其当问题以躯体症状的形式表现时更是如此。文斯因僵硬的右肩向一位医生求助，其已经妨碍他在消防员岗位的正常工作。治疗并不顺利：几次疗程后，他的手臂依然只能动几英寸。矫形外科医生建议进行手术：在麻醉状态下，通过对手臂的猛力拉拽，尝试使其康复。患者在这样手术后通常要经历一个疼痛的愈后过程，且可能并不会有很大好转。

因为并不存在明显的身体损伤，也为了避免难度不小的医疗程序，医生将文斯转介到我这里来。症状始于我们治疗开始的几个月前，当时他正在车库准备将一个电机启动器安装到车上。当文斯拿起它时，他感到手臂"一阵刺痛"。随后一天，他感到手臂僵紧酸痛。随着时间的推移，疼痛越来越强烈，手臂也逐渐无法大幅度移动，于是这便成了慢性症状。毫无疑问，文斯将他肩膀的"扭伤"归结于修车时的一个动作，这有些像弯腰捡地上的一张纸时，后背一阵痉挛。根据脊椎推拿治疗师和按摩师的临床观察，或我们的日常经验来看，这其实是冰冻三尺非一日之寒，"这是一个迟早会发生的意外"。

文斯显然困惑于自己为什么需要看心理医生，并且他也不太乐意积极

参与治疗。我察觉到了这一点，为了让他安心，我告诉他不会问他私人问题，只会全力帮助他摆脱症状。"是啊，"他说，"我的身体绝对是垮了。"我让他移动手臂，直到开始感到疼痛。他动了几英寸，然后抬头看着我说："就这样了。"

"好，现在我希望你同样地移动，只是要慢许多许多，就像这样。"我转动自己的手臂展示给他看。

"嘿！"他扫视着手臂回答我说。他的手臂多移动了几英寸，而没有感到疼痛，这让他自己十分惊讶。

"这一次，再慢一些，文斯……我们来看看会发生什么……我希望你现在全神贯注地把你的精力都集中到手臂上。"缓慢地移动为注意力集中于手臂创造了条件，而不带觉察地快速移动有可能使保护性的静止状态重现。

他的双手开始颤抖，他望向我以寻求安心。"嗯，文斯，让颤抖继续，顺其自然。这很好。你的肌肉开始释放。尽量把注意力集中在你的手臂和颤抖上。让手臂向它想移动的方向移动。"颤抖持续了好一阵，然后停了下来，文斯的额头冒出了汗珠。

当文斯将手臂移动至极限边缘时，肌肉—防御性模式中含有的一些"能量"逐渐被释放出来，其中包括自主神经系统的无意识反应，例如抖动、颤抖、冒汗和提问变化。[⊖]因为这些是脑皮层下发出的反应，人感到自己无法控制它，而这常令人心神不宁。因为他对自我无法掌控的无意识反应很不习惯，我在这里就好像教练或助产士，帮助文斯与这些"自我冲突"的知觉交好。

"这是怎么回事，为什么？"文斯像一个被吓坏的孩子问我。

"文斯，我希望你现在把眼睛闭上几分钟，回到你的身体。如果你需要，我就在你身边。"在一阵沉寂后，他的双手和手臂开始向外张开，整个

⊖ 我相信，这种缓慢且富有觉知的运动会引发神经系统的非自主功能，特别是锥体外输出系统。

手臂和肩膀以及手掌开始猛烈地震颤。"没关系，"我鼓励着，"让它去完成它需要完成的，保持觉察你的身体。"

"感觉到冷，然后是热。"他回答着，手臂现在已经张开至45度。然后他突然停了下来，他睁大了眼睛，惊讶于自己的手臂居然移动了这么多。与此同时，他看起来很不安，他的脸突然变白了。他抱怨说自己恶心难受。

我指导他继续聚焦于躯体知觉，而没有让他回退。他的呼吸变得急促起来，大声说："天啊，我知道是什么了。"

"是的，很好。"我打断他说，"继续觉知躯体知觉，再坚持一下，然后我们会一起讨论，怎么样？"⊖文斯点了点头，将手臂以肩为轴前后移动着，好像在做锯木头的慢动作。在此过程中，文斯开始探索曾经将他的手臂锁于静止的模式。如今，他分离了两种相互冲突的冲动，一个是向外沟通的冲动，另一个是因厌恶而躲闪的冲动。（我观察到厌恶的表现形式为，将他臀部的一侧缩回，他的头部稍稍地转离。）颤抖加剧，随后减弱，最终平息下来。眼泪从他的眼中肆意地落下。他深吸一口气，完全地向前伸开了手臂。"完全不疼了！"据我的观察，这和慢性疼痛通常同时发生。一般来说，存在一个潜在的躯体模式，当这种模式解除，疼痛便消散了。

文斯睁开眼睛，看着我。完成了这自下至上的过程后，他心中很明显地涌现出全新的意义。他接下来告诉我那次事件。大概在八个月之前⊖，他去商场为妻子买东西，从商场出来时，他听到巨大的撞击声。在街对面，一辆汽车撞上了一根灯杆。他扔下包，向事故现场跑去。驾驶员是一位女士，她一动不动地坐在那里，显然受到了过度的惊吓。听到汽车的引擎依然在运转着，他越过她瘫僵的身体要去关掉点火开关，这是防止起火或者爆炸的基本步骤。正当他打算转动钥匙时，他看到一个孩子在副驾驶座位

⊖ 文斯通过为知觉寻找一个解释而渴望达到暂时的解脱，我打断了这一过程，希望能够协助他完成僵直的动作，迎来全新意义的形成。

⊖ 在创伤事件和症状出现之间，通常会有一段显著的延迟。

上，他的头被气囊"斩首"。文斯告诉我为什么他的肩部会变得僵硬："在看到孩子之前，我一切都好……我已经习惯了做这些援救工作，通常都会有一些危险……但是当我看到那个孩子，我身体中的一部分希望我抽回手臂并转身走掉……我感觉要吐了……然而另一部分的我还是待在那里，完成了我不得不做的……有时去做我必须要做的事情真的很难。""是的，"我回答说，"的确很难，你和你的伙伴们依然完成了……谢谢。"

"嗯，"离开时，他补充道，"我觉得我需要开始学习注意我的身体了。"文斯认识到了头脑和身体并不是两个分离的实体，他是一个完整的人。他说他想更多地了解自己，会继续来做三次治疗。他学会了如何更好地处理紧张和冲突的情况，也自然不必再做手术了。

当我们需要做那些"救命"的行为时，大量的能量和肾上腺素会聚集在我们的身体中。在文斯尝试救援车祸伤者时，同时出现了两个相对的求生行为：一个是尽一切可能救助受困者，另一个是让自己从恐惧中脱离出来。在此激烈的冲突中，文斯的神经系统和肌肉被锁住，他的肩部好像被冻住一样。为了能够"感到动作得到善终"并将对立的冲动分开，文斯首先向前伸展手臂，然后再从恐惧中脱身，从而使大量的求生能量通过颤抖、流汗和恶心的方式得到了释放，而不会再发生两种行为相互对抗的情况。⊖

◉ 走近巴甫洛夫博士

因条件反射实验而获得 1904 年诺贝尔生理学或医学奖的伊凡·巴甫洛夫偶然地完成了实验性（创伤性）崩溃的研究。1924 年，列宁格勒（现为圣彼得堡）的大洪水导致他的实验室被淹，水位陡然上升，威胁到被关在笼子中的实验用狗，它们被吓坏了，不过最终毫发无损。当他重新开始实验时，他震惊地发现那些狗忘记了曾经习得的条件反射。这显然激发了巴

⊖　在不同的场景中，这种冲动可能会挽救性命，也可能会像在战场上将散兵坑越挖越深，以应对多变的战局。

甫洛夫的研究兴趣，新一轮的观察改变了他科研工作的走向。很大一部分的动物虽然在身体上没有受伤，但是在情绪上、行为上和生理上出现了崩溃的迹象，包括畏缩在笼子的角落不停地颤抖，或者曾经温顺的动物猛烈攻击饲养员。此外，一些生理变化也被观察到，如承受轻微压力的情况下，增速或减缓的心率，温和刺激下（如饲养员的语气或接近它时）出现的完全惊吓反应。

那场洪水引发了两种相互冲突的倾向，巴甫洛夫这样定义："这两种（强烈）对立的过程，一种是兴奋，另一种是抑制。"在另一个例子中，进食冲动和遭受强烈电击同时出现（当电击和进食被配对时）将导致饥饿的动物的崩溃。一种是留下来完成进食行为，另一种是逃离极度危险的场景，当这两种对立的冲动同时存在时，崩溃可能出现。

归纳起来，两种强烈本能反应的运动表现将创造冲突并引发僵冻状态，正如文斯肩部的症状表现。一般情况下，舒展的肌肉和收缩的肌肉会协作工作。然而在创伤状态下，主动肌与拮抗肌相互对抗，制造僵冻（僵直）状态。这可能会导致身体任何一个部位出现让人虚弱的症状。被束缚在被抑制（受阻）的反应中的能量非常强大，以至于其会引起影响巨大的极端的锁定式姿态。比如，当火灾受困者从起火建筑物高处跳向弹簧网时，他们的腿部可能会在下落的过程中就出现骨折，而非在落地时。其原因在于伸肌和屈肌同时在以过度的强度收缩。

在战争期间或自然灾害面前，自我保护的本能冲动经常与保护战友和朋友的冲动相冲突。在一战期间，弹震症在战壕中是非常普遍的。步兵经常被困并受到隆隆炮火成天累月的持续攻击。本能上，他们"冲动"着拔腿就跑，或为了保全集体坚守在炮火下。实际上，许多士兵丧命于不明智的逃脱（或因被认定为懦弱而被射杀）。在一战为数不多的记录患有弹震症的士兵的影片中，他们看起来受到痉挛性症状的折磨，而这是他们的本能在战场上长期受挫引起的。我们不禁要问，有多少士兵由于选择自保而不得不丢下受伤的战友，因而发展出创伤障碍和持久性的内疚症状。无论如何，勇气是一种比我们想象的复杂得多的现象。

透过孩子的眼睛看创伤

在我几十年的治疗师生涯中，来访者主要以成年人为主，偶尔会接到儿童来访者。仅仅通过极为简短的治疗干预，孩子便可以摆脱可能造成一生悲惨的症状，我常常被这一点震惊。这些孩子会挣脱创伤的桎梏，充满自信、快乐地发展自我。我已经合著了两本关于对儿童创伤的预防和躯体疗法的书，一本的目标读者是治疗师、医务人员和教师[105]，另一本主要是向家长介绍有效的情绪急救工具[106]。

在这部分，你会认识曾被创伤困扰的三个小主人公：安娜、艾利克斯和萨米。他们的故事告诉我们，在治疗中，"少即是多"和与人类心灵的天生恢复能力直接对话的重要性。

安娜和艾利克斯：一顿糟糕野餐

8 岁的安娜有一双棕色的大眼睛。她原本可以成为基音[⊖]的有名画作中杏仁状大眼睛孩子的模特。学校的护士把她送到我这里，她面无血色，垂头丧气，呼吸浅弱，就像一只被迎面驶来的汽车的大灯吓得僵在那里的褐色小鹿一样。她虚弱的脸上没有表情，右臂软绵绵地挂在肩膀上，似乎它马上就要从肩膀上脱落似的。

两天前，安娜参加学校组织的海滩游玩。她和其他十几位同学在水中嬉戏，突然一个大浪将他们瞬间卷入海中。安娜最终得救了，但是玛丽（一位为这次活动提供志愿者服务的母亲）在英勇地救了几位孩子后不幸溺

　⊖　以绘画大眼睛人物和动物而闻名的一位美国画家。——译者注

亡。玛丽如同社区中其他孩子的妈妈一样，包括安娜在内的整个社区都被这个消息震惊了。我让学校的护士密切注意表现出突发症状（疼痛、头痛、肚子痛和感冒）的孩子。安娜那天早上已经看了三次医生，报告她的右臂和肩部感到严重的疼痛。

创伤救援者经常犯的错误之一是，试图让孩子在事件之后立即谈论他们的感受。虽然压抑感受是不健康的，但这样也可能引发另一次创伤经历。在这些脆弱的时刻，孩子（也包括成人）很容易在心理上被压垮。曾经的创伤可能在某次事件后的余波中浮出水面，更深的秘密、无数的羞耻感、内疚感和愤怒感会让情况变得复杂起来。因此，我的团队希望从几位之前与安娜接触过的小学老师（和护士）那里多了解一些她的情况。以这种方式，我们或许能得到一些孩子自己并不了解的信息，而考虑到孩子脆弱的状态，触碰这些信息可能是危险的。

我们了解到，在安娜 2 岁的时候，她目睹了父亲用枪射中她母亲的肩部，然后饮弹自尽。另一个在野餐事故前的经历加重了安娜的症状，当玛丽 16 岁的儿子罗伯特欺负安娜 12 岁的哥哥时，她非常气愤。在溺水事件发生前，安娜很有可能对罗伯特一直怀有恨意，且在寻找发泄报复的机会。因此安娜有可能对玛丽的死深感内疚，甚至可能相信（通过非理性思维）自己对这场意外负有责任。

我让这位女护士为安娜受伤的手臂安上支架，以提供支撑。这会帮助安娜控制锁于手臂中的"惊愕能量"，并提升孩子内在的觉知能力。有了这个支撑，安娜将能够慢慢地（逐渐地）感受解冻，并做出反应，帮助她重回正常生活。

"你的手臂里现在什么感觉？"我轻轻地问她。

"痛得厉害。"她虚弱地说。

她眼神低沉，然后我说："是很疼吗？"

"是的。"

"哪里疼？你能指给我看吗？"她指着大臂的一个地方说，"到处都痛。"右肩在一阵微小的颤动之后，她轻轻地叹了口气。那一瞬间，她愁苦的脸上添上了一丝明快的色调。

"这很好，亲爱的。感觉好一些吗？"她点了点头，然后深呼吸了一次。稍微放松之后，她的身体立即僵硬起来，并把手臂置于身体前呈保护性姿势。我抓住了这个时机。

"你的妈妈伤在哪里？"她指着自己手臂上同样的位置，颤抖起来。我什么也没有说。颤抖加剧，然后扩散到她的小臂和颈部。"没关系，安娜，就让身体继续抖动。想象有一碗果冻，那会是红色、绿色还是明亮的黄色呢？你能让它抖动起来吗？你能感到在颤抖吗？"

"是黄色的，"她说，"好像天空中的太阳。"她深深地做了一次呼吸，然后第一次和我的目光接触。我微笑着点点头。她看着我，然后把目光移走。

"现在你的手臂感觉如何？"

"疼痛移动到我的手指上了。"她的手指在轻微地颤抖着。

我轻柔地、有节奏地对她说："你知道吗，安娜，亲爱的……我觉得在整个镇子上，在某种程度上，没有任何一个人不觉得玛丽的死是因为自己的错。"她瞟了我一眼。我继续说："当然事实并不是这样的……但是每个人都是这样感觉的……因为他们都很爱她。"她转过身来，看着我。从她的举止中，我感到了一些自我认同。她的目光一直聚焦在我身上，然后我继续说："有些时候，我们越爱某个人，越会觉得那是自己的错。"两滴眼泪从她的双眼中涌出，她慢慢地把头转开。

"有时候，如果我们真的对某人很愤怒，然后他碰到了一些倒霉或不好的事，我们会觉得其之所以会发生是因为我们希望其发生。"安娜直视我的双眼。我继续说："你知道吗？坏的事情发生在我们爱或者恨的人身上，和我们的感受没有一点儿关系。有时候，坏的事情就是发生了……感受，不管多么强烈，仅仅只是感受而已。"安娜的注视充满了穿透力和感激。我也感到自己眼中溢出了泪水。我问她是否愿意现在回到教室。她点点头，走出了我的房间，她的手臂随着脚步的节奏自由地摆动着。

如其他几名目睹了在海滩上发生的惨剧的孩子一样，艾利克斯出现了失眠和食欲骤减的情况。艾利克斯的父亲把他送到我们这里，因为他已经两天没有吃东西了。

我们都坐下后，我问他肚子里是否有什么感觉。他轻轻地把手放在肚子上，说："有。"

"你感觉到了什么？"

"好像那里有一个死结。"

"嗯，有什么东西在那个结里吗？"

"有的。是黑色的……和红色的……我不喜欢。"

"很疼，对吗？"

"是的。"

"你要知道，艾利克斯，应该是会疼的，因为你很爱她……但是不会一直疼下去的。"

眼泪滚下男孩的脸颊，他的脸上和手指上的颜色有所转变。这天晚上，艾利克斯吃了许多。在玛丽的葬礼上，艾利克斯毫不掩饰地流泪哭泣，并微笑着和他的朋友拥抱。

萨米：孩子的游戏

相比一场进行一年的谈话，

你会从一小时的游戏中，更深地了解一个人。

——柏拉图

正如文斯和他的医疗人员都不会将他长期僵冻的肩部和那场可怕的事

件联系起来一样，儿童所表现出来的症状和行为改变，经常令父母和儿科
医生困惑不已。特别是当孩子有一对"足够好"的父母，提供了稳定且温
馨的家庭环境时。有时，孩子的新行为变幻莫测，让人摸不着头脑。困惑
不已的家人可能不会将孩子的行为以及其他症状，与他们恐惧的来源联系
在一起。

　　儿童并不会用容易被他人理解的方式表达自己，而经常以会引发他人
挫败感的方式，表现自己内心的煎熬。他们通过自己的身体做到这一点。
他们会变得很淘气，总是缠着父母或者大发脾气。他们可能会焦躁不安，
精力过剩，常常做噩梦或者失眠。更糟糕的是，他们可能会用行动发泄自
己的焦虑和伤害，霸凌小动物或者其他幼小和瘦弱的孩子。有的孩子会表
现出头痛、腹痛或尿床，或者他们会回避曾经喜欢的人或事，从而让自己
的焦虑处于可控的范围内。家长们非常困惑，这些症状到底是从哪冒出
来的？

　　在青少年时期，如果那些不能再"普通"的事件，例如跌落、事故和
医疗手术，没有被解决的话，它们便会成为孩子焦虑不安地隐藏起来的始
作俑者。正在蹒跚学步的萨米的经历便是一个例子。

　　由于玩耍是孩子的天性，所以治疗师和父母可以通过引导性的游戏帮
助孩子恢复正常，克服恐惧，重获掌控感。当孩子在游戏中表达自己的内
心世界时，他们的身体正在直接与我们交流。

　　两岁半的男孩萨米通过在一次游戏治疗中的修复性经历，获得了很成
功的治疗效果。在本案例之后有针对治疗师、医务人员和父母的一些建议。
接下来的这个案例是关于一次普通的需要到急救室缝针的跌伤事故是如何
越变越糟的。在案例中还展示了几个月之后，萨米的恐怖遭遇通过游戏被
转化为全新的自信和愉悦感。

　　萨米在这个周末一直和他的爷爷奶奶在一起，而我是他们的访客。他
就像是一个小暴君，充满了攻击性，不断地试图控制他的新环境。没有东

西能让他高兴起来，他醒着的每一刻都在发脾气。睡觉的时候，他来回地翻身，好像在和他的床单摔跤一样。对于一个两岁半且父母不在身边的孩子来说，这些行为算是在意料之中——有着分离焦虑的孩子经常"调皮捣蛋"。但是萨米一向很喜欢和爷爷奶奶在一起，这样的行为看起来很不正常。

他们告诉我，6个月前，萨米从高凳上摔了下来，把下巴摔出了个大口子。他流了很多血，随后被送往当地的急诊室。他非常惊恐，以至于护士都没法给他量体温和血压。这个脆弱的小男孩被固定在儿童绷带床上。他的手臂和双腿都无法移动，全身唯一能移动的部位就是头部和颈部，他自然尽可能大力地移动着头部和颈部。医生用手按住并固定住他的头部，以便缝合他下巴上的伤口。

在这次令人十分不快的经历之后，妈妈和爸爸带萨米出去吃汉堡，然后去游乐园。妈妈非常留心，并谨慎地让他觉得自己被惊吓和伤害的经历得到了尊重和重视。很快，一切看似都过去了。然而，萨米傲慢专横的态度从这次事件之后便一发不可收拾。萨米的莫名发怒和控制式行为是否和创伤中所体会到的无助感有关呢？

他的父母回来后，我们同意一起探索萨米最近的这些经历是否与创伤有关。我们来到一间我居住的小木屋中，在父母、爷爷奶奶和萨米的注视下，我将一只填充式玩具熊放在椅子的边缘，然后让它摔落在地上。萨米尖叫起来，向门口冲去，经过门口的小木桥，跑向一条通往小溪的小径。我们的怀疑得到了证实。他并没有忘记最近那次在医院受到伤害的经历。萨米的行为告诉我们，这个游戏激起了他太多的情绪。

萨米的父母把他从小溪边带回来。在我们准备开始下一次游戏时，他紧紧地依偎着他的妈妈。为了消除萨米的疑虑，我们告诉他玩具熊会得到帮助。他再一次逃跑，但这一次，只是跑到了隔壁的另一间房中。我们跟着他，等待着想看看接下来会发生什么。萨米向床跑去，双臂击打着床，同时充满期待地望着我。

"很生气，嗯?"我说。他看了我一眼，作为对我提问默认的答案。我将他的表情解读为希望让我继续，我把玩具熊放在毯子下面，让在床上的萨米待在旁边。

"萨米，让我们来一起帮助玩具熊吧。"

我握着毯子下的玩具熊，让每个人都过来帮忙。萨米颇有兴趣地看着，但是马上起身跑向妈妈。他紧紧地抱着她的腿，说:"妈妈，我害怕。"⊖我们并没有催促萨米，而是等待他再次做好准备来玩这个游戏。这一次，奶奶和玩具熊一起摔倒，萨米主动地参与了对他们的营救。当玩具熊恢复自由后，萨米跑向妈妈，比以前更紧地依偎在她身边。他开始在恐惧中震颤和抖动身体，随后让人惊讶的是，带着激动和自豪感，他的胸口舒展开来。

在这里，我们看到了创伤重演和治愈性游戏之间的转换。萨米下一次贴近母亲的时候，便少了些依附，多了些激动的跳跃。我们等待着，直到萨米准备好再一次玩游戏。除了萨米之外的每一个人都轮流和玩具熊一起被救援过了。萨米为玩具熊拉开毯子，逃到妈妈的安全的怀抱中，他一次比一次更加精力充沛。

轮到萨米和玩具熊一起被置于毯子下面的时候了，他变得十分焦虑和害怕。他跑回到妈妈的怀抱中好几次，最终接受了挑战。我轻轻地压住毯子时，他勇敢地和玩具熊一起爬到毯子下面。我看着他的眼睛带着恐惧开始睁大，但是仅仅持续了一瞬间。随后，他抓起玩具熊，猛地推开毯子，冲到妈妈的怀中。他一边颤抖地抽泣一边叫着:"妈妈，快让我离开这里!妈妈，让我离开这里!"他惊讶的爸爸告诉我，当萨米在医院被强制固定在绷带床上的时候，他喊的正是同样的话。因为爸爸当时非常惊讶于他仅仅两岁半的儿子能用语言如此直接且流利地表达要求，所以他对此印象很深。

⊖ 若没有稳固的亲密关系，这种安全的信任感是不会出现的。当情感联结并不健康，或存在情感虐待时，治疗当然会复杂得多，通常父母或养育者也需要参与到治疗中。

我们将这个逃跑的过程又进行了几遍。每一次，萨米都表现出更多的力量和胜利感。他激动地跳上跳下，而不再恐惧地跑向妈妈。在每一次成功的逃脱后，我们都一起拍手、跳舞和欢呼："太棒了，萨米！你救了小熊！"萨米获得了对几个月前将他击碎的经历的掌控感。被用来控制周围环境的由创伤驱使的愤怒与坏脾气消失了，他的"过度活跃"和逃避（发生在对医疗创伤的修订时）被转化为一场凯旋成功的游戏。

通过游戏解决孩童创伤的五条原则

接下来对萨米经历的分析将帮助我们阐明并应用以下原则，从而更好地对儿童使用游戏疗法。

（1）由孩子控制游戏的节奏

治愈发生于缓慢时间的一时一刻中。为了使参与治疗的孩子感到安全，你需要跟随他的节奏和步伐。如果你站在孩子的角度（通过仔细观察孩子的行为），你会很快地知道该如何对他做出回应而产生共鸣。回到萨米的故事来看看我们当时是如何做的。

当玩具熊从椅子上跌落时，萨米跑出了房间，清晰明确地表示自己还没有准备好参与这个全新的且有些刺激的游戏。在回到游戏场景前，萨米必须被他的父母救援和安慰。为了让他感到安全，我们都向他保证会一起保护玩具熊。通过提供这样的支持和保证，我们帮助萨米在他自己的节奏和掌控下逐渐回归到游戏之中。

在我们的保证之后，萨米跑到了隔壁的卧室，而没有跑出房间。从这个信号中可以解读出，他不再感到受到很大威胁，我们使他更加自信。孩子或许没有在言语上表达他们是否希望继续，但我们可以从他们的行为和回应中发现线索。要尊重任何他们选择的与外界沟通的方式。孩子不应该被催促过快地走完某段经历，或被迫做他们不愿或无法完成的事情。正如对萨米的治疗中，如果你注意到恐惧、紧迫的呼吸、茫然的（解离）举止等迹象，便需要放慢节奏了。若静静地、耐心地、简单地等待，同时向孩子保证你会在他旁边，和他站在一起，这些反应最终将会消失。通常来说，儿童的眼神和呼吸节奏将会告诉你是时候继续下去了。

（2）区别害怕、惊恐和兴奋

在创伤演绎中，经历短暂的害怕和惊恐，对解决孩子的创伤没有帮助。大多数孩子都会用行动避免这样的经历，不要阻止他们。同时，试着区分躲避与逃跑。下面是一个很好的提高"阅读"能力的例子，分辨什么时候需要休息、什么时候可以继续前进。

萨米跑向小溪边时，他表现的是躲避行为。为了解决他的创伤反应，萨米必须感受到他可以控制自己的行为，而不是受情绪的驱使。从一方面说，当害怕和惊恐的情绪过于强烈时，人的躲避行为便会出现。对孩子来说，通常伴随着情感上痛苦的表现（哭闹、惊恐的眼神、尖叫）。从另一方面说，积极的逃脱是令人振奋的。孩子会因他们微小的胜利而激动不已，脸上浮现微笑，拍着手并由衷地欢笑。总体来说，这些反应和躲避行为有很大的区别。兴奋是孩子成功地释放和最初经历有关情绪的标志。这是积极的、必要的且值得经历的。

通过将感受和知觉从无法忍受的变为宜人的，创伤便会出现转化。当唤起水平达到最先引发创伤反应的激活水平时，这才可能发生。

如果孩子看起来很激动，我们可以继续和他一起拍手跳舞，为他打气加油。

然而，若孩子看起来是害怕的和胆怯的，不必鼓励他继续游戏，让他安心才是重要的。用你的注意力和支持陪伴孩子，耐心地等待恐惧逐渐平息。如果孩子有疲劳的迹象，那就休息一会儿。

（3）一次只走一小步

在重新协商创伤事件的过程中，速度越慢越好，对年幼的孩子来说更是如此。创伤演绎的重复性很强，治疗师要利用好其循环性。创伤的重新协商和创伤演绎（重演）的重要区别是，在重新协商中，孩子的反应和行为的变化会积少成多，越来越接近于解决创伤。接下来我具体说明一下，我是如何注意到萨米身上这些微小变化的。

当萨米跑向隔壁卧室，而不是门口时，他做出了不同的行为，标志着事情有所进展。无论重复多少次，如果你帮助的孩子每次的反应是不同的，例如兴奋程度稍有增加，出现更多的自主性动作和话语，那么意味着他正在从创伤中走出来。若孩子的反应具有收缩和强迫性重复，而非舒展的特点，或许是因为在对创伤事件重新协商的过程中，孩子的唤醒水平过高了。倘若你发觉协商游戏对孩子适得其反，请你关注自己的知觉，直到你感到平静、自信且不拘谨。然后，通过将游戏分解，减慢变化的速度。这或许看起来和之前提到的跟随孩子的步伐相矛盾，但是意识到孩子的需求有时候意味着划好边界，让他们免受强烈情绪和心理崩溃的伤害。若孩子看起来很紧张或受到了惊吓，可以考虑引入一下治愈步骤。例如，在重新协商一个医疗创伤时，你可以说："我们来想一想，在你给他打针前（假装扮演医生或护士），我们如何做能让玩具熊（或其他玩具、玩偶）不用感到这么害怕？"孩子通常会想出一些富有创造性的解决方法，展示给你，这便是他们当时所需要的，这些缺失的元素本可以让他们在之后缓和下来。

无论你重复"同样一个情节或者场景"多少次，都不必担心。（我们计萨米和玩具熊一起至少玩了10次游戏。）在重新协商创伤的过程中，萨米完成的速度相对很快。其他孩子或许需要更多的重复次数。你不一定非要在一天内完成，孩子需要休息的时间于内在更微妙的层面，重新组织这些体验和经历。治疗师可以放心的是，若创伤的解决过程在这次没有完成，下一次治疗时，孩子会回到类似的阶段。

（4）成为一个安全的容器

请记住，生物学是站在你这边的。也许协助孩子重新协商创伤事件的过程中，最艰难也最重要的部分是，一直怀有一切都会好起来的信念。你内心的想法会向外投射到孩子身上。这会成为一个容器，让孩子被自信心包围。做到这一点可能有些难，特别是当孩子抗拒你重新协商创伤的尝试时。

若孩子有所抗拒，要耐心些，让他安心。重新修订过去的经历，是孩童本能的一部分。你需要做的是，等待这部分本能感到足够自信和安全后开始表达自己。如果过于担心孩子的创伤反应能否得到转化，你可能会不自觉地发出相对矛盾的信号。带有未解决的童年创伤的成人可能很容易掉入这个陷阱。

（5）若感到孩子确实没有从中获益，停下来

在《太害怕哭》（*Too Scared to Cry*）一书中，作者丽诺尔·特拉（Lenore Terr）[107] 是一名杰出的且受人尊敬的儿童心理学家，她警告医务人员，不要让孩子参与会重复体验最初恐惧的创伤游戏"治疗"。她描述了三岁半的劳伦在玩玩具车时的反应。"汽车向人们开过来了。"劳伦一边说一边让两辆隆隆作响的玩具车驶向一些手指大小的玩偶，"它们将自己尖尖的部分冲着人群。人们都吓坏了。尖尖的部分会刺向人们的肚子、嘴巴和他们的……（她指着自己的裙子）。我的肚子疼。我不想再玩了。"当劳伦躯体的恐惧知觉突然浮现时她让自己停了下来，这是很典型的反应。她在未来可能会一次又一次地玩同一个游戏，而每一次都会在腹部恐惧知觉过于不适时停下来。有些治疗师会认为，劳伦在通过游戏尝试获得一些创伤场景的掌控感。她的游戏和帮助成人克服恐惧症的"暴露"疗法类似，但是特拉这样的游戏过程通常不会产生成功的疗效。即使其的确减轻了孩子的痛苦，其过程也是极为缓慢的。更有可能出现的情况是，游戏强迫性地重复着创伤，而得不到解决。未得到解决的、重复的、创伤性的游戏会使创伤影响增强，这与创伤重复和宣泄性地重新经历创伤对成人的不良影响是类似的。

如我们在萨米身上看到的，创伤经历的修订和重新协商所表现出的过程和创伤的演绎和重演是有本质不同的。如果放手不管，大多数孩子会和上面案例中的劳伦类似，将尝试避免由游戏激起的创伤性感受。但是，在有所引导的游戏中，萨米能够逐渐且有顺序地掌握他的恐惧，从而顺利地经历他的创伤感受而无恙。通过对创伤事件逐步地重新协商和玩具熊的陪伴，萨米成了一位胜利者和英雄。凯旋感和英雄感几乎标志着重新协商的成功。在会唤起萨米情绪的场景中，我们跟随着他的节奏，加入他的游戏，随机应变地创造出治愈情节，让萨米将恐惧释放。使用极少的指导和支持（30～45分钟），便可以达到协助他体验矫正性结果的目的。

第 9 章

对彼得事故的评注

在最后一个案例中，我将绕一个大圈，回顾前文提过的我在阳光明媚的那一天的经历。我已经在第 1 章详细讲述了那场可怕的事故，并附上了简要的分析。接下来的评注不仅仅再一次进行回顾，也将细致地检验是什么让我没有发展出创伤后应激障碍的症状。此事件本身详细说就是，被一辆车撞击，导致前挡风玻璃粉碎，我被撞出很远，身体受伤，这是一次明显的创伤性事件。但为什么我并没有被创伤化呢？

当开始回忆那对我至关重要的一天时，首先被想起的是满心期待地去看望我的朋友，并庆祝他 60 岁的生日，我走上了人行横道……下一刻我发现自己躺在路上，全身瘫僵，无法移动和呼吸。我不知道刚刚发生了什么，我是怎么到这里来的。我从困惑不解中缓了缓神，看到许多人向我冲了过来。（1. 在我的案例中，惊愕感确实给了我胸部重重一拳。所有的创伤以同样方式让人呼吸困难。在惊愕的那一刹那，人并不知道到底发生了什么；在无法呼吸的同时，他们在内在和外在上都感到不知所措，失去了方向感。）他们在我身边停下来，惊愕不已，又一下子围了上来，目光都聚集在我软绵绵和扭曲的身体上。以我当时孤立无助的视角来看，他们就像是一群食肉的大乌鸦，俯冲向一只受伤的猎物——我。我花了许久才完全缓过神来，看到了真正的攻击者。我突然记起来，一辆浅棕色的车向我逼近，带着利齿一般的保险杠和破碎的前挡风玻璃。（**2. 在惊愕的状态下，画面呈碎片化和异质化，并由那些最显著并具有威胁性的特点组成**。）车门猛然打开，一位少女瞪大着双眼，从车里冲了出来，她的脸上写满了迷茫和惊恐。说起来有些奇怪的是，我既知道也不知道，刚刚发生了什么。（**3. 在创伤的悖论中，被创伤化的人接收和觉察的信息是分裂的。处于机械无意识状态的他们表现得很冷静。他们也会进入梦境 / 噩梦状态，而无法醒来**。）当这些碎片化记忆开始融合后，可怕的现实会浮现出来：我肯定是在穿过人行横道时被一辆车撞了。在困惑与怀疑中，我潜回那个模糊的傍晚。我发现自己无法清晰地思考，无法从这场噩梦中醒来。

　　一位男士跪在我身边，他告诉我他是一位碰巧路过的急救医生。当我试着去找声音的来源时（**4. 这是一种自动的、生物定位反应**。），他严厉地命令道："不要动你的头。"（**5. 当时的我被置于两种相反命令造成的困境中：一种是天生的定位本能，另一种是不要执行这难以抗拒的本能冲动。在第 8 章中，消防员文斯僵冻的肩膀也是这样的**。）他尖利的命令和我身体的自然反应（移动头部，朝向他的声音）使我受到惊吓，进入了一种僵直状态。我的知觉奇怪地被分离，我感受到一种离奇的"解离体验"。我好像飘到了自己的身体上方，从空中俯视着正在发生的一切。（**6. 这是一种解离体验的典型叙述。但是其实解离反应有多重形式，包括由创伤导致的心理分裂和躯体症状**。）

　　当他抓住我的手腕测量脉搏时，我一下子回到了自己的身体中。然后，他变换了位置，直接坐在我的身上。他用双手抓住我的头部，不让其再移动。他突然的动作和严厉的命令吓到了我，进一步让我陷入僵直状态。（**7. 这种冲突进一步使我受到挫折，通过引入更多恐惧而加剧了我的僵直反应。这一系列过程导致了恐惧－增益瘫痪。**）恐惧渗入了我恍惚且模糊的意识中：我的脖子可能断了。（**8. 恐惧与无助感让僵直的深度和时长都有所增加。**）我不能自已地要将自己的注意力放在另一个人身上。（**9. 当受到致命威胁时，与人建立联结的需求是哺乳动物的本能，详见第 6 章。**）简单地说，我需要被能令人感到安慰的眼神注视，这如同我的救命稻草一般。但是由于受到了过度惊吓，在僵直状态中的我绝望地无法动弹。（**10. 惊吓的力量和僵直反应削弱了求助的能力，也就是说，新近进化出来的哺乳动物的社交求生本能被削弱了。**）

一位尽职尽责的见义勇为者会马上一个接一个地提问："你叫什么？你在哪里？你要去哪儿？今天几号？"然而我无法与自己的嘴巴建立连接，根本说不出话来。我并没有回答这些问题所需的能量。他向我提问的方式让我更加晕头转向，并且困惑不解。最终，我成功地让话语在口中成形，将其说了出来。我的声音非常紧张且不自然。（**11. 无法言说的恐惧是僵直反应的一部分，会发生在所有能正常发声的物种中。**）我手嘴并用地告诉他："请退后一些。"（**12. 这是我第一次有效地动用了防御能量，通过建立保护性边界，抵抗外界侵扰。**）他依从了。我好像一个中立的旁观者，向他保证这个躺在沥青马路上的人不会移动头部，并且稍后会回答他的问题。（**13. 有效地建立边界使得我脱离了异常震惊的状态，集中于我脑中布洛卡区的言语，被激活以进一步清晰地表达、描绘出我的边界。**）

亲切感的力量

几分钟之后，一位女士静静地穿过人群，坐在我身边。"我是医生，儿科医生，"她说，"我能帮上什么忙吗？"

"请陪着我就好。"我回答道。她单纯且亲切的脸庞看起来忧心忡忡且令人感受到安慰。她握住我的手，我攥紧她的手。（14. **她与我的肢体接触提供了重获方向感的资源，激活了我虚弱的社交能力。腹侧迷走神经的激活提供了缓冲，防止我被吸入创伤的黑洞。**）她轻柔地用手势做出反馈。当我将目光投向她时，我感到自己的眼泪已在眼中打转。（15. **眼神的接触和肢体接触一样，是社交系统启动的核心。我们通过生理层面意义上的交流，参与到对方神经系统的活动中，这让我们感到安稳与轻松。**）她那精致且令人熟悉的香水味让我知道自己并不孤独。她不断地鼓励我，我因此在情感上对她产生了依赖感。（16. **气味让我们直接与大脑中的边缘系统相连，因此此区域曾被称为嗅觉—气味—大脑。**）一波震颤从我的身体中释放出来，我做了第一个深呼吸。（17. **生理层面的释放和自我调节便发生在这一刻。**）随后，一股恐惧的战栗传遍全身。眼泪随之夺眶而出。我听到自己在心里说，难以置信这居然会发生在我身上；这不可能，这可不是在布奇生日这天晚上我计划该发生的。（18. **这说明我处于拒绝承认的状态。**）我被一股难以名状的后悔感卷入谷底。（19. **此刻的我，通过接纳其可能带来的可怕后果，和自己深层的情绪现实相连接。在治疗中，这一过程通常以缓慢的方式进行。**）我的身体继续战栗，让我慢慢回到现实。

过了一阵，更轻微的颤抖取代猛烈的战栗。我感到一阵阵的恐惧和悲伤袭来。（20. **这一股股能量的释放意味着摆动调节正在发生，即收缩／伸展过程，详见第5章第三步，同时也代表悲伤和恐惧的情绪得到了缓解。**）我猛然意识到自己有可能伤势严重。（21. **使用躯体扫描来觉察伤势的性质和程度是哺乳动物受伤时的本能反应。**）可能我下半辈子要在轮椅上度过，或者走路会一瘸一拐，随时需要依赖他人的帮助。一股股深深的悲伤再一次淹浸了我。我害怕被这股悲伤感吞没，紧紧地注视着那位女士的双眼。（22. **我现在主动地将她作为我的资源。**）我轻吸一口气，闻到了她的香水味。她持续的陪伴支持着我。慢慢地，我的情绪不再难以控制，尖利的恐惧感也软化下来，逐渐消退。我感到一丝一闪而过的希望感，伴随而来的是排山倒海的愤怒感。（**23. 愤怒是一种强烈的防御反应，是一种杀戮的冲动！因此人会被自己的这种冲动吓到，然后试着压抑它。这位儿科医生帮助我克制住愤怒，而不被其控制。**）我的身体开始继续抖动和颤抖。寒冷和燥热交替袭来。（**24. 这是能量持续释放的标志。**）一阵滚烫发红的暴怒从我腹部喷发出来：这个混账孩子居然在人行横道上撞到我？她是怎么开的车？可恶！（**25. 更多的愤怒通过脑中新皮层，被加工为指责而表现出来。**）

一阵尖锐的警笛和闪烁的红光覆盖了一切。我腹部一紧，再用眼睛寻找那位女士亲切的注视。我们攥紧对方的手，这让我腹中的打结感有所缓解。此时，我听到自己的衬衫被撕开，我被吓得不轻，再一次来到盘旋在半空注视着我的身体的观察者的视角。（**26. 身上的衬衫被如此突然地移除，再次激活了我的解离状态。**）我看着一些穿着制服的陌生人，有条不紊地把一些电极贴在我胸前。之前那位男士惊恐地和谁说，我的心率达到了每小时 170 次。我听到我的衬衫被更多地撕开。（**27. 当我注意到自己处于解离状态时，我便能够将自己带回身体中了。**）我看到急救人员在我的颈部贴上一片领子似的东西，然后小心翼翼地将我滑到担架上。当他们把我在担架上固定好后，我模模糊糊地听到无线电通信的声音。护理人员在请求创伤救援团队的帮助。我心中一惊，我要求自己被送往仅在一英里之外最近的一家医院，但是他们告诉我，我的伤势或许需要得到在拉霍亚的大型创伤中心的救助，其在 30 英里之外。我的心一下沉了下去，然而令人惊讶的是，我的恐惧感马上就平息了下来。（**28. 情绪唤起的潮起潮落是深层次自我调节的标志。**）我被抬上救护车时，第一次闭上双眼。那位女士隐约的香水味，以及她平静、亲切的眼神在我眼前浮现。她的出现再一次让我感到宽慰。

在救护车上，我睁开眼睛，感到自己处于高度警觉的状态，仿佛体内充满了肾上腺素。（**29. 我现在身边有足够的资源，使我能够闭上双眼，和**

高度唤起的知觉相处，那位女士香水的余味使我的边缘系统和身体平静下来，提供了额外的支持让我能够探索我的身体里正在发生着什么。）虽然这种感受非常强烈，但我并没有被其吞没。虽然我的眼睛想要四处张望，考察陌生且不祥的四周，我还是有意识地引导注意力至体内。我开始评估躯体知觉。（30. 自己命悬一线的感觉已经褪去，和身体连接的能力在恢复。）这种主动聚焦把我的注意力拉到贯穿全身的强烈且不适的嗡嗡感上。

在这种不适的知觉中，我注意到左臂上有一种奇怪的紧张感。我让这股感觉进入意识，追踪左臂上那变得越来越强的紧张感。我慢慢地意识到，胳膊想要收缩然后向上抬起。（31. 现在我能够追踪到自己的躯体知觉，将这种"噪声"和有目的紧张感所唤起的嗡嗡感，区分开来。好奇心帮助我重新回到此时此刻，创伤与好奇心是两种对等的心理功能，无法共存。）当这种运动的内在冲动得到发展后，我的手背也想进行转动。尽管非常轻微，我依然感受到它在移向我的左脸，仿佛在保护其免受一击似的。（32. 这是一种无意识防御反应的重申，强大的防御反应没有被充分完成，其实施过程被汽车玻璃和地面的重击所打断。）突然，我眼前闪过一面褐色汽车的前挡风玻璃，而在玻璃蛛网状裂纹后那双茫然的眼睛，再次如闪光快照般浮现出来。（33. 这幅画面和最初的威胁，一起再次出现。）我听到自己的左肩撞碎挡风玻璃那一瞬发出的闷响。（34. 在第 7 章中的 SIBAM 模型中提到的知觉印象与画面，在这个场景下延伸到听觉影响，而非仅局限于视觉。）出乎意料的是，随后一股释怀感席卷而来，将我淹没。我感到自己回到了身体之中，如电击一般的嗡嗡感也减退了。那幅有双黑色的眼睛和破碎的挡风玻璃的画面开始消退，或者说是消散。我想象自己离开家，和煦的阳光洒在脸上，心中充满了期待晚上拜访老朋友的愉悦。当我环顾四周时，我的眼睛能够放松下来了。救护车内部不再像之前那样看起来那么陌生和不祥了。我用更加清晰和"柔和"的方式观察着周围的一切。我深深地确信，自己已不再处于僵直状态，那个阶段已经过去，我已从噩梦中醒来。

（35. 画面会不断地延伸，在视觉和听觉的细节上，使动作在更深层次上得到完成。我现在已经经历撞击发生的那一刻，$t = 0$。我从 $t = -1$（撞击发生前）经历了 $t = 0$（撞击时刻），到了 $t = +1$（$t = 0$ 之后的一瞬间），离开了创伤震动的核心（详见图 9-1）。我离开了"针之眼"，回归当下，进入对那个美好冬日清晨的回忆。）我望着坐在我旁边的急救人员，她的镇静让我安心下来。（36. 这种安心感增强了我已从噩梦中醒来，并可以将自己的知觉资源和支持延展到救护车中的感受体验。）

在颠颠簸簸几英里后，我感到在靠近颈部的脊柱处，有另一股强大紧张的状态。我的右臂想要向外伸展，我瞬间看到了一幅闪回，黑色柏油的路面向我冲来。我听到手拍在地面上的声音，右手手掌随即感到一股擦伤的灼烧感。手部向外伸展的知觉感知与保护头部免于撞击地面的动作有关。我感到极大的解脱，并十分感谢自己的身体并没有背叛我，它知道保护我脆弱的头部免受可能永久的伤害。（37. 我现在在根据时间顺序，开始处理这次创伤事件，即从 $t = -1$ 到 $t = +1$，并增加了对身体能够保护我的信心。）在继续轻微颤抖的过程中，我感到一股温暖的麻酥感，以及从身体内部生发出来的力量感。

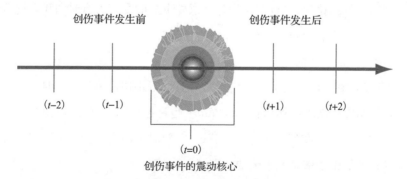

图 9-1　重建经验的连续性

注：图 9-1 展示了创伤震动的核心时刻之前与之后的关系。僵直不动的状态在这一过程
　　中被消解。

伴随着刺耳的警笛声，救护车上的急救人员测量了我的血压和心电图。我请她告诉我这些重要指标，她以专业的态度和善地告诉我，她不能给我这些信息。我感到一种微妙的冲动，将她作为一个普通人进一步建立联系。我让自己平静下来，然后告诉她我也是医生（算是半个医生）。这算是我开的一个轻松的玩笑。（**38. 只有在第 6 章提到腹侧迷走神经启动时，这种轻松随意的社交互动才可能发生。**）她摆弄着仪器，然后说这可能是误读。随后，她说我的心率是 74 次，血压为 125/70。

"第一次测的时候，我的数据是多少？"我问道。

"当时心率是 150。之前给你测的那个人告诉我是 170。"

我轻松地深叹了一口气。"谢谢，"我说，"谢天谢地，我不会得创伤后应激障碍了。"

"你的意思是？"她充满好奇地问我。

"我是说，我应该不会得创伤后应激障碍了。"她依然有些疑惑地看着我，我解释了一下我的颤抖和随后的自我防御反应是如何帮助我"重置"了神经系统，并将我带回身体的。

"这样一来，"我继续说，"我就不再处于战斗或逃跑的状态了。"

"嗯，"她评论说，"这就是为什么意外事故的受害者有时和我们抗争的原因，因为他们依然处于战斗或逃跑的状态？"

"没错，是这样的。"

"我发现到医院的时候，他们经常有意地阻止伤员颤抖。有时，他们会将伤员绑紧在担架上，然后打一针安定。也许这样并不好，对吗？"

"当然不好。"我好为人师地回答说，"暂时可能会得到缓解，但是可能会长期将他们困于僵直和卡陷的状态。"

她告诉我最近她上了一门叫"重大事件简报"的创伤急救课程。"他们和我们一起在医院接受培训。我们必须分享在一次事故之后自己的感受，但是分享感受让我和其他急救人员觉得更糟糕，之后我就失眠。但是你并没有说刚才发生的事情。在我看起来，你只是在颤抖。这是你心率和血压下降的原因吗？"

"是的，"我和她说，并补充道，"也是因为我的手臂做出了即时且微小的自我保护动作。"

"我确信，"她做沉思状说，"如果在手术后，病患可以完成这个颤动的过程而不是被抑制的话，康复的过程会更快些，甚至术后疼痛也会减少吧。"

"没错。"我微笑表示同意。（**39. 在意外事件之后，我理智思考的能力和"续航"能力已经恢复，这让我松了一口气。**）

亲爱的读者，我将再一次引用中国古代的一句充满智慧的忠告，来结束本章。

君子以恐惧修省。

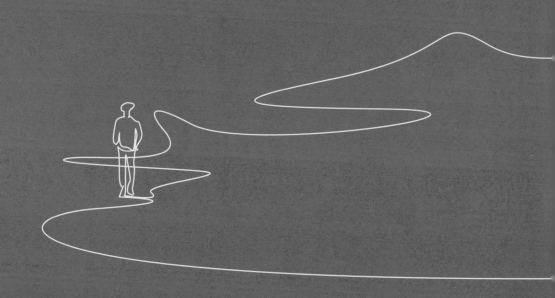

第三部分

理性时代的本能

人只有在其他生物眼中的映象中才能遇见自己。

——劳伦·艾斯利，宏大旅程（*The Immense Journey*）

我们可能是很特别的动物，我们可能是具有某些特别品质的特殊动物，尽管如此，我们仍然是动物。

——马西莫·皮柳奇

第 10 章

我们不过是一群动物

　　我治疗创伤的手法大致基于这样一个前提，即人类从本质上是出于本能的，我们的核心是一种人类动物。正是我们与动物天性的这种关系使我们易受创伤，同时却又具有在威胁之后反弹并安全回归平静状态的强大能力。更广泛地说，由于我们的神经系统是在一个变化多端、充满挑战的环境中进化出来的，我相信要真正理解我们的身心，治疗师首先必须了解动物的身心。

　　我们是谁？我们从哪里来？我们怎样来到这里？这些是神学家与生物学家、无政府主义者与动物学家、不明飞行物研究家与心理学家共同提出的焦点问题。对于我们由何组成又究竟是谁的问题，这其中的每一位专家都会提出各自的理论和观点。其中，某些理论就"我们本质上是不是动物"这一问题与进化论产生了对抗。

查尔斯·达尔文在他的《人类的由来》（*The Descent of Man*）一书中，从解剖学和生理学的角度，在动物王国中为我们定位。半个多世纪前，记者金赛曾因他对猴子审判[⊖]的系列报道，成了令美国清教徒恐惧的存在，而如今达尔文提供的这种定位使他变成了比金赛还可怕的化身。让我们回到猴子审判，这场美国宗教右派对抗达尔文主义的天人之战，与我们对于自身动物本性的深刻否认和恐惧有关，这种否定体现了"高等人类"（理性与道德）与"低等（性的）动物"之间的本质脱节。奇怪的是，许多现代行为科学家也同样否认这种生命本能。

既然我们已经（过于）社会化了，这种对于动物本性的拒绝是完全可理解的。然而，这种否认以及它反人性的后果却也被马克斯·普劳曼（Max Plowman）概括在他的《布莱克研究入门》（*Introduction to the study of Blake*）中：

> 在所有教化中，天然本能的力量是最难被忆起并引起重视的。我们的文明是古老的，以至于我们离我们原始中心的距离就像橡树的细枝与它的最远的根端之间那么远。我们已被教化到只有闻到汗味才能知道自己在流汗的地步，我们对机械化地使用智能如此自信，以至于我们已经把自己本能的运作看作理所当然，甚至以为我们能否真实自然地表达它是一件无所谓的事情。有时，本能会反抗我们对它进行照看的企图……于是我们就惊慌失措了。

看起来，当我们离自身本能的根越来越远时，我们就成长为一个越来越擅长玩命使生活越来越糟的物种。我们在远离生命核心方面相当"成

⊖ 20世纪初，美国田纳西州关于课堂上教授进化论是否违法的著名法庭判例。——译者注

功"。下文却展示了本能如何通过它的信息和引导功能，使我们成为动物，并同时成为出色的人类。

一个自然摄影师站在绝望的恐惧之中，看着一头野象一次又一次地踢着它濒死的幼崽的身体。但在他持续观察和拍摄了这个可怕的场景三个小时之后，一件彻底令人意外的事情发生了，幼象动了一下，母象通过不断刺激幼象的心脏，不可思议地使幼象复活了。正是本能，也只有本能，能创造这样的奇迹，相比之下，头脑在这种场景下则可能毫无用处。

天鹅湖

即使是在相对"低级"的物种身上，我们也能看到本能在引导哺乳动物复杂行为方面的明显智慧。坐在瑞士卢塞恩湖边，我看到鸭子和天鹅们带着它们的雏鸟"骄傲地"巡游过我们吃早餐的桌子。来自我的任何一点点靠近雏鸟的突然企图，都会引发这些平日里华丽沉静的鸟儿带着嘶嘶声吓人的攻击性反应。当它们平静游过的时候，我会小心地扔出几小片面包。观察成鸟如何退后，并小心地视察着雏鸟们啄食美餐，是一件相当奇妙的事情。只有当雏鸟填满了它们毛茸茸的肚子之后，成鸟才会吃几口剩下的碎屑。所以看来，成鸟不仅疯狂地保护它们的幼雏免受外部威胁，而且具有一种少见的驯顺、耐心和自制力，使它们免受自己的贪欲的影响，在不做父母的时候，这些优雅如白百合般的天鹅会表现出它们充满攻击性的野兽的本性，为了一点儿面包屑互相大打出手。

在哺乳动物的发展过程中，保护和照料的本能获得了精心地设计和大力地发展，这使哺乳动物拥有丰富多样的养育行为。在接下来的灵长类和智人的进化中，子代养育行为又有了一次里程碑式的发展：包括突破性地进化出多样化的利他行为，以及互助式的社会行为。此后，物理接触和眼神交流带来的心理联结推动了我们专注于单偶制。最重要的是，两性间的生殖联系被通过性高潮引发的神经化学物质分泌高峰[○]巩固下来。最终，我们发现自己要面对那一段段永不完结的故事，在这些故事中，我们鼓起勇气爱上的东西都终将被时间带走。爱、性与丧失从此永远地交织着，成为全世界诗、音乐和散文的永恒主题。

　　人类从不怯于谈及父母无条件的爱中近乎超人的力量，否则我们如何解释我们对新生儿的深沉情感和行为，尽管他们的身体黏滑且满是皱纹，还只会排泄和发出刺耳难耐的尖叫。我们凝视着他们，倾听、安抚、亲近他们，我们拥抱、轻摇着他们，荒唐无望地为爱所迷惑。正如父母们所知，这一切不过是一场炼狱式的对耐心的无尽试炼的开始。进化已给予我们最动人心弦的情感，来指导和安排我们至关重要的照顾和养育行为。围绕着爱展开的达尔文式的情绪和行为已经进化了，以便让这个一次只能孕育一个孩子，还把 18 个月的怀孕期压缩到 9 个月（显然由于他们的头太大）的种群，能够保护和照料他们的子嗣。为了这些发育不足的小生命能够存活下来，养育者必须相当特别，他们得能长期照料子女，因而还需要有很强的动机。如此旷日持久的任务需要充足的爱来支持，而这种情感可能就是驱使士兵们冲入熊熊战火拯救他们的战友，冒着生命危险把战友从生死线上拉回来的感情。最终，爱可能是我们共同的解药，以拯救这个如此嗜好无情杀戮的种群，也正是爱，通过连接与合一的至高宗教和灵性情感，将人类动物与神圣连接起来。爱是将家族和部落，在必要时候甚至是将整个社会联结起来的纽带。当我在湖边看着成鸟们平淡地被本能抑制着，不表现它们平常充满竞争性的贪婪食欲，而是等待幼鸟先填饱肚子时，我所看到的是否就是我们原始本能程序中那至高爱情的前身呢？

　　○　催产素和内啡肽分泌，涉及这一与感觉良好和信任提升有关的化学物质的大喷发。

一扇敞开的窗

尽管我们的动物天性遭到锲而不舍的拒绝，在 20 世纪一段丰富而充满生机时光里，曾经有 6 个诺贝尔奖颁给了生理学或医学方面以本能为主题的研究者⊖。一个半世纪前，达尔文强调了本能是何等精巧的智能，他在笔记本（1838）里写道："人类的起源现在已被证明了。懂狒狒的人比洛克对形而上学的贡献还要多些。"在这个方面，近来已经证明，人类与黑猩猩之间的基因组差异只有 1% ～ 2%（人类与其他哺乳动物之间并没有多大差异）。事实上，在一些还比较复杂的数学练习上，黑猩猩比小学生做得还好些。但作为一门自然科学，心理学似乎仍然乐于忽视我们最终是动物的事实。

我们的近亲——猿，甚至与我们同样具有好奇心。杰出的灵长类动物学家珍·古道尔（Jane Goodall）曾提起，在她常年精心研究的黑猩猩中存在原始的敬畏感。她在下文中描述了一个族群的一系列行为，它们探访了一个有瀑布和河流的特别美丽的地方：

> 对我来说，那是一个充满魔力的地方。有时候，黑猩猩们接近那里时，它们会沿着河床以一种缓慢而充满韵律的方式移动。它们跳起来抓住挂着的藤蔓，在水雾迷蒙的风中摆过河流，直到纤细的藤茎看来将要绷断，或被它们高慢的停驻撕裂。在 10 分钟或更多的时间里，它们表演着这一庄重的"舞蹈"。为什么？这难道不可能是因为黑猩猩们正感受着某种敬畏吗？因这神秘的、如有生命般的水面，奔流不息却又从未离开，永远相同却又时刻变化。有没有可能，正是从与之相同的敬畏感中产生了第一个灵物论——宗教，产生了对自然和元素这些当时人们无法控制的事物的崇拜。[108]

⊖ 包括伊凡·巴甫洛夫、查尔斯·谢灵顿、尼古拉斯·延伯根、康拉德·洛伦兹、卡尔·冯·弗里希和罗杰 W. 斯佩里。

讽刺的是，尽管创世论者们否认我们的动物本源，宗教敬畏感可能恰好肯定了达尔文式的种群延续理论和我们继承的深厚本能。

对许多理性的科学家来说，将宗教敬畏感归于非人类的灵长动物似乎有些夸张，从最糟的角度来看，这甚至可以被当作过于疯狂的拟人思维的产物。尽管如此，将黑猩猩的情绪和行为作为人类道德进化前身进行的可靠实证研究却一直存在。这个研究传统从艾比·艾伯费尔德（Eibl-Eibesfeldt）影响深远的作品《爱与恨：行为模式的自然历史》[109]（*Love and Hate: The Natural History of Behavior Patterns*）开始，最近在弗朗斯·德瓦尔优美的著作《我们内在的类人猿》[110]（*Our Inner Ape*）中达到高潮。他们以引人注目的证据支持了人类多样的道德行为（包括像"和谈"这样高度精细的行为）是来自猴子和类人猿的某些社会行为这一论点，这些行为包括互相梳理毛发、维护社会层级和减少暴力行为。其中比较清晰易懂的例子包括成年黑猩猩帮未成年猩猩爬上树，或者动物园饲养的黑猩猩（已知不会游泳）跳进河沟无力地企图拯救溺水的猩猩。这些利他主义的行为与消防员冲进被大火吞噬的建筑拯救被困者，或者士兵义无反顾地冲上火线去拯救倒下的战友的行为类似。

德瓦尔的观点来自数十年来对灵长类动物群体攻击性的观察。他注意到，在两只黑猩猩打架之后，其他黑猩猩会出来安慰失败者，这种行为需要以共情能力和显著的自我觉察为基础。德瓦尔也描述了雌性黑猩猩悲伤地拿走备战的雄性手中的石头，企图阻止争端，或至少避免它们造成致命伤害的情况。这类调解的努力可以保持种群团结，并减少成员受到外部伤害的可能。

人类的道德体系围绕着一系列的是非判断和正义建立。根据德瓦尔和其他学者[111]的研究，道德源于对他人的关系和对社会规则的理解与尊重，在许多哺乳动物群体中都能观察到这些特点。这样精妙的前道德行为需要以高度复杂的情绪和社会功能为基础。哈佛进化生物学家马克·豪泽

（Marc Hauser）发展了这一主张，并认为我们的大脑中包含基因决定的、使我们在复杂情感状态下习得道德规则的机制 [112]。

面对如此严格的观察，社会科学常常表现出对人类的动物假设的厌恶，最明显的是它们对本能行为相关的概念词汇的肃清。事实上，本能这个词很少出现在现代心理学文献中。反之，它常常被清除，代之以驱动力、动机、需求等词语。虽然本能仍然常常被用来解释动物行为，但我们似乎没有意识到有多少人类行为模式（虽然有所变化）也是原始的、全自动的、普遍的、可预测的。举个例子，当世贸双塔倒塌的时候，本能驱使着人们奔跑到双脚流血。他们和他们被猎食野兽追逐的塞伦盖地[⊖]祖先一样，为了求生而奔跑。然后他们会重新聚在一起，有秩序地穿过桥梁，回到纽约周围的五个区里，在群体和社群中寻求安全感。

当我们因珍爱之人的死而悲痛欲绝时，我们与其他高度进化的哺乳动物分享共有的天然丧失反应。珍·古道尔对黑猩猩女族长弗洛（Flo）之死的描述就是一个这样的例子，在它死后，它的三只雄性子嗣在放置它的尸体的树上不吃不喝。[⊜]另一个我现在能想到的与悲伤反应类似的例子是在我们周末短暂离开回家后看到的被留在家中无精打采的宠物。路怒症和恋物癖则是人类本能的令人厌烦的体现，在这些场景下，本能被扭曲地表现出来。悲痛、愤怒、恐惧、厌恶、贪欲、交配、养育子女甚至爱（包括所有

⊖ 位于东非大草原。——译者注

⊜ 苏格兰斯特林大学的心理学家和灵长类动物研究员吉姆·安德森（Jim Anderson）描述了近期一个关于黑猩猩的死亡及其种群中其他成员对此反应的视频（BBC News，2010 年 4 月 26 日）："当雌性大猩猩的呼吸逐渐微弱并最终停止时，其他黑猩猩俯下身，目不转睛地看着它的脸……它们从未见过这个。"它们戳戳它，小心地摇晃了它的身体三四十秒。安德森说它们看起来很迷惑，并且当晚睡得都不如平常安稳。死去黑猩猩的成年女儿睡在放置它的母亲尸体的平台上，离它的母亲很近，但并不去碰触或检查它。在《当代生物学》（Current Biology）2010 年 4 月 27 日那一期上，安德森谈到，这些观察进一步从证据上支持了黑猩猩拥有丰富的情感生活。"很可能它们对死亡有一些认识。我们从其他研究中可以看到，当同类遇到问题或受到攻击时，黑猩猩的表现比猴子更有共情能力。我们也能在黑猩猩的表现中看到安慰行为。"安德森说黑猩猩显然具有自我意识，并对过去和未来有意识。

与它们相关的行为模式）在人群中都是普遍存在的，而在哺乳动物之间也都能发现与它们相似的行为。

达尔文比其他任何人都更加明确人类与其他动物之间的核心连接，他不仅发现了功能和外形的进化过程，还进一步识别出和动物共有的相似动作、行为模式、情绪和表情。达尔文的著作探讨了哺乳动物种群间情绪表达的延续性，他不仅被它们生理解剖结构的相似性所吸引，还惊讶于跨物种的先天本能情绪和行为。在《人类的由来》一书中，达尔文写道：

> 人类与高等动物……有……共同的本能。它们都有同样的知觉、直觉、感觉、激情、情感和情绪，甚至更加复杂的那些，比如妒忌、怀疑、竞争、感恩和宽仁；它们互相欺骗和报复；它们有时易被愚弄，甚至还有点儿幽默感；它们也有好奇心和求知欲；它们同样具有模仿、注意、思虑、选择、记忆、想象等能力，能结合理念和逻辑……虽然能力的层次不同。[113]

求偶仪式中无所不在的本能令我们惊艳，比如雄孔雀展开它们亮丽的羽屏，这一挑逗性的表现既美丽又成功吸引了交配对象。当然，这两个效果从本质上是一回事儿。大多数交配仪式都以"调情"这一初级阶段开始，接着是一系列步伐，这些步伐不仅显示出雄性在生理上的强大，还传达着某些信息。举个例子，在某些鸟类种群中，雌鸟会被雄鸟对音符、节奏和乐句的独特和创造性运用所吸引。[⊖]另外，防御领地也可以涉及战斗和杀戮。事实上，在猴群中，70%的公猴从未交配过并孤独终老。[114] 进化是生

　⊖　秉承圣方济各的传统，戴维·罗森博格（David Rothenberg）在《鸟儿为何歌唱》（*Why Birds Sing*）和玛雅·安吉罗（Maya Angelou）在《我知道笼中鸟为何歌唱》（*I Know Why the Caged Bird Sings*）中都写到了鸟鸣中的创造性核心。罗森博格问及为何鸟鸣如此悦耳，在早期尝试过用大提琴和长笛与鸣鸟"二重奏"后，他录下了一系列鸟鸣与单簧管的现场二重奏。

死攸关的，如果其中能容得下爱，当然更好（对我们而言）。

在人类的求偶仪式中，也能看到纯粹本能和巧妙塑形的组合。显然，我们必须谨慎地对待"动物形象"（zoomorphism），即不加分辨地将对动物行为的结论延展到人类身上。尽管如此，任何曾经看过一次精致舞蹈表演（比如探戈或桑巴）的人都可以说曾经见证过一场基于本能的精巧交配仪式。如果只被作为形式化的动作来观赏，无视它们根源的原始性本能，这些舞步就失去了它们的生命力和可信度。舞蹈中充满创造性、不可预知的变化和舞伴对这些惊喜的反应也同样重要，它们使舞蹈既出于本能又充满艺术感。我曾观察过两只蝎子的交配舞蹈，并为它在基本结构上与探戈是如此相像而忍俊不禁（包括作为礼物的玫瑰——在这里是一枝树枝）。想象一下，在分开的两个屏幕上，一个在上演一对伴侣热情的探戈舞蹈，另一个在放映两只蝎子热火朝天的交配舞蹈。观众一定会因这两者间意想不到、近乎古怪的相似性和各自细节上的多变性而感到震惊。这让我们不要忘记就在此刻，世界上正有数百万情侣凝视着彼此的眼睛。当他们的魅力、独创性、创造力被完美地点燃，他们就正在跨出指向终生相守至关重要的本能的一步。不幸的是，当这舞蹈被扭曲时，也同样有可以导致心碎的情侣们妒火中烧的本能。

对大多数人而言，理性常常导致我们并未意识到原始冲动的多样性。不过通过聚焦于此，我们可以开始觉察一片"内在"的非洲大草原，一片古老本能聚居的草原，这些本能表现为连贯的行为、感觉、情绪和想法。这些原始反应被以"先天"神经机制的方式组织配合起来。被称为"固定行为模式"和"领域特定程序"的生理过程组合，以及激发它们运行的刺激（内部释放机制或 IRM），都是我们过去漫长进化的遗产。值得一提的是，"固定"这个词使这些行为看起来比它们实际上的要刻板，这很可能是由于对这些反应的德文原文的误译——Erbkoordination，直译是"遗产协调"的意思。后者暗示较强的基因成分，但是也有还未完全决定且易于改变的意思。

达尔文[115]指出，情绪伴随着身体变化和"早期"的身体动作。举个例子，他描述了伴随暴怒的典型身体动作：

> 身体通常保持竖直，准备着立即行动……牙关紧咬……在激动时极少有人……能够忍住，而不去表现得就像他们要殴打或暴力推开对方（那个令他们愤怒的人）。事实上，这种想要打击的欲望经常变得如此强烈难耐，以至于我们会击打或猛扔无生命的物件。[116]

但是，洛伦兹对这个本能行为模式观点进行了修改，他指出："即使是极度暴躁的人也会避免打碎真正值钱的物件，而偏好使用便宜的陶器。"[117]因此，情绪被认为与特定行为的倾向性有关，是对行为的准备，但行为本身可能会被抑制、缓和或者改变。

究其根源，本能是通过行为表达出来的，也就是说，是以生理冲动和活动的形式来表达。在进化早期，本能程序主要是为行为系统"编写"的，因此，本能主要与动作有关，包括如何发现食物、栖身之所和交配对象，以及如何保护我们自己。这些反应不需要学习，它们天然为我们的生存而存在。我们对于巨大阴影的反应就是最基本的本能之一，另一种我们与其他包括哺乳动物、鸟类甚至是蛾子等小动物共同分享的本能，是我们对从上方俯冲下来的眼睛的天然恐惧（假设眼睛属于来自空中的猎食者）。显然，这可能是我们对于"邪眼"恐惧的源头，它在许多文化中以护身符、仪式和艺术的形式表现。[118]我的一位朋友在信中谈及他对儿子的担忧，也是一个先天反应的例子：

> 亚历山大是一个安静、快乐、平和的 16 个月大的孩子，他只会站和爬，还不会走。（他会在 18 月大时开始走。）他的父亲带他

去朋友家里玩，一位成年友人把亚历山大抱在腿上，给他看一个橡胶做的眼球（你用手攥紧后它们会突出来的那种）。亚历山大看起来并不喜欢这个玩具，他马上转向别处并做了个鬼脸。晚些时候，当亚历山大坐在地上时，有个朋友又给他看了这个玩具，并且这次站在他面前，在上方攥紧了眼球。此时孩子与眼球玩具之间的距离大概有四五英尺。转瞬之间，亚历山大急转了180度，迅速逃离，尖叫着挥舞手脚，并撞在了对侧的墙上，蜷缩在墙角处。在场的两个成年人都被他的反应吓呆了，他们立刻跑到孩子身边，他的父亲把他抱在怀里。过了一小会儿，亚历山大便平静了下来。

本能动作可能强烈到如亚历山大对鸟类捕食者的"邪眼"的反应或他的战斗或逃跑反应，也可能微小到如某人在内心哭泣时微微的喘息。本能动作也可以相当精妙，就如我们细小喉咙中对孩子和爱人温柔低语时所做的动作。

太初，先于语言，有意识

人类的原始意识先于精神，
与认知毫无关系。
我们与动物在这点上相同。
而这先于精神的意识长存，
只要我们活在我们的意识强大的本源与身体之中。
心智不过是最后的花朵，一条死巷。

——D.H. 劳伦斯,《精神分析与无意识》

　　最初，意识究竟为什么会进化？为什么我们和其他动物不同，不单纯只是活着，不去知觉内在体验呢？毕竟，谁需要随着意识而来的所有的这些感受和痛苦？缺少对这个问题的令人满意的答案，就像在这整个达尔文的论点中留下了一个大洞。任何在人类和野兽世界中如此广泛存在的行为或功能，难道不都是生存的必需吗？为了讨论这个问题，我们首先需要探寻和推测意识的功能。

　　达尔文主义者努力论证求生行为，它以猎食者与被猎食者间持续不断的军备竞赛为表现。成功地捕食和聪明地逃脱的能力在过程中持续演化。参战者尝试并优化（通过基因选择和学习）各种各样的策略，来加强打击、伪装或逃跑的能力。它们通过这种方式保证自己有东西吃，并躲避被吃。任何能令生物在这个食物供给战中脱颖而出的存在，都会被整合进大脑和身体的进化方案中。

　　早至寒武纪（距今大约五亿年前）的化石上，就已勾勒出足以用来肢解猎物的猎食者的致命下颚，以及用来抵御敌人攻击的外骨骼。[⊖]不仅如此，这个时期的生物还长有适于抓握的四肢和附肢，可以用来捕捉猎物和回避猎食者。这类典型手段成了这一时期猎食者和被猎食者之间生存竞争的一部分。

　　在接下来的 2.8 亿年里，动物们开始依据物理空间和重力发生变化，它们需要一套更复杂的行为列表来适应陆地的生活。为了驾驭崭新未知的环境，生物需要协调整合外部知觉（如视觉、听觉、触觉、味觉和嗅觉），来监察环境中的障碍和危险以获得生存必需品。同时，本能程序还需要来自肌肉和关节的内感觉反馈来传达姿势和紧张程度等信息，以便动物能够更精确地知道任何时刻它们在空间里的位置。

　　⊖　当然，可能也有许多软体动物没有能够通过化石保留下来。请查阅理查德·道金斯的《祖先传说：一次走向进化黎明的朝圣之旅》（*The Ancestor's Tale: A Pilgrimage to the Dawn of Evolution*）（New York: Houghton Mifflin, 2005）。

　　猎食者与被猎食者的生存竞争要求生物具有对攻击和逃跑的提前计划能力。这个时期的生存者需要解决一个复杂的牛顿力学问题，它涉及两个移动的物体，一个是它的猎物（或者追踪它的猎食者），另一个是它自己。换句话说，它们必须能够在未知、不确定的情况下预测未来。拥有这一功能的唯一方法就是要拥有对五个维度的觉察（三个空间维度以及重力和时间维度）。要想抓住正确的时机，就得能将过去近期发生的事件与当下的事件整合起来。预测未来的能力成了在生存竞争中占有优势的主要能力。

　　没有千里眼和心电感应，我们只能通过对回忆中过去的（内隐的）经验的排列重组来预知未来。大自然似乎已经为复杂的计算预测找到了一颗灵丹妙药，这就是"意识"——这个装置（或者说机制）辅助一个可以称为"抓取与放置"的游戏。也就是说，我们可以基于过去的经验，抓取当下的情况，放置在里面（类似放在我们的心眼里），然后就会得出未来可能发生的情况。我们的意识基本上是关于预测未来和预知动作的能力的。根本上，意识是一种策略，它仅仅是进化过程中为了让动物能够更好地预测轨迹（包括空间、重力和时间）的一种发明，并会根据食物、避难所和威胁的潜在情况运行。这就是意识扮演的角色，或者说意识中发生的演出。如果没有意识，所有像开车、开船、滑冰、打网球、跳舞这样的"游戏"都不会出现，更抽象地说，所有国际象棋、象棋、字母、文字、数理关系中的象征式逻辑都由于意识而得以上演。从这个角度来说，今天的黑猩猩在意识方面算是个新手，而狗、猫、猪、老鼠的水平则依次下降，仅表现出新生儿水平的意识。尽管如此，任何能够（根据环境变化）改变自己行为的动物的内在，都包含着某种形式的意识。

　　从这种角度来说，心智直接起源于对时空范围内身体活动的组织和执行的改良。[119]没有能够预测的意识，我们将不能从冰箱里抓住并移开一盒牛奶，或者做一个三明治并吃掉它。我们也无法解出二元方程或者写一本书。所有这些美妙的天赋都进化自一个古老的意识，一个帮助我们避免被跟踪的猎食者吃掉和在追逐猎物中保持足够狡黠的意识。现代神经生理学之父查尔斯·谢灵顿爵士是一位精干的绅士，他曾这样说："肌肉动作是心智的摇篮。"

我们的基本求生本能是使我们的意识城堡得以建造的进化引擎，然而意识并非人类独有，意识觉察的质量和数量虽然因机体神经系统的复杂程度而不同，但是意识现象本身并非如此。我记得我的狗玩过一个"把戏"，庞斯可以表现出相当复杂的意识觉察。^㊀

例如，庞斯喜欢和我一起越野滑雪，它在我身边开心地在洁白的雪堆里跳来跳去。不过，当我选择速降滑雪的时候，它绝大多数时间就只能待在我的卡车里，偶尔可以在停车场里跑跑。一天早上，我打算降速滑雪，当我把我的降速雪鞋和雪板从地下室拿出来时，庞斯很明显颓丧地倒在地上。不过过了一会儿，它站了起来，大步走出房间，然后从地下室回来了，嘴里还紧紧叼着我的一只越野雪鞋。他在我跟前摇着它，好像企图让我改变当天的计划。它表现得如此之好，以至于我深受打动，不得不改变了当天的行程。如果庞斯拥有完整的语言能力，它的话语恐怕也无法比它这令人无法反驳的无声动作表达得更清楚了。正如庞斯的反应所示，我们能预测的意识所玩的游戏并不涉及象征或抽象的概念，反之，它基于对价值的"加减"和有目的的行动。否则，我是如何做出一个总体上来说会令我受益的选择的？

不论是成功的出击还是逃跑，都基于整合过去的经验，并将之用于想象未来结果的基本策略。时间跨度使根据想象的选项进行选择成为可能。但是，这种策略只有在机体完全活在当下的时候才会有效。如果我们只是单纯地根据过去来看待未来，而没有当下的强劲支持，就如西部乡村歌手米切尔·马丁·摩菲（Michael Martin Murphy）歌中唱到的："过去之中没有未来。"换句话说，一个过度由过去决定的未来不是未来。这种基于固化

㊀ 庞斯是一只极度聪明的澳大利亚野犬和牧羊犬的混种。

过去而缺乏对未来不同可能的感知的情况，正是在创伤中发生的。如果庞斯不能在当下想象，它很可能不得不颓丧地待在那里，并因此而抑郁。不幸的是，不像我们的动物朋友，在压力下，人类倾向于被过去钳制。只有人类惯于迷失在对过去的懊悔和对未来的恐惧中，才使我们远离当下，与当下失去联系。我们甚至可以称这种缺乏活在当下的情况为一种现代病，它似乎是我们与自身天然动物本能断开连接的副产品。

在世间寻路：本能的目的

每个种群的"任务"都是适应，并在复杂的生态系统中维持自己的一席之地。即使是对于极端恶劣的条件，进化的筛选过程也已为所有种群设计了一系列基于复杂行动的应对机制。我们究竟是在恐惧中僵住，彻底被压倒或垮掉，还是继续保持参与和能动性，主要取决于我们驾驭达尔文和他的后继者所描述的复杂本能行动模式的能力。在社交合作的背景下，这些复杂的机体反应依赖于化学物质、荷尔蒙、神经和肌肉的和谐协作。正是这些复杂的协调使动物能够进行定向，并采取正确的行动重建控制与安全感。当所有这些复杂精妙的系统能够共同协调工作，我们人类就能从感受上认知到我们"属于"这个世界。我们的意识扩展开来，并且我们感觉有能力应对生命中的任何挑战。当这个系统运行不良时，我们就感到不安和没精打采。所以，虽然在后现代环境中（极少有真正的猎食者），我们实际上的生存并不太仰赖扩展的意识，但我们正常心智和自我感的存续仍然依赖于此。

让我们回到生命起源，探寻我们探讨的概念中包含的深层含义。一个单细胞机体，比如阿米巴变形虫，在被尖利的物体刺中时会收缩自己，在遇到有毒物质时会后退。同时，它会通过追踪水中的化学营养物质，驱使自己向食物源移动。它的整个行动包含接近和回避两种模式。它向着营养源移动，同时背离有害的刺激。晚些时候，当细胞们集结成群，发展出通过电信号沟通的神经网络后，动作也变得更加有组织、有目的。水母就是协调功能的一个典型的例子，它们以高度协调的韵律脉动，在波涛汹涌的海洋中航行。当机体变得越发复杂化、差异化，从鱼逐渐进化至爬行动物和哺乳动物时，运动系统也被从本质上优化，并在哺乳动物的进化中逐渐以更加社会化的方式组织起来。

我们早期的猿人祖先是需要快速地提醒彼此以适应新奇事物、危险或其他突发状况的社会动物。不仅如此，他们还需要能预测彼此的行为，以建立等级制度和进行欺骗。锻炼这种技能最好的方法就是通过观察和信任他们自己的内在过程。在《读心细胞》（Cells That Read Minds）一文中，桑德拉·布莱克斯利（Sandra Blakeslee）引用了神经生理学家贾科莫·里佐拉蒂（Giacomo Rizzolatti）的话：[120]

> 我们是精致的社会动物。我们的生存仰赖我们对他人的行为、意图和情绪的理解。镜像神经使我们能够通过直接刺激而非概念推理的方式领会他人的心智。通过感受，而非通过思考。

为了使我们能够在以社交为媒介且越发复杂的世界中生存，新哺乳动物适应并进化出了"感情状态"。感情从来不是中立的，它们位于一条我们可以称之为"享乐主义连续体"的、从不愉快到愉快的情感光谱上。我们从未体验过中立的情绪。尽管阿米巴变形虫不过是条件反射式地对针刺收缩（回避）或移向营养源（接近），高等动物会将这些动作"感受"为愉快或痛苦的。外部感受器官将物理刺激变形，转化为视觉、听觉、触觉、味觉和嗅觉等能感知到的神经冲动。无处不在的内感觉探测器监控着多样化的生理和内脏过程，并把它们分成舒适和不舒适的。这是从威廉·詹姆斯⊖那里传下来的智慧：我们对内感觉的扫描是情感的关键。

⊖ 美国心理学之父。——译者注

哺乳动物的幼崽不需要学习糖的味道是"好"，抑或用力掐使疼痛感觉起来是"坏"。摄取糖分对产生能量来说是必需的，所以自然有愉快的吸引力；被掐可以导致组织伤害，感觉疼，因此就会被规避。同样地，轻微的触感给我们一种不舒服的诡异感觉，这只不过是因为在过去的进化史上，小爬虫很可能是有毒的。我们最强烈的坏感觉（回避）和好感觉（接近）都来自内脏感觉，比如恶心或者肚子热。

悦乐情感对团队的凝聚力很重要，因此对生存也很重要。一方面，当我们表现出对团队有益的行为，比如养育或者合作，我们就会获得感觉好这种奖励。我们甚至可能拯救某人（或者给他自己的一个肾），虽然这可能使我们自己的生命受到威胁。另一方面，当我们做了可能使团队陷入危险的事情，比如贪图他人的财物或伴侣，或把他人的子女置于危险之中，我们会回避并感到羞愧。这些情感是如此令人痛苦，以至于它们会引发疾病，甚至是死亡。[121] 事实上，根据研究显示，在全世界所有的社会经济阶层中，最健康、自我感觉最积极的人总是那些有较强团体联系的人。

情感和情绪至少部分上曾进化过，以扩大"接近与回避"的悦乐感受。比如，当我们尝到有点儿苦的东西时，我们的意识中就出现"厌恶"的感觉。不过，当我们尝到极苦的东西的时候（很可能是有毒的），我们更倾向于产生强烈的厌恶感，并伴随着恶心的感觉。根据这个情绪预警（厌恶），我们未来也很可能会避开这些物质（或者有类似味道、气味或外观的事物）。不仅如此，同一团队的其他成员看到我们这样的反应之后，也更不倾向于摄取类似的物质。对我们和他人而言，这些情绪信号反应本就该极度强烈，以便我们能为了生存而长期铭记，毕竟我们可能不会再有一次避开毒物的机会了（比如腐尸）。这就是为什么当你因吃了你最喜欢的餐馆的蛋黄酱牛排后，大病一场之后，你很可能很多年都不再点那道菜，甚至不去那个餐馆——如果你没走得太极端，变成了素食主义者的话。

通过感知事物的能力，我们获得了令我们能站在进化顶端的精确性和总体的适应能力。不过，将情感置于执行功能如此核心的位置也有显著的负面效应。如果情绪情感系统失败或出现问题，就像我们在压力或创伤的影响下那样，这种混乱将会以无数种方式反映在我们的生理、行为和认知子系统中。这使我们极易受到本质上错误的知觉的影响。一个这类错误的令人不安的例子是：我们会察觉到其实根本不存在的危险，或者反之，察觉不到近在眼前的危险。另一个令人郁闷的情感系统扭曲的例子，是我们在压力状态下产生的自主免疫系统疾病和身心失调障碍，它们简直是现代医学的噩梦。据统计，75% ～ 90% 甚至可能更多的医疗状况，与压力有关。幸运的是，有意识的情绪情感状态的进化本身，就为此提供了一个非凡的解决方案，如果我们能学会觉察并对体内的刺激做出反应。

我们的本能情感程序是我们有目的、有方向地计划和行动的基础，是连接我们与他人的桥梁。当这张关键地图由于创伤或长期压力而出现不适应和混乱时，我们就会因而迷失。

在世间迷路：遇见奇缘

伊凡·巴甫洛夫出生在俄国中部的一个小村庄里。他的家人希望他成为一名神父，并把他送到了神学院。但在阅读了查尔斯·达尔文革命性的作品之后，他从神学院退学，转向了科学的道路，并去圣彼得堡大学学习了化学和生理学。他于 1879 年获得了博士学位，并因为他对经典性条件反射的惊人研究，在 1904 年获得了诺贝尔生理学或医学奖。不过，他在创伤理解方面的关键贡献却是在一个不受控的意外研究中发现的——在一场破坏了他的实验室严格结构规程的自然灾害中。在诺贝尔奖中沉睡了近 20 年之后，一个意外事件为他打开了一片新天地——这毫无疑问是对创伤的生理学和行为理解方面最早和至关重要的先驱性研究，却乏人问津。

1924 年的列宁格勒（现为圣彼得堡）大洪水导致巴甫洛夫地下实验室

的水位几乎达到了他关在笼子中的实验用狗的位置。幸运的是，他的助手把所有的狗都救了出来，并把它们带到了安全的地方。这些动物虽然并未受到任何肉体伤害，并且外表看起来完全正常，内在却起了一些奇怪的变化。首先，这些被吓坏的动物们"忘记"或者逆转了它们从过去事件中学到的条件反射。其次，其中一些过去本性温顺的狗见人就咬，而那些过去攻击性比较强的狗却常常蜷缩在笼中发抖。不仅如此，巴甫洛夫还观察到一些生理变化，比如在轻微压力下提高或抑制的心律，以及对微小刺激的极度惊跳反应（比如对接近的实验员说话或移动的声音做出的反应）。巴甫洛夫踏上了他崭新的研究事业，开始系统化地研究狗身上的这些现象。考虑到至 1916 年 10 月，俄国军队失去了 160 万～ 180 万名士兵，同时还有200 万名战争犯，巴甫洛夫本人肯定已经注意到被创伤击垮的士兵和他们对治疗的突出需求。

在这个时期，巴甫洛夫持续地聚焦在对在压力下崩溃的动物的研究中。他设置了一系列方法，使他的狗（假设它们是人类）在极端或延长的压力下崩溃，失去方向感和目的感。

第一阶段，称为**对等**（equivalent）阶段，动物对弱刺激和强刺激会给出相同的反应。这种情况在剥夺了睡眠几天的人类身上也能见到。在这类压力下，人们可能对无关紧要的问题表现出和他们被极度激惹时同样程度的怒意和困惑感。我很好奇有多少因鸡毛蒜皮的小事而起的家庭争吵，仅仅是出于简单的睡眠剥夺。

在**悖论**（paradoxical）阶段，或者说巴甫洛夫的第二个延长压力反应阶段，动物们逆转了条件反射反应。狗的脑中发生了什么事情，使它们对弱刺激的反应程度超出了对强刺激的反应程度。除非是被创伤了，一般人身上是不会出现这种反应的。那些可以因远处机车的发动声而冲向掩体，却能够整个下午处在炮火交加之中的"越战"老兵，表现出了这个阶段的崩溃状况。另一个类似的例子来自强奸的受害者，他们常因滑过的微小阴影而惊恐，却能够在乌烟瘴气的酒吧里闲逛。

巴甫洛夫将这个崩溃传奇的后面两个十足的压力阶段命名为**超悖论**（ultra-paradoxical），有时候也称为**超边缘**（transmarginal）阶段。在这个包含超大刺激的最终阶段，压力达到一个关键点。很多狗在压力超过这个极值时会抽离，在很长一段时间内变得毫无反应。巴甫洛夫相信这种抽离是一种对神经过载的生理保护机制。（巴甫洛夫由此为安吉尔和晚些时候创立多层迷走神经理论的波格斯对保存—退缩反应的研究奠定了基础。）不仅如此，当他的动物从回避中恢复时，它们表现出极度奇怪和难解的行为。如前所述，攻击性强的狗变得温顺，而胆小的狗变得极具攻击性。与之相似的是，那些洪水前与狗关系良好的驯狗师现在面对着充满攻击性的咆哮和猛扑，而那些从前不喜欢驯狗师的狗，现在倒是一见驯狗师就充满感情地不停摇尾招呼。

这种彻底反直觉的行为改变可与受到较大创伤的人类情况类比。从伊拉克战场回来之后攻击了自己妻子的丈夫，所经历的有可能就是类似的情况。有斯德哥尔摩综合征的人质是另一个典型的例子，他们不仅顺从了绑匪，还表现得好像爱上了绑匪一样。当救援人员到达后，他们甚至会拒绝离开。有大量例子显示一些曾被绑架的受害者此后多次去监狱探望绑匪，并最后和他们结婚了。《基督教科学箴言报》的记者吉尔·卡洛在谈到她在伊拉克被绑架的经历时心情愉快，但一两天之后，她又谈到她因创伤而将自己封闭起来。最后，她恢复了平静，她曾说："我终于觉得我又活过来了。"

不仅如此，就如巴甫洛夫的超边缘阶段所述，受创伤的个体通常发现他们自己在彻底抽离、麻木和被恐惧、暴怒等种种情感淹没的两极间不可预测地剧烈摇摆。这些两极化的摆动常常是古怪多变的。人类中创伤后应激障碍的慢性受害者，常常随着时间流逝而逐渐滑向抽离。这常常以述情障碍（alexithymia，指因缺乏情绪觉察而缺少描述情感的能力）、抑郁和躯体化症状的形式表现出来。

巴甫洛夫在观察了它的狗苦于这些令人衰弱且难以驾驭的症状之后，推断它们已经失去做出适应性的接近或回避反应的能力。它们已在本质上"失去了目的"。在总结这些可怜生命的困境时，他评论道，它们已经失去了"反射"，或者说本能的目的，它们迷路了。另一个类似的崩溃的例子来自大自然。在加拉帕戈斯群岛的导游手册上，我的一个学生看到如下故事："当火山爆发，动物们经常会丧失它们的求生本能，变得迷惑，有些甚至直直地走向正在流出的岩浆，其中包括完全有能力游到其他岛上的海狮和海蜥蜴。"看起来在这类极端威胁下，即使野生动物也可能在混乱中迷失方向。巴甫洛夫也以少有的预见性推测出了，能令我们受创的机体恢复目的性和生存意愿的自然本能机制。他尤其意识到"接近与回避"反应与他所称的"防御与定向反应"有一致性。在巴甫洛夫对定向反应（接近）和防御反应（回避）的进一步研究中，他告诉我们，在机体和它所在环境之间建立健康关系的关键：一种在好奇心和自我防御需求之间的最优平衡解。

巴甫洛夫发现当动物被置于一个崭新的环境中时，它们通常会静止不动一段时间。接着，它们把自己的眼睛、头和脖子朝向当时发出声音、有瞬逝的阴影或新鲜的气味的方向（或者跟随种群中其他进入静止警觉状态的成员）。在这个静止状态中，心律会短暂地下降，这明显打开和协调了感官知觉。[122]

巴甫洛夫发现这类定向反应既帮助动物定位新异刺激的源头，也提取该刺激的意义（比如威胁源、交配、食物和避难所）。很有可能巴甫洛夫对这种双重功能是有意识的。他将这种定向反应的内在特质称为 chto eta takoe 反射（而不是更简单的 chto eta）。如果尝试按字面意思直译，它可以被称为"它是什么"反射。如果更精确地翻译，它可能更接近于"那是什么""那边怎么了"或者"嘿，哥们儿，发生什么了"，⊖这些翻译强调了这

⊖　我最近跟我的第一本书《唤醒老虎：启动自我疗愈本能》的俄文译者聊过，她确认了这一分析。

个反应中自带的惊奇感和好奇心。这个双重反应（反应加探寻）是定向行为的主要特点。对人类和动物来说，它包含着期待、惊奇、警觉和好奇。

让我们通过追踪巴甫洛夫教给我们的课程的临床应用来结束这一章：基本上在每一次咨询中，当（正式定义上）受到创伤的个体摆脱僵直和抽离，他们在生理上会自然产生在房间内定向的崭新冲动，向他的治疗师、其他人（如果是团体咨询）和此时此地定向。所以巴甫洛夫展示出了我们是如何迷路的，但他同时也为我们照亮了归途。让我们回忆一下第8章中大屠杀幸存者亚当在咨询中的定向反应。通过体验当下的孩子欢乐地放飞他们的风筝的意象，亚当从他深沉的抽离中脱出了，并开始对房间中的各种物件进行定向，然后，开始以一种充满清新活力的方式与我交流。在那个瞬间，他有足够的时间活回自己的生命，去体验新的可能性。

所以如你所见，归根结底，我们仍然不过是一群动物——本能、情感和理性。在此，我想重复在本章开始时马西莫·皮柳奇的引文，因为他的话简洁地总结了这一切："我们可能是很特别的动物，我们可能是具有某些特别特质的特殊动物，尽管如此，我们仍然是动物。"

第 11 章

自 下 而 上

三个脑，一颗心

> 只知道引力定律并不意味着我们能摆脱引力，它只是让我们懂得如何利用引力。直到我们告诉了地球上的所有居民，他们的大脑是如何运作的；直到他们意识到他们的大脑被统治欲支配，事情才有可能开始发生改变。
>
> ——亨利·拉博里，《我的美国舅舅》
>
> 给我一个支点，我可以撬动地球。
>
> ——阿基米德

显然，没有人会反对我们是我们大脑和身体运行的产物，虽然这可能不是故事的全部，但这是一个合理且近似的工作描述。尽管如此，傲慢地声称所有主观体验都能被大脑的生理和解剖结构精确地解释，就像相信我们的一切所知所感都可以用大脑功能来理解一样荒唐。归根结底，不论好坏，我们不可能回避我们受躯体中大脑的运行和影响的限制。或多或少地，了解我们自身就是了解我们的脑，而了解我们的脑也就是了解我们自身。

在 20 世纪初叶威廉·詹姆斯具有远见的经验主义研究之后，研究重点转向了大脑功能方面。詹姆斯聚焦于情绪的主观体验，但后续研究更多地涉及刺激和切除动物的脑组织，并将这些区域与观察到的情绪行为（比如恐惧或暴怒）相连。首先，当时（20 世纪 20 ~ 40 年代）著名的生理学家怀特·坎农与威廉姆·巴德强调情绪控制发生在大脑里，而非通过躯体（体验）。⊖他们的核心理论在詹姆斯·帕佩兹那里得到进一步发展，这位谜一般的神经解剖学医生在他位于纽约上城的小镇办公室中独立工作。在他 1937 年里程碑式的文章《情绪管理机制提议》（*A Proposed Mechanism of Emotion*）中 [123]，帕佩兹描述了一种以脑干上部为中心的"情绪回路"，即丘脑。丘脑周围是一个圆圈核心区，或称"异色边缘"，包含海马、下丘脑和扣带回。我们将会看到，扣带回是情绪与理性之间的主要中介。值得注意的是，帕佩兹在他关于情绪回路的论文中并没有提及杏仁核（现在被认为是情绪的主要协调者，尤其是那些与新异刺激和威胁有关的情绪）。

帕佩兹给了他的回路一个引人注目的名字叫"情感流"。今天，这个区域被称为边缘系统，或称情绪脑——这个描述性的名字是由著名的脑研究者约瑟夫·雷迪克斯（Joseph LeDoux）提出的。我们需要注意，这些 20 世纪的脑研究者只专门研究情绪的表达，而完全忽视情绪的主观体验。在情绪表达的具体神经机制和行为成分的魅力以及当时的研究技术面前，弗洛伊德隐喻式的架构和詹姆斯对情绪和感觉的聚焦内省都黯然失色。尽管如此，我们可以冒昧地猜测，弗洛伊德（最初是个神经学家）至少应该为定位到情绪而感到高兴。毕竟，它处在大脑核心中他相信的本能（他命名

⊖ 对詹姆斯的理论，坎农也给出了一套逻辑合理的评论，他辩称内脏反馈会太慢，并且没有足够具有特异性到可以解释不同的情绪。我们会在第 13 章再讨论这个问题。

为"本我")所在的地方，确实在"自我"和精细意识的范围之外。尽管如此，我们将看到，虽然本能（本我）和理性意识（自我）之间可能没有直接连接，在本我（本能）和自我觉察之间却有两条至关重要的通道。

我们最原始的本能居于边缘系统的根部，住在我们最古老而朴实无华的大脑中。在那里，核心的带钩的神经细胞在脑干周围蜿蜒分布着。这个古旧的系统负责保持内部环境的稳定和调节唤醒状态。这个斑驳潦草网络中的一个小缺口，就能导致我们沉入不可逆转的昏迷。当报道称肯尼迪总统遇刺并脑干受损时，詹姆斯·伍德神经生理学实验室的整组研究助理同事坐在密歇根大学学生会的电视面前都哭了，我们明白，我们的卡米洛王子行将就木。

神经解剖学家瓦勒·瑙塔（Walle Nauta）巧妙地称原始脑干对唤醒的调节为"内在环境姿态"（the posture of the internal milieu）。通过这个充满内涵的描述，他承认、证实并刷新了当代生理学之父克劳德·伯纳德两个世纪前具有前瞻性的研究成果。贝尔纳展示了为何所有生命首先都需要保持稳定的内环境。不论是细胞、阿米巴变形虫、摇滚歌手、监护人、国王、宇航员还是总统，在面对不断改变的外部环境时，如果没有动态的内部稳定，我们都会消逝而去。举个例子，要想保持存活，血液中的氧气含量和酸碱度必须被保持在一个极为狭窄的区间里。我们包含无数复杂反射的脑干正是负责这些持续精微的调整以维持生命基础的"控制中心"，其中也包括对基本唤醒状态、觉醒和活动的调节。尽管这个脑干网状激活系统又原始又凌乱，它却能优美地完成维持生命的任务。

与豪华的大脑皮层上那些强迫症般整洁的六层柱形组织结构相比，脑干简直低劣到一片混乱，但正是如此原始的组织方式使它能够执行它被分配到的功能。它能迅速有效地收集来自躯体内外部多种多样的感官信息，在面对复杂多变的外部环境时，保持内部环境相对稳定。同时，它也收集概括来自不同感觉通道的信息，以提升整体的唤醒状态。这就是为什么飞驰而过的卡车的噪声能够把我们从小睡中突然唤醒，或者为何音乐、气味和触摸有时可以刺激昏迷的病人，帮助他们恢复意识。大自然发现最好的调节唤醒状态的方式就是通过对视觉、声音、气味和味觉信息的非特定整合，加上各种具有特定功能的感觉通道。

下如此，上如此

先于精神的意识长存，只要我们活在我们意识强大的本源与身体之中。心智不过是最后的花朵，一条死巷。

——D.H. 劳伦斯,《精神分析与无意识》

充满军事化秩序且结构复杂的六层大脑皮层，对脑干混乱而古老的"一根筋"网络的明显抵制和主宰令著名的俄裔神经病理学家保罗·伊凡·雅科夫列夫大为烦恼。在 1948 年的一篇影响深远的论文中，这位巴甫洛夫的门徒挑战了笛卡尔式的结构化（自上至下）世界观，并提出如动植物进化史孕育出了本体论的原理一样，根据我们越发复杂的行为可以推断出，中央神经系统的结构是从内向外、自下至上进化的。

脑干和下丘脑（旧皮质）最里端且进化上最原始的大脑结构，通过对内脏和血管的自动控制来调节内在状态。雅科夫列夫主张，这个最原始的系统是形成余下的大脑和行为的发源地。

下一级的边缘系统（根据进化和定位称为旧大脑皮层或古哺乳动物脑）是与姿势、运动、内脏状态的外部表达（如表情）有关的系统。这一层级主要以情绪动力和情感的形式表现出来。最后，最外层的发展区域（称为新皮质或新皮层），由雅科夫列夫模型的中间系统发展出的部分，使控制、知觉、象征、语言和操纵外界环境成为可能。

虽然我们对更加复杂精妙的后者更能感同身受，雅科夫列夫却强调这些大脑分层（环环相套，与俄罗斯套娃类似）在功能上并非相互独立。恰恰相反，它们是相互重叠且互相整合地促发机体的整体行为的。边缘系统和新皮层深植于原始（内脏）的脑干，也是脑干功能精细化的结果。雅科夫列夫的论点称，更加复杂有序的大脑皮层是进化过程中优化的结果，本质上来源于包括摄取、消化和排泄在内的情绪和内脏功能。我们可以说大脑是一个由胃进化出来的小装置，其主要目的是保证食品安全。当然，我们也可以反驳说，胃是大脑为了保证自身养料供给以维持功能和生命而发明的一个器官。所以它究竟是归脑管，还是归身体管？当然，两种说法都同样正确，因为这就是机体运行的方式。大脑指向胃，胃也指向大脑，它们被共同编织在一个互惠互利的民主网络中。这种机体观点与笛卡尔式的由"高等"大脑控制"低等"躯体功能（比如消化系统）的自上而下的模型完全相反。这种角度改变并非单纯的文字游戏，而是一套全新的世界观，是对机体运行方式全然不同的见解。在这里，雅科夫列夫提供了一个值得当代神经科学家借鉴的思路，即对机体中身—脑连接的深刻欣赏与理解。

总而言之，根据雅科夫列夫所述，大脑的形成主要来自进化中对内脏功能原始需求的优化提炼。思想和感情并非独立于内脏活动之外的过程，我们是用内脏感受和思考的。举个例子，消化过程通常首先被体验为躯体感觉（纯粹的饥饿感），接着是情绪感受（比如饥饿可能被感受为攻击性），最后在大脑皮层中提炼为对新知的摄取（就像渴求和消化新知那样）。以自我为中心的我们更不喜欢的是，这个"自下而上"的进化式（革命式）观点聚焦于将内在平衡的古老求生功能作为神经组织和意识的蓝本。那些我们为之着迷的所谓高级思维过程，在这里事实上是仆人，而非主人。

意识和功能的源头，雅科夫列夫的内脏世界，就在这些原始的网状结构之中。活在传承了托尔斯泰和陀思妥耶夫斯基的伟大传统中的雅科夫列夫，通过对上千片脑组织切片（组织学）的系统化分析，孕育出了充满诗意的意象。雅科夫列夫对他毕生的缜密研究作了如下精妙概括："大脑皮层从网状系统的泥沼中升起，就如邪魅的兰花，堕落而绝美。"哇哦……哇哦……哇哦！

一次个人朝圣之旅

我第一次与雅科夫列夫的理念相遇时，我在内脏中感受到了他的假设的真实性。我的肠胃在认同中蠕动，我的情绪飙到了兴奋的顶点。同时理智上，我渴望消化和享受他极致天才的精髓。[○]我想把他整个生吞下去，我是说，如果他那时还活着的话。我连着打了好几天电话才找到他，他当时确实还活着，而且活得不错。我的这场成人之旅演变成了我对另一些我精神上的英雄的探寻和相遇。在 1977 年于加州大学伯克利分校获得博士学位之后，我紧张地把自己的毕业论文发给了几位我当作个人精神导师的科学家，这些人包括尼古拉斯·廷伯根、雷蒙德·达特、卡尔·里歇尔、汉斯·塞里、厄恩斯特·盖尔霍恩、保罗·麦克莱恩和雅科夫列夫本人。那时我正在路上……

我记得雅科夫列夫的实验室在美国国家健康研究所的一座暗黑洞穴般的建筑的地下室里，我穿过大门，向前台介绍了自己。门虚掩着，我探头进去的时候，被满眼整柜整柜浸泡着大脑的瓶子惊呆了。某位大人物叫住了我，让我到他的桌前。这位矮小的八旬老人看起来既安静又绅士，与他现实中健谈的特质毫不相符。雅科夫列夫眨着蓝色的眼睛，真诚而热情地邀请我坐下。他询问我的兴趣，并对我为何选择跑这么远来拜访他感到好奇。

　　○ 在心理学里，有食欲意味着获取。

当我告诉他我对本能的兴趣以及我对身心疗愈、压力和自我调节的想法时，他跳起来激动地抓住了我的胳膊，然后开始向我一瓶一瓶地讲解他收集的各种标本，解释各种大脑功能的解剖学基础。然后他把我带到他桌上的显微镜前，我们一起观察了各种极薄的脑组织切片。当我想象百年之前达尔文在他的实验室中可能做过什么的时候，他为我的观察做着旁白说明，并热情洋溢地对他的推断做出详细的解释。我是如此地激动，以至于我感觉无法控制自己想要跳起来大叫的欲望，"是的！"我知道我一直是对的，我们真的是对的，归根到我们的神经细胞上，我们不过是一堆动物——这真的不坏。

午间，在分享了一个鸡蛋沙拉三明治后，雅科夫列夫给我画了一张指引我去下一个约会地点的复杂地图，那个地方大概在马里兰乡间 40 英里处。他画得像解剖图般细致，仔细地用一套亮色铅笔和套色拼版，极度精确地画出了最佳路线和路边的明显标识。他还说如果当天结束时我还有时间，他很欢迎我原路返回找他。

我准点到达了目的地。保罗·麦克莱恩礼貌地欢迎了我，但没有像前一位那样慷慨热忱。不过他确实问我了同样的问题，就是我为何跑这么远来见他。我做了同样的回答。麦克莱恩迷惑地看着我，好奇而又带着一种父亲般的担忧。"这些都很有意思，年轻人。"他说，"但你打算怎么支持你自己？"我感觉有点儿沮丧，问了他很多近 20 年来，他关于如今被称为三重脑理论（trine brain theory）的严格实验研究的问题。雅科夫列夫、瑙塔和帕佩兹之前已拟出一系列神经解剖通路，麦克莱恩将它们与特定行为联系起来。虽然这几个基础大脑部分在结构和化学上有很大不同，但三者之间是网状相连的，且应该能作为统一的（"三重的"）脑运行。麦克莱恩有条不紊地证明了，不仅是我们的神经解剖在进化中从最原始的向最复杂精致的方向进行了优化，我们的行为也是如此（就像达尔文预测的那样）。这一发现意义深远。它告诉我们，不论我们多么不愿承认，我们过去古老的原始结构直到今天仍潜藏着，并深深地与我们同在（见图 11-1）。[124]

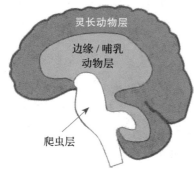

灵长动物层：
思考，有意识记忆，象征，
计划和冲动控制。
边缘／哺乳动物层：
情感，动机，交互与关系。
爬虫层：
感觉，唤醒—调节（稳态）
和动作冲动始发。

爬虫层

图 11-1　保罗·麦克莱恩的三重脑模型

注：图 11-1 阐释了爬虫脑（脑干）、古动物脑（边缘系统）和灵长动物脑（新皮层）的基本功能。

著名精神病学家卡尔·荣格有预见性地意识到，可以通过心理个体化（psychological individuation）来整合本能层面的需求。他相信通过吸收他所称的集体潜意识，每个人都能趋于完善。荣格理解这种集体潜意识并非抽象或象征式的观念，而是一种具体的物理和生物现实。

整个心理机制与身体精确呼应，这个身体（和心智）虽然因人而异，但是从本质上来说是全人类共有的身体。在它的发展和结构中，仍然保留着与无脊椎动物，甚至最早的单细胞生物有关的元素。理论上，我们应该可以将集体无意识"层层拨开"，一层又一层，直到我们达到蠕虫，甚至是阿米巴变形虫的心中。[125]

荣格的导师西格蒙德·弗洛伊德在他影响深远的作品《自我与本我》（The Ego and the Id）中，也挣扎在演化源头的潜在含义上。在令人难以抗拒的诚实和无情的自我检验下，他挑战了自己一生工作所基于的假设。他说："当谈到动植物演化史的时候，新问题出现了……一个人可能很想小心地不去碰它……但我们对此毫无办法。"他叹息道，"我们仍要尝试，尽管它可能会揭露我们整个工作中的不足。"显然，在动植物演化史的遗产面

前，弗洛伊德在质疑整个精神分析的基础假设和有效性。在这里，他承认
需要将我们对动物源头的理解整合进治疗过程，但如何整合？雅科夫列夫
和麦克莱恩给了我们这样做的基础。

　　就像雅科夫列夫之前做的那样，麦克莱恩将哺乳动物的大脑分成了三
个独立的层次组织，大体上与爬虫旧皮质、古动物脑和新哺乳动物机缘的
进化发展类似。麦克莱恩进一步发展了他的理论，将下丘脑作为联系这三
个脑区的节点包含进来就像脑干轮子上的驾驶员，调节自主神经系统的输
出。麦克莱恩和厄恩斯特·盖尔霍恩 [127] 借鉴了 W. R. 赫斯的早期研究 [126]
（他与葡萄牙神经学家和西班牙大使埃加斯·莫尼斯共同获得了 1949 年诺
贝尔生理学或医学奖），提出下丘脑这个绿豆大小的原始器官，负责组织了
行为的替代路径。它从整体上指挥机体的行为，传统上这个功能被认为由
新皮层完成。我们会看到，行为控制是由大脑中的多个系统共同完成的，
并没有某个点能够控制全局。我们不是有分割成三份的一个脑，而是有一
个三重脑，麦克莱恩如此命名，便是要强调各部分间的整体整合。有了我
们的三部分脑（如果你把我们和鱼共享的水生稳态部分也包含在内，事实
上是四部分），我们面对着成为"一颗心"的艰巨任务，一个既造成局限又
给予自由的挑战。

三个脑，一颗心

> 爬虫的奋斗和领地意识，
> 早期哺乳动物的滋养和家庭导向，
> 新皮层的象征与语言能力，
> 既能将我们推入地狱，也是拯救我们的恩典。
>
> ——珍·豪斯顿，《可能的人类》(The Possible Human)

　　麦克莱恩的三重脑以一种优雅平衡的方式驾驭它的三重而非三分功能。如果你面对着大脑一侧，将大脑切下一半（得到它的正中矢状面），你会观察到一个令人惊讶的事实。大脑最前端的前额叶皮层负责人类行为和意识功能中最复杂的部分，它沿头盖骨弯曲成类似 U 形，极度接近比邻的脑干中最古老的部分、下丘脑和边缘系统。神经科学教导我们，如果大脑的两个部分在解剖上接近，这通常是因为它们应该合作运行，这样安排更易使电化学信号的传输稳定。

　　笛卡尔可能会为大脑中最原始和最先进的部分之间的关系如此亲密而大为吃惊。在这里，我们人类进化的顶点和我们动物祖先最原始的古老遗迹（脸贴脸地）"躺在床上"。笛卡尔大概找不到任何浪漫或理性的道理来解释这一物理安排。如果他能预知不动产的价值完全由"位置、位置、位置"决定，他可能会对这个安排更加困惑。此外，作为隔壁邻居的脑干、情绪脑和新皮层必须找到一种共同的语言相互沟通。要让它们维持这种关系，就好像要将麻省理工学院的 Craig 或 IBM 超级计算机和中国杂货店的古老算盘连接在一起，以便它们能够作为一个单元共同运行一样。同样，蜥蜴原始的大脑和爱因斯坦的天才大脑（新皮层）必须共存，并以连贯、和谐的方式沟通。但是，如果本能、情绪和理性的共生关系被打破了会怎样呢？

　　铁路工头弗尼亚斯·盖奇（Phineas Gage）是这种暴力分割的第一个记录在案的个案。1848 年，他在美国佛蒙特的伯林顿炸隧道的时候，一支三英尺长的铁夯受到冲击，子弹一样穿过他的颅骨，从眼窝附近刺入，刺穿了他的大脑，并从另一侧头部的顶端穿出。令所有人惊讶的是，盖奇先生除了少了一只眼睛以外，"完全康复了"。好吧，不是完全……虽然他的智力功能正常，但这次伤害改变了他的基本人格。在这次意外之前，他的雇员和雇主都喜欢他（一个理想的中层管理人员），但是"新的"盖奇先生却"武断、善变、不稳定，被所有之前知道他的人描述为满嘴脏话的粗人"。

他缺乏动力，以至于无法维持工作，最终过上了漂泊的日子，有段时间甚至还表演马戏团的穿插节目。[○]他的一位老熟人观察到"盖奇已经不再是盖奇了"。另外，他的主治医师约翰·哈洛也沉痛地描述了他的行为："盖奇已经失去了他的智力功能和动物习性之间的平衡。"

快进 140 年到埃洛特，这位著名神经学家安东尼奥·达马西奥 [128] 的可怜病人已经走到了尽头，失去了他个人和职业生涯中的一切希望。他无法维持工作，因为多次与声名狼藉的合作伙伴的商业冒险而破产，还被随之而来的离婚迎头痛击。埃洛特向精神医生寻求帮助，并被转介给达马西奥以进行一次完整的神经学检查。他通过了一个又一个认知、智力测试，甚至在一个标准人格测试中都得分正常。他在道德发展测量中得分甚高，并能对各种复杂的道德问题进行推理。但是，这个人身上明显有什么不"正常"的地方，如埃洛特所言："即使所有这些我都知道，我还是不知道应该做什么。"虽然他能够"想清楚"所有复杂的智力和道德困境，他却无法做出决定，并采取相应行动。他的道德计算机在运行，但是他的道德罗盘并没有。

最终，达马西奥设计了一些聪明的测试，得以精确指出埃洛特的缺陷，并为解释为何他的人生如此糟糕提供了线索。其中一个测试是个卡片游戏，在游戏里，与风险和回报有关的策略是相互冲突的。当他需要从高风险、高回报的策略（可能导致整体损失）转向中等风险、中等回报的策略（最优策略）时，埃洛特就无法习得这一点，并保持这种变化。就像他整个人生的结果一样，埃洛特凄惨地失败了，他就是没办法在关键时刻学到这一点。达马西奥推测他的病人可能无法从情绪上体验到他的决定或行为的后果，而在非紧要关头，他却都可以完美地推理。本质上来说，达马西奥推断埃洛特失去了感受和关怀的能力。因此，他无法对价值做出评估，并把这些

　○　可以参考麦克米伦的叙事回忆录" *Restoring Phineas Gage: A 150th Retrospective*"，Journal of the History of the Neurosciences，2000 (9): 42-46。

评估整合为有意义的后果，并据此采取行动，他在情绪上毫无头绪。

达马西奥怀疑埃洛特可能是个现代版的弗尼亚斯·盖奇。虽然相隔一个世纪，哈洛和达马西奥医生都推测他们的病人可能失去了平衡本能和智力的能力。不过达马西奥和他的夫人汉娜并未止于对这种可能的思索，他们开始了一场医学考古的探险之旅。它们找到了仍被保存着的盖奇的头骨，它正在哈佛医学院一个不知名的博物馆的架子上落灰。这个研究更接近于充满戏剧化的法庭分析的刑侦电视剧，而非晦涩的学术实验的研究。达马西奥借到了这个碎裂的头骨，并对它进行了复杂的计算机分析。透过强大的图像技术，他们能够精确地预测坚硬的投射物是如何撕开大脑，把盖奇击倒，并永久地破坏他的人格的。随着令人惊叹的预测，盖奇被复活的"虚拟大脑"揭示了它与埃洛特大脑中功能失调的神经细胞轨迹相同的神经破坏。谜题解开了，虽然在一个案例中更加明显，而在另一个案例中更加微妙，但在两个案例中，大脑情绪回路和理性之间的通路中断，都对当事人的能力和精神造成了可怕的伤害，把他们变成了彻底的败家子。他们的大脑不再是三重的，而是三分的，三个脑连为一体的重要沟通网络已被切断。

夹在前额叶和比邻的边缘区域之间的是一个被称为扣带回的折叠结构（盖奇的额叶切除和埃洛特机能障碍的神经的所在地）。这个区域在整合想法和情绪方面至关重要[129]，或者说，正是这个结构将原始、粗糙、未开化、本能的下腹部与最复杂、精致、计算的前额叶皮质连接起来。扣带回和它的相关结构（如岛叶）掌握着我们成为完整的人类动物的关键，令我们的三个脑拥有统一的心智。

盖奇和埃洛特的大脑里都缺乏本能脑和理性脑之间的功能性连接，这造成了他们的迷失。如果本能和理性（就像经度和纬度）无法在大脑神奇的织机上编织在一起，他们就缺少能使他们真正为人的东西。

哈洛描述中的盖奇是一个被一时兴起的本能奴役的人，"既像只动物，又像个孩子"。接着，1879 年，名为戴维·费里尔（David Ferrier）的神经学家为这一情况提供了实验观点，他切除了猴子的前额叶，发现这些猴子"不再像以前那样充满兴趣、活泼地探索周围，或好奇地窥探所有进入他们视线的事物，而是持续表现得呆滞而缺乏感情，或者干脆打起了瞌睡"。[130]

遗憾的是，费里尔的灵长类研究不是由埃加斯·莫尼斯指导的，这位葡萄牙神经学家晚些时候设计了一个用在人身上的类似的手术，他称之为前额脑白质切除术（prefrontal leucotomy）。随着这个手术的出现，充满争议的"精神外科学"诞生了，但这些"治疗"的结果常常远比"疾病"本身更糟糕。这个手术在美国最为流行，在这里沃尔特·弗里曼（Walter Freeman）发明了一种被称为额叶白质切除术（prefrontal lobotomy）的手段。奇怪的是，据老年弗里曼回忆，这种治疗"是如此简单，以至于在家庭医生的办公室里都能完成"。基本上，按他自己所说，他的方法包括"用电击把他们击昏"，然后（用一种会令人想起盖奇被铁夯造成的额叶伤害的"医疗手段"）"把一根碎冰锥从眼睑的折痕处刺进去，刺入前额叶，然后通过摆动这玩意儿切断皮层联系……手段非常简单，不过肯定看起来让人很不舒服"。（注意弗里曼对"他们""玩意儿"这两个词奇特而无情的用法，以及他对"外科器具"的选择———一把碎冰锥！）

这一手段看起来可以造成自相矛盾的结果：在盖奇的案例中，它使他"既像只动物，又像个孩子"；在费里尔的猴子身上，它使猴子们缺乏好奇心和探索欲；在达马西奥的病人埃洛特身上，评估和选择适当选项的能力被永久破坏了。不幸的是，接下来的应用趋势塑造了数以万计被切除前额叶白质的弗兰肯斯坦式的病人（还有数十万人在医生开的氯丙嗪和氟哌啶醇的作用下变得神情恍惚）。没有了动物中的人类和人类中的动物，我们在这些人身上几乎看不到鲜活的生命迹象。有意思的是，许多受困于多动症的病人和许多暴力罪犯的本能脑区都高度活跃，同时他们的前额叶却是关停的。考虑到这一点，这两类人的行为机能障碍有可能是他们企图刺激自己，以便使自己更有作为人类的感觉的结果。不幸的是，这些冲动性障碍的代价对个人和社会来说都可能是灾难性的。

另外，长期被情绪爆发淹没的人生也是受限的。虽然这些人没有那么非人类（没有盖奇和埃洛特那种僵尸般的"躯体劫夺"），他们的情感爆发对维持亲密和职业关系同样具有侵蚀性，更不用说他们的自我一致感。受创伤的个人则同时被关在两个众所周知的最糟的世界里：他们一会儿被侵入式的情绪（像恐惧、暴怒和羞耻感）淹没，一会儿又被抽离，与以情感为基础的本能扎根感隔离开来，造成他们无法感知目的感，也无法找到方向的后果。这些人可能是我们的来访者、亲戚、朋友或熟人，在极端而无尽的情绪痉挛和休克（空虚／抽离）间摆荡。如此一来，他们就无法使用他们的情商。在某种程度上，他们体现了在慢性压力或创伤之下，我们每个人身体里的盖奇先生。

完整即平衡

上如此，下如此。下如此，上如此。

——《奥义之书》(Kybalion)

我们不仅是会说话的动物，我们还是语言的造物。尽管如此，我们究竟是被语言主宰，还是因其获得自由的，仍然是个未解的问题。不论我们是使用还是滥用它，语言都与我们的生活方式有很大关系。对烦躁的婴儿而言，词语本身并没有太大意义，他们需要亲密的抚慰性肢体接触（比如手握、轻摇以及轻柔的安慰声）的陪伴，是我们非语言的音调和节奏安抚和取悦了婴儿。在孩子成长的过程中，他们开始同时理解实际的语义和安抚性的发音方式。

尽管如此，言语仍然需要依赖物理情境才能达到疗愈和帮助的效果。

你也许还记得一个名叫伊利安·冈萨雷斯的男孩，他在佛罗里达一次暴力政治纷争中成为焦点。伊利安的远方表亲们（住在迈阿密的古巴流亡者）大概是出于担心他的福祉，与伊利安仍住在古巴的父亲激烈地争夺他的抚养权。就像贝尔托·布莱希特（Bertolt Brecht）在《高加索灰栏记》（*The Caucasian Chalk Circle*）剧中写到的，他们彻底把这个迷惑的 6 岁孩子撕裂了。最终，最高法院打断了杰布·布什（Jeb Bush）将伊利安当成"反卡斯特罗的公民典范"留在美国的企图，并将他送还给了他有监护权的父亲。

国家安全局的士兵受命从一群举着示威牌、充满敌意的暴民中保护并带走伊利安，同时一位女特工从他的表亲和愤怒的围观者手中夺过他来，并把他安全地抱到了身边。很显然，这来自陌生人的预料之外、不受欢迎的拥抱把这个本已惊恐万状的孩子吓呆了。但紧接着，令人惊奇的事情发生了。特工将男孩抱得足够紧，使他不被愤怒的人群冲散，同时又足够温柔，并以同样平静温柔的西班牙语对他说："伊利安，这现在看起来可能有些吓人，但事情很快就会好起来。我们会带你去见你爸爸……你不会被带回古巴（这句话在当时是事实）……你也不会被放回船上（伊利安是通过一次危险的偷渡来到迈阿密的）。你现在和在乎你的人在一起，我们将会照顾你。"

正如你猜测的那样，这些话都是经过一位了解伊利安的苦难经历的儿童精神病学家精心设计的，以缓解男孩的不安和恐惧。这些话起作用了，但如果没有明确的肢体语言，及 FBI 女特工的出现和音调，话语本身是不足以平复男孩的情绪的。她或者本能地知道（可能受过训练）如何将伊利安抱得既紧到他感觉到被保护，又松到他不会觉得被困住。通过非常轻柔的摇晃，简短的眼神交流和平静柔和的平衡感，她用一个声音同时向伊利安的爬虫脑、情绪脑和前额脑传达了信息。这个统一的声音和拥抱很可能使男孩避免受到过度创伤，使孩子脆弱微妙的内心不致受惊。这就是良好的创伤疗法通过不同手段和形式所起到的作用，就像我们在第 8 章中看到的一样。

几年前，我目睹了另一个本能地应用人类触摸和安抚性语言来缓解痛苦的例子。我与我的朋友英格·阿格在哥本哈根的一个公寓里。英格曾是南斯拉夫（已解体）大屠杀期间欧盟心理社会服务部门的首脑，他对创伤和人道主义灾难非常熟悉。所以，当背景里英国广播公司的世界新闻播报东帝汶火灾时，我们都转过头去看难民的画面，他们显然都混乱眩晕地在难民营中毫无目的地游荡，而在难民营门口站着一组穿着白色法衣的胖嘟嘟的葡萄牙修女。

从我和英格的角度来看，这群机警的修女很显然在本能地扫描和"鉴别"难民，尤其是那些因震惊而完全不辨方向的孩子。离那个人最近的修女会以没有侵犯性的方式很快地接近那个茫然的人，并用手牵住他。当我们看到修女们温柔地握着他们的手，轻摇每一个人，然后看起来在他们耳边轻语些什么时，我和英格都流下了眼泪。我们猜想他们可能在说着与FBI特工对伊利安说的同样的话。与之形成鲜明对比的是，英国广播公司的评论员声称"这些不幸的灵魂将一生都活在恐惧之中"，暗示他们被判决要永远活在创伤的经验之中。他完全漏掉了修女们的肢体语言，和这些有幸被慈爱女性的善行所围绕的难民们所显示的图景。

这强力的一幕为我们描画了该如何帮助人们缓和过来，从震惊中恢复，并最终活过来，以开始他们应对不幸的康复之旅。一个更直接个人的例子来自我的非营利性机构人类福祉基金会（the Foundation for Human Enrichment）的志愿者，他们在东南亚海啸和美国卡特里娜和丽塔飓风之后做了工作。[131] 这里，我们再一次看到最及时、直接的肢体接触与在关键时刻最简单的言语的交织，这帮助人们脱离恐惧与震惊，保护他们的自我感，并开启他们处理巨大丧失的过程。

在所有的这些例子中，脑干对爬虫、节律化的需求，边缘系统对情感连接的需求，以及新皮层对平静一致的言语的需求，都获得了满足。我们获得了保证，不论我们此刻有怎样的感觉，它都会过去。

一个明确的反例发生在 2006 年以色列与真主党之间那场可怕的战争后，全世界看到成打的残缺不全的妇女儿童的尸体被抬出遭炸弹袭击的贝鲁特建筑，电视画面上美国国务卿以机械式的法律措辞，而非充满慈爱和遗憾的语言发表了演讲，进一步增加了之前播报的可怕程度。伴随着这些视觉和听觉意象，一只象征式的钢钉被钉进了扣带回，把本是一体的三重脑分裂成了盖奇式的记忆碎片。太遗憾了！如果当时能代之以温柔暖心的言语，就能传达一种原本也许已经在路上的希望和鼓励。

接下来的章节都会围绕本能现象展开，不过在本章节中，我们就已在关注这个核心，最终给予了本能应有的地位。

第四部分
PART 4

具身化和情绪：回归善良

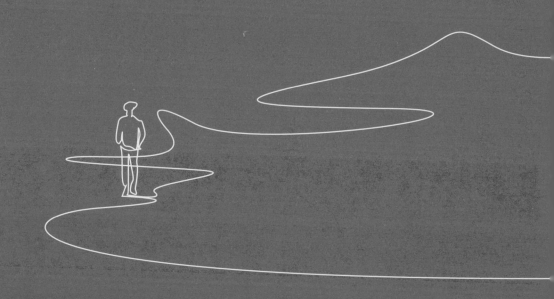

我相信血肉比心智更智慧。生命从躯体的无意识中喷薄而出，我们因此知道自己活着，因此活得深至我们的灵魂，活得远达鲜活宇宙的某处。

——D·H·劳伦斯

第 12 章

具身化的自我

存在是海洋，而身体是岸。

——苏菲格言

现在让我们暂时回到我个人的撞车事故上。我的事故很容易导向恐怖的，甚至是最终破坏性的结果，但它反而成了一次转化性经验。尽管我受到极度的惊吓，失去方向并抽离了，但我免于遭受创伤后应激障碍的反弹。是什么将我从受制于漫长的创伤症状的可能中拯救出来？除了我在这本书中已经描述过的方法外，我还获得了具身化和觉察这两位双胞胎姐妹的帮助。这些资本不仅在压力调节和创伤疗愈中扮演重要角色，更是个人改进和自我探索的绝佳工具。在这里，我要做的是劝诱你严肃地对待你的身体，以便你能更多地了解各种刺激。同时，我也想鼓励你以尽可能轻松的方式对待身体，使它成为你转化强烈"负面"或不愉快情绪时的强大盟友，这样你才能体验到真正具身化的善良和快乐的感觉。

既然这两位仁慈的姐妹在创伤的预防和治疗中占据如此核心的地位，就让我们来考虑一下具身化的觉察看起来和感受起来是什么样。虽然我们不经常随时随地有意地觉察自己多样化的体内知觉，但这些体验经常在我们的日常会话中出现。我们"咬住并咀嚼"困难的问题，总有些事情令我们无法"下咽"，有些人会令我们"觉得想吐"，更不用说大多数人都经历过"胃里飞着蝴蝶"的感觉。⊖很显然，肿胀或压缩的感觉，或者说"屁股收紧"的感觉能引起我们的注意，并具有情绪意义。我们可能在某些场景下"嘴紧"，而在另一些场景下"嘴松"。我们可能感觉腹部或胸部开放，甚至"兴奋得喘不过气"。这些都是我们的肌肉和内脏传递出的强烈信息。

所有的人类经验都是具身的，也就是说是"关于身体的"。我们的想法受到感觉和情绪的指引。但你如何知道自己何时生气？你又如何知道自己何时开心？一般来说，人们倾向于用想出的因果关系解释情绪。比如，我觉得如何（生气、悲伤之类的），是因为他做了这个（说了这个、忘了做这个）。但是，当人们学会聚焦于他们此时此地的身体感受时，他们通常报告说"我的胃部很紧张"，或者说"我的胸口展开，我的心觉得更加放松和开放"。这些身体线索不仅告诉我们自身有什么感觉，告诉我们如何缓解难过的感觉和情绪，也告诉我们：我们真实地活着。

所有对我们有影响的经验（最早可以追溯到我们在母亲的子宫中生长之时），所有压力、伤害和创伤，以及所有安全、愉快、美好、善意的感觉，所有这些都会改变我们的身体形态。有时候，这些变化显而易见，比如紧密交叠的双臂、僵硬的脊椎、塌陷的双肩或者含着的胸口；有时候，这些变化更加微妙，比如肩膀轻微不对称，看起来不明显地转向一方，与躯干相比略显细小的胳膊或腿，骨盆回撤，或者因温度而不均匀的肌肤颜色。这些是现在的我们的根基，是如今的我们的起点。

我们通过外部感觉器官吸收来自外界的信息，影像、声音、触感、气味和味道。我们中的绝大多数人主要依赖前两者，但会从所有感官接收到

⊖ 胃里飞着蝴蝶，即胃很难受。——译者注

重要的信息。与我们的外部感官相同，甚至更重要的是我们的内部感官收集的大量信息。我们从我们的肌肉、关节、重力接收器和内脏（见第 7 章关于 SIBAM 的讨论）中接收信息。事实上，如果没有这些内感受感觉信息，我们会彻底迷失，甚至比一个又盲又聋的人更甚。[⊖]没有这些内部信息，我们将无法在地上行走，或得知我们的情绪或欲望。我们与他人的关系完全依赖于内部和外部感觉数据的相互交换。我们凝视、触摸、说话，并通过我们感觉的共鸣来了解自己和他人。当这个过程处于同步状态时，我们会从整体上感觉到一种归属感和愉快感。如果缺乏来自躯体感觉的知觉感受，我们的生命就会成为单维的和黑白的。从最原始的欲望到最高尚的艺术创造，我们的物理生命和感受生命全都仰赖于具身化。虽然这本书的大部分都相当理论化和文字化，但是我的读者，我邀请你在这章中做一个简单的觉察练习。这个"打断"是为了鼓励你主动参与到和投入这些材料中，作为一个人直接接触躯体本能中感受、疗愈和理解能力的精髓。

一次与觉察的简单相遇

让手心朝向自己，看着你的右手，观察它。现在把手握成拳头，看着这个动作，并从视觉上去注意结束的位置。张开手并再次看着它。现在，闭上你的眼睛，体会你张开的手的躯体感觉。继续闭着眼睛，慢慢把手再度收成拳头，然后再展开。保持闭着眼睛，把全部注意力放在重复展开和握紧的动作上。注意当你持续觉察你看似简单的身体动作的感觉时，你的觉察如何改变。

这个小练习看似普通，但要想真正对身体保持觉察，而不被我们周围发生的事情或者我们的想法和意象（关于这个动作的）转移视线，是一件

⊖ 曾有记录描述病人整个内感觉神经完全失能的罕见神经状况。这些不幸的人只能勉强驾驭自己，一闭上眼睛就会立刻摔倒。

极其费力的任务，但这又是一个回报丰厚的任务。我们如此倾向于认同我们的想法，以至于我们以为它们是现实，我们相信它们是我们的想法。通过这个练习，你可以发现，你身体的视觉图像和你实际的"内感觉"经验之间的基本差异。躯体觉察帮助我们远离我们的负面情绪和信念系统，并接触那些美好的事物。通过发现我们并非我们的想法和意象之时，我们开始了一场通向完整的旅程，去成为活着的、参与的、有感情的、具身的生命。

最初

接下来我们将简短回顾一下人类具身化和觉察的经验。我们进行这个不可否认是推测式的探索，是希望更好地描绘具身化和觉察这两个重要的概念在历史上是如何被理解和发展的。

从生物角度来说，我们已经进化出了强大的运动系统，以保护、狩猎和躲避猎食者。这些自主（本能）行动系统（身体为保护自身所采取的措施）被设计成当面对蛇或老虎时能迅速地做出反应。我们不用思考就会立刻反应——逃跑、战斗或者僵直不动。对我们的早期祖先而言，准备好的身体是一项基本生存需要。他们必须每日每时每刻都处于"此时此地"，他们时刻准备着立刻对一些新鲜的气味分子或者远处折断的树枝做出有意义的反应。简单来说，他们需要根据他们的内脏情况做出反应。如果缺乏这些强烈的感官刺激，我们的狩猎—收集前辈们很可能活不到今天。不过，他们对自己的本能反应到底有多大程度的自我觉察仍然是个未解的谜题。

从其古老的根源上来看，本能是被驱使的动作，它们是身体所做的动作或为这些动作所做的姿势调整准备。因此，引导这些动作的躯体感觉，就是我们获得本能自我的直接知识的媒介。工具、符号和接下来的初级语言的出现使我们的祖先能够与彼此沟通，分享哪个行为模式有效或无效，并因而能够优化他们的集体行为。为此目的，我们可以猜测他们拥抱了艺术、舞蹈和故事，并在获得这些的过程中，经过一段时间，培育和发展出了自省式的自我觉察。洞窟壁画和其他考古学证据记录下了具身化的人类意识在自我认识、抽象符号和最终在书面语言中绽放的传奇般的进化史。

当人们在人口稠密的社区聚集时，他们持续对环境保持警觉的生存需求减少了。他们对躯体感觉的觉察承担了更多社会功能，也就是我们现在所说的社会智商和情绪智商。生存不再单独依赖战斗、逃跑和僵直的紧急反应，当社会变得逐渐复杂，对更高的、驾驭团体生活的心智能力的需求上升了。对表情、姿态线索这些细微的肢体语言（躯体无声的语言）的理解能力退居幕后，冲动控制走上台前，促使我们的祖先向更精神化的框架发展。

到了 17 世纪中叶，所谓的理性时代，理性的重要性达到了崭新的高峰。为了服务于号称的理性，离身（disembodiment）成为一种常态。本能和即刻的躯体驱力（比如性）成为难堪的事情，甚至更糟。教会的压制力量加剧了心智与身体之间本已深刻的割裂。最终，至高的理性凝聚出了笛卡尔对现代性具有的标志性的声明——"我思故我在"。不论好坏，接下来发生的，我们都知道了。

虽然显然被断绝了联系，但是我们强烈的本能仍然蜷缩着，等待着被点燃，并与身体和心智在协调高效的行动中再次统一。举个例子，如果我被困在荒野之中，我对狩猎、保护和避难的本能会即刻敏锐聚焦，否则我肯定就死了。另外，我的智能将全力参与进来为这些躯体本能服务。折断的树枝、新鲜的气味或闪过的阴影会将我们唤入一种高度警觉的戒备状态，而枝干、树叶和烂泥会成为能使我们远离威胁的珍贵建筑材料和保护措施。当死亡临近，冗思变得毫无意义，而身体的此时此地的参与却是无价之宝。

不过，很多时候我们引人入胜的求生本能却显得没什么大用，事实上在日常生活中，它们经常是有害的。我们耗费了大量精力来压抑我们本能的爆发。举个例子，当老板忽略我们的升职请求，却晋升了比我们更缺乏经验的竞争对手，我们（识别到实际的威胁）立刻就爆发了，然后在我们能感受到它之前，我们又已经把我们谋杀式的暴怒塞回到身体里它原本的地方了。但是，压抑这些强烈冲动的累积后果，会以背痛、头痛、高血压、心脏病、胃病等形式表现出来。

如今，我们的生存鲜少依赖于实际去执行我们的基本本能，恰恰相反，我们的身心健康依赖于能够精妙地接触本能却不产生条件反射的反应。由于我们古老的设计计划仍原封不动地存在，它给我们的遗产便是，我们只有在求生本能全情投入的情况下才会感觉真正活着。不过难点在于，现代生活很少提供可以进行这种原始的强力表达的机会。当我们需要行动时，在我们所在的社会情境下，被战斗或逃跑反应完全带着跑很难说是合适的反应。其结果就是，我们如果做了什么，就彻底毁了，但是如果我们什么都不做，我们还是毁了。

由于无法感受到本能的生命力，我们总是带着某种渴望。这些冲动通常围绕着我们两种主要的本能展开：自我求生（威胁）和种群繁衍（性）。不仅如此，如果我们找不到一个"真实的"情境唤起这些本能，我们就会制造一个。比如我们可能会参与到不正当且危险的性关系当中，或者脚腕上绑着蹦极绳从悬崖上跳下去。这些行为可以暂时解决我们无法满足的渴求，而更多时候我们只能以我们的思想作为本能驱力的贫乏替代品。我们不仅把很多精力花在我们的思想上，还经常把它们和现实搞混。就像笛卡尔一样，我们错误地相信，我们就是我们的思想。不幸的是，思想是生命体验的残破替代品，并且当与感觉失去联系时，它们会导致腐蚀性的冗思、幻想、错觉和过度担忧，这样喋喋不休的思绪并不令人惊讶，毕竟在早期含糊不清的情况面前，对潜在威胁被害妄想式的担忧可能曾经是一个重要的适应性优势。不过现在，它成了评判的产物，那些负面的"超我"们。另一方面，当我们获得清晰的躯体知觉和感觉信息后，担忧就会消失，创造力和目的感则会增强。

诗人戴维·巴德比尔（David Budbill）在他位于佛蒙特的花园工作时，在他中肯的诗文《此刻的闪耀瞬间》（*This Shining Moment in the Now*）中谈到了人类的这一境况 [132]：

> 当我每日整日完全地在身体中而毫无思想时，当我是身体的、完全的、完整的，在鸟儿、小鹿、天空、和风和树木的世界中……在此刻的闪耀瞬间里，精神的冗思全无。

在另一种花园中，一位年轻的女性在一个性研讨会上表达了如下观感："我觉得最重要的就是存在于此，在我的身体里，和我的丈夫在一起，而不是在我的头脑里。"诗人巴德比尔通过系统化的体力工作把自己从头脑的暴政中解脱出来，许多城市居民用慢跑来驯服他们的头脑。但是，这些缓解通常是暂时的，并且可以轻易发展到过分的地步，然后成为逃避不适知觉和感觉的另一种方式。

我们都会不断地反刍未解决的问题，不论这样是否对解决它们有帮助。冥想者熟知这种以负面思维为基础的"毫无必要的苦难"——它也是认知行为疗法的推动力。这些练习、传统和疗法都指向一个共同的解决方案：在强迫性思维这个暴君把它有毒的排放物喷入身体之前战胜它。但是，平复混乱的头脑的方法可能并没有帮助我们持续回到身体的方法更简易有效。诗人巴德比尔发现，当他在有目的的活动里完全投入他的身体时，他的头脑终于平复下来。沉入身体才能使他直接与每时每刻鲜活经验的本质相遇。与强迫式的担忧和后悔相反，他在"此刻的闪耀瞬间"里，向着欣赏和感恩的经验敞开胸怀。

对我们遥远的祖先而言，求生是唯一要义。这将他们永远置于一种条件反射的模式下，只能在一次又一次的威胁中求生，激发一个又一个的保护本能。虽然我们仍然受到同样本能的控制，在可见威胁面前肩负着同样的反射性反应，我们却有机会去识别它们，退后一步观察，并与这些强大的感觉和驱力成为朋友，而不必非要按照它的意志行事。对我们的原始野性渴望有意识的包容和内省，使我们充满生命力，并使我们持续地聚焦在对需求和欲望的积极追求上。这是自省式自我觉察的基础。相比自动化地对我们的本能做出反应（或压抑它们），我们可以以感官觉察为媒介，有意识地探索它们。具身化（这条术语被用来指代我们当代生活的经验）意味着我们将自己置于自身本能的指引下，并同时有机会去觉察这份指引。这种自我觉察要求我们能够识别并追踪自身的知觉和感觉。我们揭开活在我们内在的本能，而不是疏远它们，或被迫受它们驱使。

这些生命的真相使活在当下、远离冗思成为一项重大艰巨的任务。当我们处于具身化的状态时，我们便能长时间在繁盛的当下漫步。即使我们生活在一个可能发生坏事的世界里、一个看不到的危险会咬住我们的世界里，我们仍能超乎想象地在更多的快乐、探索和智慧中繁荣发展。

"具身化"是解决狂吠的"猴子般忙碌的心"（monkey mind）的暴政统治的个人进化式解决方案。它允许相反的本能和理性同时存在，并将它们融合成欢欣的合作之流。**具身化是在无拘无束的能量与生命涌入我们的身体时，以觉察为媒介，获得感觉周遭躯体感觉的能力。**⊖只有在这里，头脑与身体、思想与感觉、心灵与精神才会合二为一，融合为统一的体验。通过具身化，我们得以以一种独特的方式触摸我们最原始、黑暗的本能，并在它们于日常意识中共舞时体验它们，如此，我们才能第一次认识自己——以一种饱含生活中的生命力、流动、色彩和创造力的方式。

桂冠诗人T. S.艾略特（T. S. Elliot）在他的著名史诗《四个四重奏》（*Four Quartets*）第四部分中的"小吉丁"（Little Gidding）里，似乎抓住了

⊖ 我个人确实感觉（基于我自己明显匮乏的艺术史知识），在西方，具身化的时代大约在5000年前，在埃及晚期和希腊的基克拉迪时代达到顶峰。

这个进化的意识佯谬：

> 我们不应停止探寻，
>
> 在探寻的终点，
>
> 我们将抵达我们的出发地，
>
> 并第一次真正了解这个地方。

具身化与创造力

我们都知道爱因斯坦用图像来思考，他的理论和他自己的比喻也反映了这一过程。举个例子，电梯和相互开离的火车的图像难以磨灭地刻印在我们对相对论的理解上。不过没有太多人知道他也用他自己的身体思考。他在自传中透露，他的某些重大发现是如何以麻刺感、震动和其他生动的躯体感觉的方式首先出现的。通过一种甚至对他本人都极为神秘的过程，他的躯体感觉提供了意象和洞见，引导出了他伟大的发现。

几十年后，当爱因斯坦的大脑被解剖并用于医学研究时，人们发现他的大脑唯一的显著独特之处是他的顶叶的大小和结构，这个脑区负责整合躯体信息，以用于空间和时间定位。⊖这位伟人身上还发生过另一个有启示性的故事。当一位记者问他下一个伟大的科学突破可能是什么时，爱因斯坦想了一会儿说："证明宇宙是友善的。"我相信他并不是指生命中永远不会有痛苦和灾难，而是指宇宙是有趣的、精彩的、迷人的，而这正是他身体里的内在宇宙中的快乐的体现。

⊖ 顶叶分为两个功能区域，一个与感觉和观念有关，另一个与整合知觉信息，尤其是视觉系统的信息有关。第一个功能整合体内和体外的感官信息以形成单一观念，第二个功能建立协调的空间系统来表示我们周围的世界。顶叶受损的人经常表现出明显的缺陷，如奇异的体像和空间关系。Kandel J, Schwartz J, Jessell T. *Principles of Neural Science* [J]. 3rd ed. New York: Elsevier, 1991.

　　我并不想给人一种印象，让人们以为爱因斯坦是一个完全具身化的人类典范。很显然，情况并非如此，不过，我相信他是以一种独特的方式具身化的，并且这种协调性（显然）允许他打破陈规，远超固有局限地去思考，这毫无疑问是天才的标志。参与伟大的智力发现和使用身体感觉并不是相互排斥的。事实上，对人类动物而言，这可能正是"完整"的意义。用哲学家尼采的话说："我整个是身体，除此之外无他，灵魂不过是一个描述体内某物的名词。"美国著名诗人爱默生总结道："将要直面的，和已成过往的，较之深埋于我们内心的，皆为微沫。"

　　在更偏向心理学的传统中，尤金·简德林评论称："在我们的状况下，身体生活的大门就在我们这个普通的身体之中。"但是，这个"普通"又如此不普通。就像瑜伽中所述："我们体外的空间虽然广阔却有限，我们体内的空间却是无限的。"[133]

　　我们每个人在一生中都曾有过"心里就是知道"的体验。虽然并没有任何"逻辑"基础，很多时候甚至与"逻辑"相悖，但我们就是"知道它是对的"。当我们不遵循我们内在的本能时，等待我们的经常是严酷的后果，我们把这种预感称为"直觉"。我相信直觉来自思想、内部图像和观念与本能躯体反应的无缝衔接。这种整体"思维"的发生机制至今仍然是个谜（虽然有许多相关猜测），就像顺势疗法医生拉加·山克兰在他的文章中写到的："感觉是头脑与身体的连接点，是身体和精神现象使用同一种语言的地方，是这两个领域的界限消失而人真正能够看到全部真相的地方。"这是深沉直觉的精髓。

　　直觉是自下而上的过程的典型范例。这与笛卡尔在"我思故我在"中涉及的自上而下的过程相反。自下而上的过程比自上而下的过程在改变我们的基本世界观方面更具潜力。这种潜力源于一个基本事实，即我们首先并主要是运动的生物，其次我们的观察、领悟、思维心智才参与进来供我们使用。我们是根据我们是什么来思考的，而不是因为思考而存在的。当笛卡尔在酒吧中被问到是否想再来一杯啤酒时，他回应道："我不想。"但他消失了吗？为了反映自下而上的过程，笛卡尔的命题也许可以更新为："我感觉，我行动，我感受，我觉察，我反思，我思考，而且我推理，因此，我知道我存在。"

我们曾经暗中假设心理改变主要以观点和理解为媒介，或通过行为矫正实现。但是在帮助人们转化创伤后遗方面，研究其精神过程已被证实价值有限。人们经常常年受困于令人苦恼的症状。相比主要通过自上而下的心理过程（比如从我们的理性思维、观点和自律的行为选择开始），持久的改变主要通过自下而上的过程发生（在这里我们学习聚焦于身体／躯体感觉，并将之融入持续演进的观念、认知和决定之中）。转化发生在自上而下和自下而上的两个过程的交互关系中。作为有知觉的存在，我们拥有动态平衡本能和理性的潜力，通过它们的合流，生命力、流动性、连接感和自主性便会到来。

创伤与离身

受创伤的人是离身且"离开内脏"（disemboweled）的，他们或者被躯体感觉淹没，或者大体上抽离以对抗感觉。不论哪种情况，他们都无法区分各种各样的感觉，也无法决定正确的行动。他们的感觉是被禁锢且混乱的：当被感觉淹没时，他们不能辨识细微的差别，并常常过度反应；当抽离感觉时，他们又变得麻木，并陷入怠惰之中。由于这种习惯性的隔绝，即使危险真的迫近，他们也常常听之任之，结果使自己很容易多次受到伤害。另外，他们也可能实际去伤害自己，以便能有感觉，即使那个感觉是痛感。在 1965 年著名的电影《典当商》（*The Pawnbroker*）中，罗德·斯泰格尔扮演一个名为索尔·纳策曼的彻底情绪隔绝的犹太大屠杀幸存者，虽然他充满偏见，但他对一个为他工作的年轻黑人产生了感情。在最后一幕

中，那个男孩死了，索尔把一把锋利的锥子刺入了自己握着钞票的手中，以便他能有点儿感觉，任何感觉！ ⊖

压制感觉会抹除感觉的浓淡和质感，这是无声的创伤地狱。要想与他人亲密相处并感受到自己鲜活的存在，这些精微的感觉是至关重要的。可悲的是，并非只有遭受急性创伤的人处在离身状态，大多数西方人都共有一种不那么剧烈但仍具损害性的与内感觉罗盘的脱节。与之相反的是，多种东方传统都强调不要压抑感觉，而要觉察和接纳它们，并全然地活在当下。

我们在多大程度上无法深刻地感觉自己身体内部，我们就有多渴求过度的外部刺激。我们寻求快感、过度工作、药物和感官过载。现如今，已经很难找到一部不包含超乎寻常的特效和多次汽车碰撞的电影了。我们的文化是如此忽视感受躯体生命精微感觉的能力，以至于我们对眼中无尽的密集暴力、恐惧和震撼的爆炸声已经习以为常。充满投入交谈和微妙情绪的电影正在减少，反之，我们受到不连接、不连贯、无意义的图像和滥情的狂轰滥炸。我们几乎没什么时间留给自己安静地自省，这些珍贵的闲暇时光都被花在网上，用聊天室代替真实的人类接触，在虚拟空间中塑造形象，或者在手机上看电视。我并不反对享受乐趣，也欣赏我们大踏步的技术进步，只不过媒体在反映我们可悲的麻木不仁的同时，也极大地促成了我们对过度刺激的上瘾。

导致的结果是，我们已不再活在自己的身体中，我们的基本本能（求生与性）都被扭曲了。扭曲的求生欲使我们恐惧、愤怒和焦虑，离身的性欲和自我调节能力的缺乏造成了色情片的泛滥，以及像神经性厌食和神经性贪食这样的精神障碍。即使没有复杂的心理动力、社会和媒体因素（如铺天盖地的具有"理想"身材的模特），离身现象自己就能培育和引发许多

⊖ 悖论的是，就像某些自残的人所知，自残也会导致内啡肽释放，以隔绝痛感。

种饮食障碍。就像色情片，这些障碍的存在主义源头在于对鲜活—知觉—感觉身体的疏离。对于离身的人们来说，女性身体的意象变得具有挑逗性，而非被体验为令人愉快的。它们激发驱动渴望，而非带来愉快的调情、享受、臣服和深深的欣赏。这样，离身的男性（通常本质上倾向于视觉）对于"理想化"的女性身体的虚假离身需求就促成了女性的厌食症。如此一来，女性的身体就被在她们自己和男性眼中同时物化了。为了身体意象而交换出她们躯体知觉的年轻女性，很容易寻求割断知觉的隆胸或者厌食症般的极度"苗条"。在后者的情况下，这些女性着迷于认同文化强调的、古怪的、病态的身体意象，这使她们几乎无法维持生命，或者制造感觉，而不是感受实际的躯体感觉。冲动的暴食和催吐（如神经性贪食那样）则是企图控制躯体感觉的无谓尝试，这些人的躯体感觉不是混乱而淹没式的，就是抽离而麻木式的。有些神经性贪食患者报告说性使她们想吐，而对她们来说，呕吐则像是性高潮。另外，神经性贪食也是企图用非身体的事物摆脱身体的无效尝试——用那些被强加在身体上或身体里的事物，男性则用色情片来填充离身的空虚感，这使他们与自身的性感越发疏离。

还有大量其他的离身方式和冲动存在，包括过度工作、酗酒和冲动饮食。所有这些方式都是为了压抑、控制或使身体麻木，讽刺的是，它们也可以是错误的企图去体验感觉的尝试。无论如何，如果不去拥抱躯体体验，我们便只剩下一具空壳，一个自以为是的自恋形象。我们无法真的感觉到自身的完整，一种形成于持续的体验之流的完整。色情片和饮食障碍是一个硬币的两面——离身与物化。身体越少作为活着的存在被体验到，就越加被物化；越少被拥有，就与任何组成一个人核心自我感的事物分离得越远。

去一次体育馆，你就能看到类似的情况。一排一排的人机械式地抽拉铁块以加强他们的身体，但对他们的内感觉和动作却没有一点儿觉察。心肺功能训练和挑战肌肉的力量功能显然有许多益处，但是在耐力和身体机能之上还存在运动感觉，我们所做的任何动作及任何运动前的感觉都能唤醒和发展它。这意味着想要运动和成为运动的差异。

当我在一次海外旅行后回到本地的基督教青年会（YMCA）时，我震惊地发现，在几乎每个运动站前面都装了一台崭新的纯平电视机！这些人就像临时把他们的身体扔在这里，以便它们在机器上转过后可以像烘干的衣服一样被取走。德语中对身体的认知是有差异的，德语的 Körper 意思是肉体身体，而 Leib 则被译为"活的（或活着的）身体"。相比纯粹的肉体 / 解剖学中的 Körper（不是尸体的意思），Leib 表达出一种更具生命力的内涵。

作为一个社会，在我们追寻自身的理性和故事的过程中，我们已经很大程度上抛弃了我们鲜活的、感受的和有知的身体。我们在生活中做的绝大多数事情都基于占据我们大脑的思想。如果没有理性心智的力量，我们显然不会有电脑、飞机、手机或电视游戏，甚至谈不上有自行车或钟表。但是，就像纳西索斯（Narcissus）爱上自己的水中倒影一样，我们也被自己的思想、自大和理想的自我形象迷住了。我们是否爱上了我们苍白的倒影？当爱慕地凝视着自己的倒影时，纳西索斯失去了他在自然中的位置，切断了与有感觉的身体的连接，自然就变成了某些被控制和主宰的外部事物。离身时，我们就不再是自然的一部分，也无法在自然的怀抱中感激地找到自己谦卑的位置。达尔文之后，在现代心理学中，弗洛伊德是第一位坚称我们是自然的一部分的思想家，而自然以本能和驱力的形式存在于我们之中。"头脑可能会忘记，"弗洛伊德说，"但幸好身体不会。"人们对瑜伽课、舞蹈教室和身体工作的爆炸式需求，暗示了我们唤醒未被满足的深沉渴望的尝试。我们有没有可能终于开始尝试去"记起"（重新加入）和聆听我们身体无言的声音呢？

当被从内在体验的鲜活子宫中撕裂开后，我们就开始把身体当成一个物件，一个客观的生化聚合体。但是，著名物理学家薛定谔在他优美的散文《什么是生命》中总结道，生命是无法用化学元素还原论来解释的。人类器官并不像一块用零件、弹簧、齿轮、芯管之类的拼凑起来便具备功能的钟表。矛盾的是，正如薛定谔所言，生命虽然并不违反物理法则，却超越这些法则而存在。薛定谔推测了生命的发生机理，并预想了后来被称为"自组织"系统的领域。不过，当我们看到天真的孩子在一起愉快地玩耍时，或者当我们凝视着优雅叶片上的一滴晨露时，我们用不着一个诺贝尔物理学奖得主来解释，就能够明白生命并不仅仅是其化学和物理成分的总和。但我们如何知道这些呢？我们知道，因为我们能感觉到。我们能在充满生命感觉的、流动有知的身体中感觉到什么是活着。我们知道自己是活着的机体。

当被问到"你如何知道你活着"，大多数人都会这样推论："嗯，因为……"但这偏偏不是答案，这不可能是答案。我们对自身活着的了解是基于我们的感觉能力，在我们心底深处，生命的物理实相通过直接经验深植于我们的躯体感觉中。简单来说，这就是具身。

觉察

觉察是具身的先兆和同胞，它像一个安静栖息于独石上的 800 磅的大猩猩般醒目，却常被无意间忽视。就像许多水星的原型一样，原始女主角原型（primal diva）的表现是复杂的，迷人而难解。觉察女士静待于此，但当我们企图抓住她时，她却又轻易地溜走。

没有人能够展示一个完全独立、固化或单一的自我。哲学家大卫·休谟写道："当我深深地进入我称为的'自己'之中，我常常蹒跚在一个又一个的观念之中：热或冷，光或暗，爱或恨，痛或乐。我从来无法摆脱观念，抓住'自己'，也无法观察到任何除观念以外的事物。"[134] 存在主义哲学家萨特似乎也举手投降，打趣道："我们被自我的信念害惨了。"虽然这显然是一个（错误）观念的谬论，但矛盾的是，我们了知自己的唯一方式就是通过学习正念来觉察每时每刻在不同的情境中，我们的身体和头脑中在发生的事情。在这些经验之外，没有任何独立永久的存在。因此，自我并不存在，存在的只是一个伪造的结构。虽然这与我们大多数人的直觉相悖，在经验丰富的冥想者之中，这是相当普通的"知识"。

觉察（就像意识）是一个相对观念。举个例子，一只动物可能部分地有觉察，也可能潜意识里有觉察，或者也可能明确地觉察到一个事件。但是，许多生物学家和心理学家对将觉察归在动物身上感到不适，并选择将觉察和自我觉察分别开来，其中后者被认为只有人类才拥有。自我觉察是对自己存在，并且自己是作为一个拥有私人感觉和思想的个体（而不是其他人）的存在的明确认知。但是，近来的研究显示在黑猩猩，甚至是大象身上，都存在某种类似自我觉察的事物。我选择与其他人一样，认为觉察发生在一个连续体上，而所谓的自我觉察则在这个连续体的顶端。

不论在人类还是动物王国中，觉察都可能在对内在状态（如内脏感受）或外部事件的感官觉察中产生。觉察为发展动物（包括人类）对经验的感受和主观意义提供原始材料。

对自身内部环境的觉察使我们知道，我们何时饥饿或性冲动，口渴或疲乏，快乐或悲伤，烦恼或平静，这种觉察也辅助我们去应对内部状态。当觉察到不适或不平衡，且拥有决断力和意志力的时候，我们就能去满足这些需求。举个例子，当我们感觉饥肠辘辘，我们就出发去找食物；当雨开始把我们淋湿，我们就寻找庇护所；当我们的性欲觉醒，我们就去寻求性交、献殷勤或生育。最简单来说，觉察来自为了满足机体需求和重建"自我调节"，以及我们每时每刻对内部和外部环境的感觉。

不幸的是，我们大多数人都出于各种各样的原因，把觉察能力摆错了位置。从生命的最初阶段，我们就开始无视觉察。作为婴儿，我们的所有基本需求都需要养育者帮助满足：当我们获得喂养、拥抱、轻摇和抚慰，当我们不舒适的尿布被换掉，当我们觉得热或冷时……所有这些原始需求都需要"他人"来满足。当没有获得满足时，我们抗议，高调发出刺耳的尖叫，大哭大叫，并挥舞我们的四肢。更进一步，如果我们的需求总是无法持续、及时地获得满足，痛苦的感觉变得如此强烈难耐，以至于抽离成了婴儿的唯一选项。这是婴儿仅剩的应对方式。当我们逐渐成长成熟，因为害怕来自父母的惩罚，我们学会主动压抑我们的本能冲动和需求。我们能够暗暗地感觉到它们微妙的不赞成和不舒服，于是我们转头避开这些不认同，并进一步关闭了新生的觉察。当孩子看到他心爱的宠物被车轧死，而父母立刻就提出买一只新的宠物作为"代替品"以扑灭孩子震惊、悲痛、恐惧、愤怒的情绪时，父母不仅仅教给孩子他们的情绪无关紧要，还从本质上教给他们，他们并不存在。

觉察与内省

虽然觉察和内省经常被交换来使用，但它们完全是两件事情。简单来说，**觉察是自发的、中立的、创造性的，对此刻升起的经验的体验（无论是对感觉、情绪、观念、想法还是行为）。相反，内省是以一种精妙的、评估式的、控制性的，并且常常是以评判性的方式引导我们的注意力。**内省虽然通常很有价值（并且是许多谈话疗法的精髓），却很可能打断我们，将我们带离此时此地。据梭罗所言，一个未经考察的生活可能根本不值得活。但是，内省考察也可以变得病态，并造成更进一步的冗思、心障、自我意识和过度的自我批评。

觉察可能有点儿像我们内在火焰的余烬中发出的一丝光芒，而内省则比较像外部光源（比如手电）照耀下的物体。在觉察中，一个人直接体验到他的生命能量的脉动和光辉；在内省中，一个人只能看到对个人生活内容的反思。将想法与觉察混淆，将两者等同，正是许多毫无必要的人类痛苦的根源。[135] 领悟虽然重要，却很少能治好神经症或疗愈创伤。事实上，它常常使情况更糟。毕竟，知道我们为什么对某个人、某个地方或某件事做出反应本身并没有什么帮助。事实上，这存在潜在的危害。举个例子，在你的爱人触摸你的时候，你一身冷汗地逃跑已经够让人痛苦了，但是如果你一次又一次这么做，甚至在理解了你为什么这样做之后还是如此，这就更加让人灰心丧气了。认为发生的事情只不过是被之前的某个事件触发，却不得不不断忍耐这种不请自来的侵扰，会严重加剧失败感、羞愧感和无助感。

从另一角度来说，"简单的"觉察以及对困惑和恐惧的生理感受更强的耐受力，却可以魔术般地预防和消解根深蒂固的情绪和身体症状。深度聚焦的觉察使我撑过了我的事故，而没有在情绪上受到伤害。它也使年轻的武士在他的情绪地狱中找到了宁静。不过，在这里我们也得实事求是地说，要体验觉察的简约和强大并不容易，尤其是在一开始。

一位年轻人描述了他学习了解觉察的精髓时所经历的试炼：

> 深入觉察是一项挑战。它如此具有挑战性，并不是因为我的父母并不足够爱我，而仅仅因为它就是一项挑战。我不觉得它是针对我的，我已经花了好多年挖掘我的过去，整理、分类所有不幸。但我到底是谁？头脑是无法抓住我这个存在的核心真相的，不论我的洞察力多么敏锐。我把内省和觉察搞混了，但它们并不相同。成为这个世界上对我自己首屈一指的专家与完全活在当下毫无关系。[136]

冥想初学者常常因他们头脑里喧哗躁动的活动而感到惊讶和苦恼。想法、感觉、情绪、恐惧和欲望混乱地追逐着彼此，就像狗痴迷地追着它的尾巴。但是，当获得某种稳定的觉察之后，有经验的冥想者就开始驯服他们不安的头脑。他们开始能长时间地保持不被疯狂的想法和无尽的情绪旋涡吸进去。在这种狂暴的状态下，一种对每时每刻的经验的非凡好奇发展起来。他们开始探究每个升起的瞬间中的"怎样"，以及他们对各种各样的想法、感觉、情绪和情况的反应。他们安住于神秘惊人的"无我"之中。在冥想者口中："一个人必须关注当下，而把过去全都过一遍对活在当下经常没什么帮助。"

阻碍完全活在当下的一个主要障碍是，相比将自发出现的一切囊括进来，我们更习惯于认为我们有意去做的（比如"有目的的"）"就是全部"，而不是将它们视为仅是一种模式。要想成长和发展，任何活着的机体都必须和它的支持系统亲密接触。但是，因为我们的文化的训练，以及我们过去经历的令人恐惧和厌恶的事件，我们学会了阻塞这股自然之流。

可能支持你去关注身体最具体的理由就是，身体是一个已经准备好的工具，可以用来解决各种各样的躯体、情绪和心理问题。但这种"疗愈"并不是传统意义上的治疗。它不仅仅缓解症状，还深入我们内在的各个被疏离的、可能不愿应对的部分，即那些一度被我们割裂开，并"选择"搁置在我们的意识和接触之外的，被隐藏在"无体验"的世界里的部分。

缺席的身体，当下的身体

你走进厨房，在厨房桌上的碗里躺着一个"完美的"苹果，它的颜色、形状和大小使你想伸手去把它捧在手里。你如此去做，然后注意到它沉甸甸的重量、芳香的气味和光滑的表皮。你的嘴里早已满是口水，而你的内脏则在轻声地咕咕作响。你把苹果拿到嘴前，张开下颌，用力咬了一口。当你开始咀嚼的时候，你的唾液腺分泌出丰富的唾液。甜美刺激的味道几乎达到了高潮。你继续咀嚼，苹果开始溶解，而你默许了吞咽反射。当水果通过你的喉咙滑入食道时，你可能有一种食物在自由下坠的躯体感觉，接着是苹果轻轻落在胃里的感觉，然后就没有了，直到你感觉到大肠蠕动产生的排泄感为止。

让我们回到这个迷你练习的开始，并跟随躯体感觉从眼睛到嘴，再到直肠的引领。在苹果的视觉印象登记在大脑的意识区域之前，它就已经刺激了大脑的无意识部分，并在你的内脏中引发了微小的蠕动。你的手臂在那些内脏和唾液腺感觉的指令下开始移动，你可能并没有觉察到这些感觉。当你开始用手做向前伸的动作时，你的眼睛引导了这个行动。大脑从肌肉的张力感受器和关节中的位置感受器（分别是运动感觉和本体感觉）获得关于伸手的冲动的引导和反馈，这些感觉引导我们的手抓住苹果并移到嘴边。即使我们轻松地闭上眼睛，本体和运动感觉仍能准确地引导胳膊和手，用手指精确地碰触自己的鼻尖。我们通常对这些引导毫无觉察，而且我们也不能具体地意识到肌肉张力或者关节位置。尽管如此，它们还是能精确地将大量食物送达指定目标。

如果当我们咀嚼、享用或者吞咽食物的时候，我们恰好拿起周日的新闻报纸开始阅读，我们就可能很轻易地失去对这一系列感觉的有意觉察。当天的晚些时候，当我们的大肠被填满并要求排泄时，我们仍可能被手头要完成的工作填满，而选择再去忽略它。通过使我们自己忙碌和远离觉察，我们的内感觉便会退入意识的暗处，但我们无法再压抑冲突、必须按自然规律运作的日子终会到来。

让我们回到苹果上。我们可以或多或少遗忘这整个过程：苹果到眼睛，眼睛到大脑，大脑到内脏，内脏到胳膊和手，再到嘴，嘴到胃，胃到小肠，小肠到结肠，最后结肠到肛门。我们不需要太多的意识觉察，就能够完成这一功能过程。在某种意义上，我们跟机器差不多，有一个复杂的伺服系统和多个反馈回路。但是，当我们花点儿时间邀请觉察加入时，整个世界的崭新体验将会在我们面前展开，一个我们可能从未想过会存在的世界！

同样，在深睡眠中，我们深深地沉入内感受的世界。自动化的内脏活动在远超我们觉察的层面调节和维持我们的生命。呼吸、心跳、体温和血液的化学成分都被维持在一个很狭窄的区间上，以维持生命。这个内在世界通常处在意识觉察的外部边缘，或者远超过其觉察。我们可能无法在醒着的时候觉察到这个内部世界，但我们确实有可能可以把它从深深的背景里诱至较近的背景中，然后轻柔地将它引导到我们觉察的前台来，即使只是瞬间的。让我们往下来看具体怎么做吧。

进入内部：内感觉中的探险

前言

> 一个人只能在黑暗中独立，
> 两个人可以让光芒闪耀。

> ——摩城之歌

接下来的几个练习你可以独自完成，但作为哺乳动物，我们的神经系统的稳定性常常依赖他人的安全支持。这与我在第 1 章中所描述的巨大不幸之后，立刻出现的儿科医生满足了我危急时刻的需求的情况类似。我自己也可以做之前在事故后做的那些帮我恢复平衡的事情，但她安静地坐在我身边这件事也起到了重要的作用。她稳定的表现使我更容易保持专注，而不被恐惧吞噬，因失去而悲痛或者感觉彻底孤独。因此你可以单独实践以下练习，但当有其他人在场时，练习会更有成效。

练习一：内在漫步

觉察身体是一个整体，是这个练习的第一步。让你的注意力悠闲地在你的身体的不同部分漫步。不要去评判好坏或对错，只是觉察你能感觉到哪些部分，你的身体对你来说多大程度上存在。最开始，你可能会惊异于你并不能实际上感觉到你的身体的某一部分，甚至是像胯部或者腿部这样大范围的区域。至于那些你能感觉到的身体部分，一开始，你很可能更容易感觉到不适的区域，比如紧张或疼痛的部分，你可能也会觉得瘙痒或刺痛，这些不舒服的感觉可能会成为你进入更深躯体感觉的入口。

记住，把你的注意力放在紧张的肌肉上。尝试去觉察而不是去改变它们。你可能不成熟地想尝试放松它们，但允许紧张维持并在它们自发改变时跟随它们是更加重要的。现在，注意你的皮肤的感觉：你能感觉到身体是一个整体吗？你能感觉到你的头部对于脖子和肩膀的位置吗？你能从前到后感觉到你的胸口吗？你的呼气感觉起来如何？你能感觉到你的呼吸是充盈轻松的，或者可能正"卡"在你的胸口、喉咙或腹部吗？你感觉到自己的肋骨随着呼吸扩张和收缩了吗？你能感觉到自己的腿或至少它的某些部分吗？接着，尝试定位你的生殖器。注意当你聚焦于它们时会发生什么。

◉ 讨论

如果你以为这个练习不过是小菜一碟，或者你相信在这第一个实验中，你已经观察到了所有你的身体上在发生的事情，那你几乎百分之百错了。你可能刚开始意识到"单纯"观察体验而不去评判或评估它是一件多么困难的事情。躯体觉察是一种需要花时间逐渐建立起来的技能。如果我们太快太深地体验，我们可能会被淹没，这会导致我们更进一步地压抑或解离。大多数时候，我们用念头和图像去代替真实直接的体验。在我们开始觉察到这些真实感觉的仿制品之前，是很难进入我们皮肤以下的神奇世界的。如果我们一开始不知道某件事情存在，我们要如何知道我们错过了它呢？这就是为什么我们只能逐渐地开始直接体验身体。虽然我们"知道"

这些躯体部分在哪儿，但我们可能得花点儿时间才能实际感觉到它们，甚至连许多舞蹈家和运动员都做不到这一点。要想自由、自发、不费力地使用你的双腿和身体的其他部分，你必须能直接感觉到它们的紧张和它们相对于你的身体剩下的部分所在的位置。我曾与好几位职业舞蹈家一起工作过，他们一开始都发现这极度困难，所以你也不必灰心。如果你每天适量地进行这个练习，最终你会具备感官觉察能力。

了解你对自己的头脑意象和你实际上对自己的躯体感觉从本质上是不同的，可能会对你有些帮助。当然，我们每个人在这方面都会有些差异。但"神经症"人格通过无意识地压抑（高度紧张）或者摧垮（缺乏张力）肌肉系统来制造和维持症状。[○]只有通过建立精细的觉察，并允许肌肉和内脏自动自发地表达，我们才能开始解决我们"神经性的"和受创伤的（分裂的）部分，并最终重新拥有一个更加真诚的自我。

因为发展觉察能力一开始较为困难，你最好能够认识到难以感受躯体感觉是如何普遍，并在练习中有足够的决心和耐性。这些练习值得投入数小时去做，但也不要做得过度，一次 15 ～ 20 分钟对初学者来说就足够了。另外，你日常生活中的迷你觉察之旅可能尤其具有启发性，你可能会意识到日常活动是如何影响你的肌肉、姿势和呼吸的。你可能开始发现你的整个身体在走路、说话、开车、在电脑前工作和在超市排队时，表现和反应有多么不同。在这些简短的躯体意识的日间旅行中没有输赢或胜负，

○ 这个区域曾有很多人深入研究过，包括 Wilhelm Reich, Else Gindler, Else Mittendorf, Charlotte Selvers, Lilimor Johnson, Frits Perls, Magda Proskauer 和许多其他人．请见 Heller, M. (2007). The Golden Age of Body Psychotherapy in Oslo I: From Gymnastics to Psychoanalysis. Journal of Body, Movement and Dance in Psychotherapy, 2 (1), 5–16. Heller, M. (2007). The Golden Age of Body Psychotherapy in Oslo II: From Vegetotherapy to Nonverbal Communication. Journal of Body, Movement and Dance in Psychotherapy, 2 (2), 81–94. 以及 Perls, F. S., Hefferline, R. F., & Goodman, P. (1994). Gestalt Therapy: Excitement and Growth in the Human Personality. London: Souvenir Press。

我们唯一的目标就是继续这趟旅程，每次带着好奇心，探索得再稍微远一点点。

尝试保持以思想状态去觉察：不论你感觉到什么，都是"你"正活在这个体验之中。尝试接纳障碍和阻抗，把它们视为你的体验的一部分，而不是去紧盯、检查、强迫或者推开它们。在每个体验中，在心里以这句话开始你的体验："现在我觉察到……"或者"现在我正在体验……"这看起来可能有些冗余，还有些傻，但这对建立一种以探索和自我接纳为基点的态度很有帮助。没有必要挣扎或改变，只要观察你所感觉到的就好。

练习二：分辨感觉、意象和想法

找个舒服的地方坐下或者躺下，不过如果你决定躺下，不要躺在太软的平面上，否则你的头可能会抬得过高而不舒服。首先，觉察你在外部环境中看到、听到和闻到的。你可以默默地对自己说："现在我觉察到这个或者那个……"然后温和地将你的注意力移至你自己的皮肤和皮肤之下的内在体验，注意任何意象（图像）、肌肉紧绷、内脏感受或者情绪感觉，当你从感觉或知觉转换到思维时，允许自己开始觉察这种转换，并柔和地把注意力引导回内在体验上。你可以这么对自己说："当我有想法的时候，我注意到我的身体正……"最开始你可能会发现分辨知觉、情绪和想法有些困难。请给自己充足的时间去接纳这个任务的挑战性。随着练习，你就会变得更加清晰，并且更能够适应身心交缠的不同层面。请相信随着时间，你坚持不懈的努力将会潜在地给予你丰富的扩展主观体验的机会。

练习三：聚焦于体验的一部分

这次你将探索你的体验。当有感觉、意象和想法进入你的意识时，你将注意到它们，并为它们贴标签。当你向内看时，注意这三者中哪一个最为明显。然后，将你的注意力依次聚焦于意象、躯体感觉、情绪和想法。有可能某些体验会从不知道什么地方突然跳入你的意识。这可能会令你吃惊，甚至吓你一跳，你的"思维头脑"可能会跳进来，并企图理解正在发生什么。尝试去抗拒这种习惯，这会将你从你所关注的正在发展的体验中抽离出来。这种来自头脑的诱惑必定会发生，每次它发生时，你只需要提醒自己："这是我此刻在体验的。"然后，把自己拉回到在被思维拉走之前，你正在体验的图像、知觉或感觉上。当你继续聚焦时，你的意象、知觉或者感觉可能会扩大、深入或者改变，而你就可以继续柔和地对自己说："现在我正觉察到……"

你很可能会企图搞清正在发生什么，或者试图忆起一些来自过去的想法和回忆。这里的要点并不是企图去"忆起"任何事情（比如压抑的记忆或者别的什么），虽然某些回忆很可能会自动自发地出现在你的意识中。要点是当你持续跟随自己此时此地的内在体验时，总是温和地对自己说"现在我觉察到……"，并将意识带回你的体验。我们很容易被回忆所吸引，尤其是那些包含创伤成分的。但是目前看来，成功处理创伤经验的关键（同时也是避免掉入俗称虚假记忆的陷阱的关键）是培养一种双重觉察，并将重点放在此时此地不断展开的知觉、感觉、意象和想法上。如果能做到这一点，组成核心创伤经验的碎片式的感官记忆就会逐渐整合为连贯的记忆，这种转化就是疗愈创伤所需要的全部。疗愈创伤并不特别跟"忆起"有关，而是与逐渐从僵化和碎片化向流动和完整过渡有关。

⊙ 讨论

你可能（除非你极度强迫地）已经注意到要想聚焦于某个感觉（或者意象）而不滑进思维之中，简直是难于上青天。要想让这些练习起到作用，你需要每天为自己安排某个稳定的时间进行练习（可以从 5 ～ 10 分钟到一个小时）。你会遇见不计其数的阻抗，从滑入思维到彻底"发呆"，或者想去打开电冰箱吃东西。另一种类型的回避发生在感觉或意象使你在某种程度上忆起过去事件的时候，就像某种似曾相识的感觉。当你不成熟地企图"抓取"意义或者理解时，你几乎肯定会中止发展中的内在过程。回想一下米莉娅姆的咨询（见第 8 章），她通过暂停她那不断解释、评判和理解的倾向，学到了如何信任自己身体的自发的过程。通过练习，她深入自己的体验之中，注意到自己的界限，疗愈了她在第一段婚姻中未解决的哀伤，并打开了身体里压抑的性欲。

这种保持聚焦和集中深化的能力是一种具有巨大回报的优异技能，但发展它的过程却是阶梯式的，并且其过程可能令人沮丧。通常来说，当一个人能够觉察自己的身体时，他们首先会被疼痛的区域吸引。这并没什么问题，事实上，疼痛（如果不是由于医疗原因）通常是一种被阻挡的感觉，暗示那个区域含有某种冲突。[⊖]你会逐渐学会撕开这些不和谐的区域，并逐步解决它们。但首先，你必须学会保持聚焦并分辨出不同的自发躯体感觉（包括肌肉和内脏的）。

自发这个词在这里是关键。我们对自己身体有限的认知主要集中在行为层面，也就是说，如何使用身体来做我们想做的事情。如果我们在任意一个体育馆或健康俱乐部观察一下，就会注意到很多人与他们的身体并没有亲密的关系。相反，他们不过是在燃烧卡路里或者塑造他们认为有吸引力的外形。即使是运动员（除了某些体操运动员、舞蹈家和身姿优雅的人外），很多时候对自己的身体也只有有限的觉察。要想进入自发知觉和感觉的世界，我们需要采取一种与仅仅感觉到身体的功能和形状截然不同的方式。

⊖　这些冲突的基础是对立或未完成的动作模式。这一概念对心理治疗（和生活）都具有里程碑式的重要性。

◉ 回顾：内省，接触内在自我

我们通过本体感受（proprioception）、运动知觉（kinesthesia）和内脏感觉（visceral sensation）与自己建立起最亲密的感觉。本体感受是由关节中根据重力指明身体所有部分的位置的特定感觉感受器提供的，运动知觉是对你的肌肉的紧张程度的感觉，内脏感觉通过由肠神经系统（一个比一只猫的整个大脑还拥有更多神经细胞和复杂度的内脏中的神经系统，详情请见第 6 章）整合的内脏中的感受器获得。如果没有这些内感觉和一个延展的"非迷幻"的对外部世界的认知，我们就无法认知自身，并意识到是自己在聚焦于这些事件，不论这些事件本身是有趣的、令人愉快的、美丽的、丑陋的、危险的还是无聊的，等等。如果没有对这些感觉畅通无阻的觉察，我们就无法知道我们自己是谁，以及我们在生活中想要和需要什么。我承认这句话的语气很强，但是我希望你能通过体验下面的这些练习，确定我的这句话的真实性。

内在躯体感觉使你可以闭上眼睛、挥舞手臂、然后以惊人的精确度用食指触摸你的鼻尖（至少在你没喝醉的时候，如果一个警察怀疑你喝醉了，他可能会要求你完成这个动作以确认你的清醒程度）。内脏感觉是我们直接觉察自己肠胃和其他器官（包括心脏和血管）感觉的能力。多数医学文献称精细的内脏感觉是不可能的，"直觉"不过是个比喻，我们只能感觉到"关联"内脏的表层躯体区域的疼痛感，这是完全错误的。事实上，如果没有内脏感觉，我们基本上就没有了能让我们觉得自己在活着的生命感，正是我们的内脏使我们觉知到了我们最深的需求和渴望。

◉ 感觉模式

下一个任务是开始认知和感觉反应模式的工作。你尤其会在一开始注意到，各种各样的感觉（比如紧张、收缩、隐痛、疼痛）倾向于系列化或者成组地出现。举个例子，你可能注意到腹部有个"结"或者肛门收紧与压制或屏住呼吸有关。最开始，这个额外的任务可能会使你更加沮丧，甚至激起某些恐惧。要跟踪这么多感觉可能看起来极度困难（就像一开始聚焦于一个目标很难一样），当它们彼此开始联系起来，你可能会觉得被淹没或"被永远卡在那里"。

这是个合理的担忧。但是，当你精通这个练习后，就可能会开始发现相当令人惊异的事情。你会开始移向觉察这些紧张模式的根本因由。正是这些陈腐而习惯性的不恰当组合，形成了所有我们潜在的、冲突性的、未解决的、适应不良的创伤模式。通过下面这些体验练习，你将有机会自己"看到"文中所描述的假设，而不仅仅是单纯相信我说的话。虽然可能需要相当的坚持，并应对与这些情节有关的强力阻抗，但你将能获得更多的放松的警觉、更深的睡眠，甚至是生命力和活着的感觉。你也有可能清除（有时候甚至是立刻）可能曾经困扰你数十年的身心、情绪和心理症状。

这个过程中的关键之一就是，要消除认为这些感觉不重要的想法。虽然它们可能看起来如此，但这种看法会阻止你揭示它们的重要性。其次，当你开始意识到更多更强的疼痛和其他令人困扰的感觉时，你可能会担心它们影响你的日常功能，并使你的症状变得更加严重。虽然你可能会害怕这一点，但这其实极少发生。如果你确实感觉被淹没或"卡住"，请联系躯体导向疗法的咨询师以获得帮助。

我并非想要使你暴露在机体的功能失调中，并让你在缺乏有效应对方式和脱离方法的情况下卡在那里。更具体地说，在这个阶段，这些实验的目的是让你探索这些看起来毫无意义却持续存在、令人无比熟悉的紧张或感觉模式，意识到这些感觉从很久以前，在你还未能觉察之前，就已经在那里了。此外，你会发现对这种直接觉察的不断应用正是"矫正性步骤"所需要的，不是通过做什么事情，而是通过不让自己阻碍机体本身的自我调节能力。

◉ 体验相续

前面的探索包含将本体感受和运动知觉作为对躯体动作倾向的觉察基础。在这个练习中，我们开始探索内在体验和外在体验的融合，对机体和环境场的这种处理会帮助我们迈向下一步。

感觉是一个涉及多层次的愉悦感和不愉悦感的持续过程。感觉基调（feeling tones，基于躯体感觉）则是独特的体验记录，它们使我们觉察到自己的担忧，并了知满足自己的需求的方式。这些感觉的轮廓常常被忽略，这主要是由于我们对内在体验缺乏敏感性，或者因为一些感觉被另一些更强烈的感觉遮蔽了。由于不知从哪里来的周期性强烈情绪爆发的遮蔽，大多数人对这些细微的差别毫无觉察。它们可能看起来完全不合理，甚至可能看起来很"危险"，于是就导致我们去压制它们。这会进一步隔绝我们持久微妙的感觉基调，而这又导致更难耐的情绪状态的喷发，人们又更加隔绝，诸如此类。各种各样的感觉基调就这样在进入到意识之前就被扼杀了。它们刚酝酿出来就被中止，从没机会完成它们被设计出来完成的，即引导行动。这种匮乏的过程导致了"次级情绪"的产生。这些虚假的情绪凌驾在（并且不幸的是，常常被混同为）那些自发升起的情绪之上。

练习四：正念咀嚼

很多人的下颌承受了很大的压力，这是有原因的。下面的这个练习可能会就这种典型的"抱持模式"的原因以及消除它时可能产生的情况，给你一些启示。

在你下次吃饭的时候，你可以拿个脆苹果，然后就像你希望的那样"用力"对着食物咬下去。真正地去好好咬它一口，然后认真地咀嚼。继续咀嚼，慢慢地，正念地，直到食物变成液体。当你这么做的时候，觉察你身体里的其他感觉和反应。如果你感觉到吞咽的渴望，尝试抑制它，以便你能处在吞咽渴望的边缘，并且在它逐渐强烈时，继续聚焦于慢慢咀嚼。这可能困难且令人不适，所以你要耐心些。注意任何你可能感到的冲动，比如吞咽、撕咬、呕吐或者任何你生活中与这个体验相关的事情，包括现在和过去。如果恶心或者焦虑的感觉变得太强，不要过于强迫你自己，把你的反应记下来。

练习五：金鱼的下颌

觉察你的下颌和嘴里的紧张感。注意你的嘴唇和牙齿是不是闭紧的，慢慢张开你的嘴，让下巴和下颌的下部轻轻下坠，注意任何冲动。接下来，极度缓慢地开始张开、闭上你的嘴，就像金鱼那样。以几乎感觉不到的程度，缓慢地加大张开和闭合的程度。当你感觉到些许抗拒时，慢慢退后一会儿，然后再慢慢回到对抗拒的觉察上。这样多做几次，发现其中的节奏。你可能会很想打哈欠，此时你可以尝试先慢慢抵抗这种感觉，然后再进入这种感觉之中，但不要真的打起哈欠来。这个过程肯定会让你觉得郁闷，但尽最大可能尝试维持在这里。注意当你感觉到想要颤抖、哆嗦或者有情绪或意象升起的时刻，如果你感觉好像想要跟它对抗、预防或者屈服于这种感觉时，也尝试去注意。同样地，把你的体验记下来，并在你重复这个练习时与之前的各次体验相比较。

练习六：肩膀

大多数人的肩膀也承受着很大的压力。以下是一个可以用来探索这些压力的本质的简单练习。

花点儿时间去探索你双肩的紧张感，注意哪一侧的肩膀更紧张一些。现在，保持对紧张感的觉察，然后想象这种紧张感逐渐上升。当它上升时，注意那种感觉如何"企图移动"肩膀。允许肩膀去移动，非常缓慢地，就像它是完全自己在移动那样，你可能要花十分钟这么做。你发现它是在向着你的耳朵还是相反方向移动？你有没有感觉到你的肩膀可能在企图保护你？如果是这样，它在企图从什么中保护你？你有没有注意到你的头、脖子和眼睛正企图转向（和定位）某个特定方向？这种感觉怎么样？当你睁开眼睛后，看看窗外的树，或者看看屋里的环境，聚焦在不同的物体上。

　　享受这个过程吧！

第 13 章

情绪、身体和改变

人们如何改变

神经科学家可以告诉我们各种情绪都在脑内的哪些区域，但是他们几乎没有告诉我们，如何去改变我们"不想要"的情绪（比如悲伤、愤怒和恐惧），他们也没有阐明人大体上是如何改变的。

无论我们承认与否，我们都希望从本质上改变自己的某些事情。但作为人类，我们首先最可能的努力却是针对改变恰好在我们眼前的人的。我们寻找让别人改变的方式，不论是我们的伴侣、下属、孩子还是父母，并想尽方法威逼利诱他们按照我们的计划来。但如果我们有一点点洞察力的话，我们很可能会认识到，我们首先需要深入地改变自己。但是，这样的长期改变究竟如何发生，仍然是个谜。

　　为了提升你的生活品质，你可能会用一些熟悉的话语来敦促自己："专心点儿……明天开始运动……减少甜食、饮酒和购物……振作起来……哥们儿，振奋起来，干点儿什么……你要是真心想要就能做到。"然后这个过程就循环往复地持续。这些督促和美好的意愿都是我们称为自控力的令人钦佩的努力。虽然这种能力是一种重要的生活技能，但它能帮助我们达到的却相当有限，并且满是缺陷。这种策略常常只在短期内有效，并很快使我们陷入负罪感和自我批评的流沙。讽刺的是，有些日子，连预约牙医和年度体检都成了天大的事情。

　　想想以下确定目标的情景：周一，约翰和他的妻子确定他们有些余钱可以花在他们女儿的牙套上。为了获得晋升，约翰把他的自控能力叫了出来。考虑到他对公司的价值，他策略性地等待着一个合适的时机，把这个问题摆上台面。当他在周五例会上获得老板的慷慨嘉奖后，他觉得谈升职的时机到了。要确保已良好地控制所有这些信息，在时机成熟之前，他的大脑必须使用**有意记忆**（volitional memory），并且约翰的**自主记忆**（voluntary memory）必须完美地将他的秘密意图保持五天。这并不太难，但是也不简单。任何在周内曾经跟自己说过"这个星期我要去健身房锻炼"的人，都知道要想随时保持这种意图是件多么困难的事情。要在周六起床，在家庭责任彻底地把珍贵的个人时间填满前，从柜橱里拿出短跑鞋，然后去健身房，这事儿绝不是小菜一碟。

　　更大的长期目标（比如减肥、"使我们自己"更有吸引力或让我们的生活更自由）是如此令人畏惧，以至于我们可能很快就放弃了，甚至从未尝试过，即使这对我们的健康和生活质量有严重影响。这就是自控力不起作用的时候了，只要我们处于压力之下，或者被每天不计其数的任务占据，意志力立刻就动摇了。要想完成更加持久、有意义的目标，光有有意记忆是不够的，自控力是不足以支持完成长期大计所需的持续的（持久的，比如记得起的）动力的。要完成那些宏大的计划和抱负，我们需要接通一个更深层、内在的记忆系统，一个涉及我们的情绪罗盘，并能引导我们在没有外部意识指引下得以反应的系统。

要想达到长期目标（比如减肥、换工作、健身或建立长期的亲密关系），必须唤起**情绪经验记忆**（emotional-experiential memory）。这类非自主记忆抓住我们的注意力，并在**陈述性记忆**（declarative memory）被完全遗忘之后，仍然持续地通过情绪信号刺激我们。几个月前我们为自己设置的健康目标彻底蒸发之后，情绪记忆仍会在我们的预期之外帮助我们，它可能会以一个特别清晰的梦或者一种预料之外的吸引方式造访我们。举个例子，偶然走过一个农贸市场的时候，那里陈列的亮色水果和蔬菜可能会吸引我们的视线。当我们的感觉吸收了陈列的诱人、健康的食品的信息时，我们会开始挑选这些商品。这种吸引并不是由于我们有意识地决定减肥，而是由于来自我们脑内原始本能区域的信号（被编码的寻求营养的行为）不再被覆盖。这些大脑机制通过唤醒某些主观感觉状态，引导我们去拣选（在吸引我们的和令我们回避的事物之间），并暗示积极健康的选择。同样，我们过去由冲动和危险的调情所驱使的性伴侣的选择，也会变为由柔和滋养的感觉、迷人的温柔、善意和安全感来吸引和引导。

与有意记忆不同，以感觉为基础的记忆功能以内隐的方式储存所有记忆（就像你如何学会骑自行车一样），并且根据它们唤起的情绪基调来评估它们。正是这种抓住注意力的反应促使我们记忆，或者重新激发我们的动力，并使我们保持实质性改变所需的长期决心。这里有一个关于出于健康原因想减肥（一个精神念头——难以持续的目标）的女性的例子，她采用想象自己穿着性感的裙子，走进一个派对并吸引了大家的注意力的（情绪）策略。让我们先不去管这位女性过度肥胖的原因之一可能正是不希望她的身体吸引这么多注意力，至少想象这个策略是合理的。这里的要点是有意识的深思熟虑很容易被忘记，并被我们日常生活中的鸡毛蒜皮埋没。但是，当感觉和情绪被唤醒时，我们就不会表现得意志薄弱。可能"大象从不忘记"的原因是它们的记忆都是情绪记忆。

与有意记忆相比，情绪记忆经常在意识觉察之外工作。相比在我们的意识中维持一个文字念头（"我必须等到周五的会议上"或"记得午餐吃沙拉减肥"），情绪记忆使用被称为**躯体标记**（somatic marker）的方式。[137] 这些情绪和躯体感觉根据我们过去的经验和感觉，告诉我们关于一个情境的信息。躯体标记可能是当我们焦虑时的胃部紧张，当我们尴尬时的脸红，当我们听到激动人心的想法时睁大的眼睛，当我们完成重要任务后肌肉发出的释放信号时的放松感，或者当我们把压在心口的大石移开时，呼吸轻松自在的感觉。

正是因为它的非自主性，躯体体验感受才有力量去创造性地影响我们的行为，感觉并不是经由主观意志唤起的，因而它们可以为我们提供有意识之外的信息。"情商"和"情感素养"通过体验感受／躯体标记沟通，并且对我们的生活方式有至关重要的作用。丹尼尔·戈尔曼 [138] 确实声称我们人生中 80% 的成功受情商影响。但是，情绪也可能令我们迷失。

心理治疗的旋转木马

当心理学家谈到改变的时候，他们常常将其与领悟等同。这个假设虽然常常是下意识的，却对意图帮助人们应对"精神"和"情绪"障碍的理论和疗法有着深远的影响。但是，当我们进一步探究，我们就会看到，理解、谈话和改变之间常常并无太大关系。当伍迪·艾伦被问到他是否有同样的症状时，他打趣说，他才刚刚进入"第十五年"的精神分析而已。要是他知道改变的过程主要与改变一个人的内部感觉状态有关，以及当这些状态变成习惯或"停滞"在那里时，可能会出现什么"心理"问题，就好了。这类慢性情绪状态会反过来主宰我们的思维、想象和行为方式。理解深植于我们心中的感觉如何改变是有效治疗的核心，它尤其与受过创伤的人如何开始从大量的行为再现，以及重复的恐惧、麻木、暴怒、恐慌、无助和绝望感中释放自身，有密切关系。

感觉、情绪和认知的不同角色，在心理治疗中以一种混合交缠的方式相随。有时候情绪受到忽略，认知受到重视；另一些时候我们打发走认知，情绪实际上受到追捧。大多数时候，感觉的治疗角色几乎毫无例外地无人知晓。在转化完整的人方面，对感觉、情绪、认知和生命能量（elan vital）的全面关注仍然是治疗的未来发展趋势。

弗洛伊德最开始追随他才华横溢的老师沙可（Charcot），相信病人必须要"重历"他们"被压抑的"痛苦（创伤）回忆，才能治愈神经症。另外，这种重历必须包含强烈的情感成分，一种与触发事件有关的戏剧化宣泄。弗洛伊德采取了这种方式，并相信触发的事件常常是童年侵扰，并常常是父亲侵害女儿。（弗洛伊德的绝大多数病人都是所谓的歇斯底里的女性。）

不用说，弗洛伊德的理论没有获得职业社群（包括许多医生、银行家和律师）的接受，他们中的很多人也是父亲。根据我们现在对性侵普遍性的了解，他们中的一些人几乎肯定曾经犯过乱伦的罪。出于这个和其他一些原因，弗洛伊德背弃了诱奸理论（seduction theory，一个讽刺的命名）以及揭示被压抑的记忆，并通过强烈的情绪宣泄重历它们的治疗手法。在对他的病人极大的背叛下，弗洛伊德开始将他们的症状解释为并非来自性侵经历，而是根植于他们童年的"恋父 / 恋母情结"，及与他们的异性父母发生性关系的幻想。在强烈的宣泄式的重历中，病人经常把那些（声称的）恋父 / 恋母欲望转移到他们自己身上，这可能也令弗洛伊德相当慌张。自己对性欲感到不适的弗洛伊德，显然在他的病人令人困惑而多变的性表达面前退缩了，并因此以另一种方式背叛了他们。出于这个和其他一些原因，弗洛伊德显然放弃了"催眠 - 发泄"（hypno-abreactive）技术，而偏爱用自由联想来"帮助"病人意识到他们的恋父 / 恋母愿望，并（以某种方式）升华这些幼年的"欲望"。以这种方式，弗洛伊德相信，通过认识他们的幻想，他的病人的神经症会被转化为"普通的痛苦"。弗洛伊德的一位学生威廉·赖希和一位同龄人皮埃尔·让内 [139]（Pierre Janet）却有不同的观点。

生于奥地利的精神病学家威廉·赖希认为他的老师在两个方面犯了严重的错误。首先，赖希相信神经症既可以来自真实事件，也可以来自内心的冲突。其次，他坚信只有当病人在忆起创伤事件的同时有强有力的情感释放，神经症才能获得疗愈。赖希在治疗中比弗洛伊德走得更远。他明确地认识到，如果想要恢复并保持健康，在重历创伤时唤醒的痛苦情绪需要由深沉的愉快感取代。赖希也相信，不论是对负面还是正面情绪的压抑，都是一种躯体现实，并会以慢性肌肉紧张和痉挛的形式表现出来。这些躯体限制导致了呼吸压迫、尴尬、不协调或机械式的动作。他将这些肌肉僵硬命名为人格铠甲（character armor），并认为它是一个有双重功能的机制：在压抑记忆的情绪部分的同时，也抑制感受愉悦感觉的能力。

在意识到一个人并不需要像弗洛伊德相信的那样把创伤记忆都挖出来之后，赖希在概念上进一步突破了。（这种挖掘是弗洛伊德的自由联想治疗中的核心组成部分。）相反，赖希的"躯体／人格－铠甲"处理疗法具有在当下维持神经症症状时冻结情绪的功能。他的疗法在两个方面都十分领先，首先，他通过与病人的行为对质（比如谄媚式的礼貌或被动攻击性的敌意），让病人意识到自己的人格防御。不仅如此，他还通过有力的操作和对紧张肌肉的按摩，直接"攻击"这些肌肉铠甲。赖希也相信对成人性欲的压抑本身就是神经症的一个主因，这与弗洛伊德很早期的信念并无不同，他们都相信"当前的"（aktuelle）神经症源于某种性心理失常（比如自慰和"体外射精"）。

赖希的死完全是国家的耻辱。在麦卡锡时代的阴云下，他的著作被美国联邦调查局烧毁。由于他在性方面的激进思想，赖希以捏造违反州际商法的罪名入狱。这位受难的先知于 1957 年在宾夕法尼亚联邦监狱中去世。由于他的死，以及弗洛伊德对"真正"的创伤和情绪宣泄的放弃，大家对情绪的治疗兴趣消退了，同时，一场强调行为主义和理性的运动走上台前。到了 20 世纪 50 年代，斯金纳的条件反射疗法和阿尔伯特·埃利斯（Albert Ellis）的合理情绪疗法（RET，这个疗法偏巧和情绪没什么关系）成为心理治疗的主流。这些手法在现在通常被汇总称为认知行为疗法（CBT）。但是到了 20 世纪 60 年代，钟摆又开始向反方向摇摆了，情绪找到了回到治疗社区的方式。

赖希的两位病人（后来都成了他的学生），名叫亚历山大·勒温（Alexander Lowen）和弗雷德里克·波尔斯（Fritz Perls），赖斯称前者为"傲慢的富人区裁缝"，反过来称后者为"农场来的脏老头子"[140]。这两个人分别平行地延展了赖希的工作，从多种角度吸收了他的理论和方法。勒温继续强调情绪表达，并加上了具有情绪"扎根"功能的双腿，波尔斯则对机体形成了更复杂的观点。他的治疗手法吸收了许多 20 世纪 30 ～ 50 年代完形心理学的理念，包括科勒和库尔特·戈尔德斯坦的理念。在 20 世纪 60 年代的无政府主义及对理性和稳态的革命性无视中，情绪宣泄复活了，并成为通向"自由"和"解放"的既定道路。

但是，情绪发泄的过程也可以成为一种自我延续的机制，病人总是渴望更进一步的"情感释放"。不幸的是，这样的过程变成了一种不断收紧的螺旋，常常以治疗走向死胡同为极点。比如 20 世纪 70 年代亚瑟·亚诺夫（Arthur Janov）提出他的原始疗法（primal therapy）时，情况就是如此。（赖希曾在不谨慎地使用情绪宣泄方面警告过他的同龄人，轻蔑地将推崇这种方式的人称为"自由贩子"。）"新赖希式释放""相遇团体""原始疗法""再生疗法"以及其他戏剧化的疗法为保守的"谈话疗愈"添上了一抹绚烂释放的激情。现在，我们开始看到一种整合，一个通向对情绪和理性更加强调平衡的运动，尤其是体验疗法的出现，就如戴安娜·福沙和其他人描述的那样。[141] 这些包括辩证行为疗法和接纳与承诺疗法。

有效地保持和处理极端情绪状态的能力，是真正有效、动态地治疗创伤和以健康、充满生命力的方式生活的关键之一。正如爱可以动摇我们的脚步，暴怒、恐惧和悲痛这样的强烈情绪可以彻底将我们的双腿夺去。我们可以在暴怒的驱使下失去理智，被恐惧吓瘫，或在悲痛中溺毙。一旦被触发，这些狂暴的情绪可以占据我们的整个存在。我们不是感觉到自己的情绪，而是变成它们，我们被这些情绪彻底吞噬。这是一个两难的情况，因为能够从情绪获取信息，而同时不被它们主宰，对驾驭我们的生活极为重要。我们可能有太多或太少的情绪，它们可能像潮水一样涌向我们，或者使我们干涸如被烘烤的沙漠；它们可能把我们引向积极的方向，也可能导致我们难以言说的痛苦；它们可能引发创造的狂喜，也可能激发灾难性的行为或错误的决定；它们可以把我们拉起来，也能把我们撕碎在地上。不论在哪种情况下，我们大多数人都意识到情绪（不论是什么情绪）在我们的生活方式中扮演着核心的角色。

要想不被强烈的情绪状态带着走，最重要的是，我们要能在被点燃之前抓住它们。佛教徒这么表达这件事："在燃烧的余烬引发熊熊大火之前冷却和熄灭它。"节制帮我们驯服情绪，并和它们成为朋友，以便它们能引导我们。我们可以通过这种方式，在情绪失控前觉察它的暗流，而觉察和具身化这对双胞胎姐妹可以帮助我们。

当人们学会掌握自身的情绪，也就开始驾驭潜在的行动冲动。举个例子，在狂暴和愤怒的情绪之下，会有攻击性的冲动。健康的攻击性与自我保护和保护我们亲近的人有关，也与设定清晰的界限和获得我们所需的东西（包括食物、避难所和伴侣）有关，它赋予我们生命中的欲望以力量。这种对生命的激情必须由具身化的、多样的、有意义的情绪能力来支持。现在，让我们退后一步，问问这个问题：到底什么是情绪？

什么是情绪

法国心理学家比内在 20 世纪初提出了这个引人入胜的问题。[142] 虽然备受争议，他却引发了一个至今仍未得出结论的激烈争论。问起来容易，答起来难，这个问题直到今天仍然存在：情绪到底是什么？

情绪理论在历史上源远流长，数量丰富且多种多样，充满了扭曲和混淆感，甚至常常相互矛盾。哲学、心理学和进化生理学都曾依次试图解答这个问题，每个学科都曾尝试定义、精炼或者仅仅是理解情绪。

现代心理生理学女掌门人伊丽莎白·达菲（Elizabeth Duffy）称："情绪作为一个科学概念，简直一无是处。"基于广泛的生理学记录，她觉得根本没办法将情绪状态从其他事物中区分出来。换句话说，单纯以生理学的测量来分辨情绪（比如用心跳、血压、呼吸、体温、皮肤电活动）看来是不可能的。因此，从她 1936 年的观点来看，情绪根本不值得拿来进行科学研究。但是近来，基于新兴的"情感神经科学"[143]（affective neuroscience）领域，出现了一系列丰富的对情绪的研究，显示出涉及多种情绪表达（比如恐惧、愤怒和悲伤）的明确大脑系统。但是，情绪体验感觉（与表达相反）的问题完全被忽略了。心理学在寻求从客观角度获得尊重的过程中，一直尝试将主观内容从自身剔除。在集中于研究情绪表达的过程中，它无意间把婴儿（主观情绪体验）也跟着洗澡水一起倒出去了。

大多数哲学理论和早期心理学理论在考虑情绪的发生顺序方面都是基于逻辑和"常识"的。如今，我们很容易得出和早期哲学家类似的结论。举个例子，当某件有刺激性的事情发生在笛卡尔身上（可能某人举起了拳头，叫他"垃圾"，或者拍着他说"你真是个好家伙"），他可能相信他的大脑意识到这个刺激值得做出情绪反应，如愤怒、恐惧、悲伤或者兴奋。如果他的时代的生理学能更发达一些的话，他就会将下一步解释为他的大脑告诉他的身体要做什么：提升心率、血压和呼吸；收紧肌肉，分泌汗液，或者起鸡皮疙瘩。这些反应由自主（非自控的）神经系统控制，让机体为各种与战斗和逃跑有关的行动做好准备。对笛卡尔来说，同时也是对我们大多数人来说，这个顺序从逻辑上来看完全合理，并且从表面来看也描述了我们的情绪体验。

但是在19世纪之交，威廉·詹姆斯在从当时的实验心理学家们那里学习之后，采纳了一种体验式（而非哲学或推断式）的情绪研究方式。詹姆斯会设计一些想象的情境（比如被熊追逐），然后企图通过对体验的内省来推断某种情绪（比如恐惧）发生时的连锁事件。在这些主观实验中，他会感觉自己的身体内部，也会注意自己的想法和内在意象，最终，他得出了一个相当出人意料的结论。常识显示当我们见到熊，我们会害怕，然后被恐惧驱使着逃跑，但是，在他细心的内省观察下，詹姆斯论断出，我们并不是因为害怕而跑，而是因为跑（从熊那里）而害怕。用詹姆斯的话来说：

> 我的理论是，躯体变化是紧接着对令人兴奋的事实的觉察发生的，而我们在起变化时对这些变化的感觉是情绪。"常识"告诉我们，当我们失去财富时，我们就会悲伤哭泣；当我们遇到熊，我们就会害怕逃跑；当我们被对手羞辱，我们就愤怒并动手。我在这里要辩护的假说是，这个排列顺序是不正确的，一个精神状态并非立刻由另一个引起，躯体表现可能一开始是插在中间的，更理性（正确）的说法应该是，我们因为哭泣而觉得悲伤，因动手而觉得生气，因颤抖而觉得恐惧。[144]

这个与直觉相反（由下而上）的观点挑战了笛卡尔/认知（自上而下）的范式，在这个范式里，意识头脑首先重组威胁源，然后命令身体做出反应：逃跑、战斗或者缩起来。詹姆斯由下而上的观点，也就是我们因为逃离威胁而感觉害怕，虽然只是部分正确，但确实指出了认知的幻象本质这一要点。我们通常相信，比如说当我们碰到热的物体时，我们因为感觉到疼痛而把手缩回来。但现实是，如果我们等到自己体验到疼痛才把手缩回来，我们可能已经伤得无法复原了。每个小学生理课的学生都会学到，我们首先有缩手的反射，接下来我们才有痛感。疼痛可能很好地完成"提醒我们不要再从火坑里拿可能是烫的石头"这个功能，但它跟我们一开始被烧着的时候缩手的动作没有太大关系。同样，希望每个基础化学的学生在第一次遇到后都能学到，烫试管和冷试管外表看起来是一样的。但是，我们错误的认知并作为事实相信的却是疼痛导致了我们缩手。詹姆斯能够意识到恐惧主要并非跟认知有关，他的身体首先产生肌肉和内脏反应，而他对躯体反应的认知制造了恐惧情绪。詹姆斯确实观察到，大脑计算外界危险时极度迅速，以至于一个人根本没有足够的时间去意识到这个评估。根据詹姆斯所言，事实上发生的是，大脑详细地检查了身体，以获知当时身体产生的反应。在他启示性的修正中，詹姆斯将感觉意识从头脑重新定位到了身体上。通过这样做，他对神经科学百年之后才刚开始发现的事实，表现出了少有的先见之明。

加州大学旧金山分校医学院的神经外科医生和神经生理学家本·利贝特（Ben Libet）[145]，曾于30多年前进行过一系列鲜为人知的揭示性研究。他基本上证实了詹姆斯观察到的连锁过程。下面是一个你现在就可以做的小实验。把你的两只胳膊举在身前，掌心向上，接着当你想要弯曲手腕的时候（根据你的"自由意志"），弯曲你的手腕。这样做几次，然后看看你的头脑中会发生什么。你很可能感觉你首先有意识地决定要动，然后随着你的意愿，你才动了，主观上你会觉得好像是你有意识的决定催生了你的行动。

利贝特要求他的实验被试者这样做，并同时系统化地测量了三件事情的时间：①被试者做出"有意"决定去动的时间被标记在一个特定的钟表上；②大脑运动皮层里准备电位（readiness potential）开始出现的时间，由头皮上的脑电图电极进行监测；③实际行为开始的时间，由手腕上的电极进行监测。你认为（根据你在前面实验中的经验）以上哪个会先出现呢？是移动的决定、运动皮层的活动，还是实际的运动？答案推翻了我们的常识，与常识截然相反。大脑活动在当事人觉察到决定行动之前大约 500 毫秒（半秒！）就出现了。意识决定出现得太晚，根本不能作为行动的原因。意识简直就像是事后的念头，一种"解释给我们自己听"的方式，一个不由意识引发的行为。虽然这看起来很奇怪，但它与之前利贝特以神经外科手段在暴露的大脑上所做的实验结果相符。在这里，利贝特证明了大约需要持续刺激感官皮层半秒，才能令当事人意识到这个感官刺激。[146] 我曾有机会观看了其中一次实验，并在示波器前震惊得张大了嘴巴。

总的来说，利贝特发现进行简单行动的"意识"决定（比如按按钮）在行动之前发生，但是这个意识决定只有在"前运动"（premotor）脑区首先爆发出一阵电活动之后才会出现。换句话说，人们只有当大脑无意识地为行动准备好之后，才会决定行动。

哈佛大学的丹尼尔·韦格纳（Daniel Wegner）最近发展并改进了这个理论。[147] 在一个研究中，他用一系列镜子制造了一个错觉：被试者以为他们在看自己的胳膊，但实际上他们在从镜子里看一个实验员的胳膊的动作。当实验员的胳膊移动的时候（根据另一位研究者的指示），被试报告说动作是他们自己做的，并且因此是根据他们的意愿在动（而实际上他们的胳膊根本就没动）！

威廉·冯特（被认为是实验心理学的创始人之一）详述了我们对自由意志这个概念的依赖："没有什么能像我们的意志这样如此地属于我们个人，被完全视作我们的财产。"但是，利贝特和韦格纳的研究结果合起来，严重挑战（如果不算彻底推翻）了我们对于意识的常识理解和我们对自由意志的钟爱。在韦格纳的书中，[148] 自由意志的湮灭违背了我们所相信的，自己作为自主的人类存在的核心。它挑战了我们珍爱的对计划能力、预见力与负责的行动力的信念。如果我们没有了自由意志的力量，我们是谁或什么呢？这个在西方世界受到 3000 年推崇的自由意志的争论，并非仅仅是另一个哲学家的观点，而是来自冷静多样的实验室研究。爱因斯坦在转述哲学家叔本华的言论时，以他特有的低调而智慧的风格重述了自由意志的谜题："人可以做他想要做的事，却不能自由地选择他想要做什么事。"

　　20 世纪初期，威廉·詹姆斯论证称，人经历的意识状态制造了一个虚假的作为主宰的"我"或自我感。神经科学家韦格纳深化了这个理念，并进一步提出，常人所以为的，有一个自我在有意识地控制他们的行为和信念，基本上不过是个错觉。这是否意味着对弗洛伊德的自我和笛卡尔的"我思故我在"的告别呢？虽然这个信条"我思故我在"曾经是将人们从严苛的宗教教条中解放出来的重要开始，我们却急需对它进行修订。[149] 今天的信条应该更像这样："我准备去动，我行动，我知觉，我感觉，我认知，我反省，我思考，并且因此我活着。"所以在意识中究竟在发生什么呢？而这个自由意志的概念又是否可能以某种方式重塑呢？

　　詹姆斯、利贝特和韦格纳的研究共同指出，在"自愿"运动出现之前，存在一个无意识的前运动。由于我们通常对前运动冲动并无意识（类似于我们在感觉到疼痛之前就从高热物体上缩回手一样），我们错误地相信我们（我们的"自我"）是直接意图做动作的。所以这些动作到底从哪里来呢？

　　让我们考虑善变的大自然母亲提供的以下实验，这会帮助我们探索有意识与无意识的刺激和反应之间的模糊界限。我们现在知道我们有多个视觉（及其他感官）系统在登记大脑中大体上没有意识的区域的神经冲动。这些脑干区域和有意识的脑皮层背侧区域（枕叶区域）被冷酷地统称为区域 17。有一种称为盲视（blindsight）的有启示意义的现象，[150] 这种奇怪的困扰由脑侧部分视皮层受损造成，并导致对侧视觉区域中产生一个盲区。如果某个物体出现在这个视觉区域内，病人会完全无法意识到它，即使是闪烁的灯光、移动的物体甚至是手写文字也不行。这些病人确定地坚称他们绝对什么都没看到。但是详细的实验显示，虽然这些病人否认任何视觉体验，他们却能够指出闪光的位置，或者分辨向上或向下的运动、横条纹或竖条纹，以及其他不同的物体。在奥利弗·萨克斯（Oliver Sacks）对这个悲惨却吸引人的神经障碍的许多智慧动人的描述中，他谈到了一位叫维吉尔的病人。[151]维吉尔的整个视觉皮层都由于缺氧而坏死了，所以他失明了。但是萨克斯描述了维吉尔的妻子观察到的一些令人费解的情况："维吉尔告诉她自己完全看不见了，但是她发现他会伸手去拿东西，避开障碍物，表现得就好像他还能看见。"这就是这类"内隐"信息过程的令人费解的地方。

通常被众人接受的对这种现象的解释是，视觉皮层虽然受到破坏，但其他视觉通路（原始的，皮下的）依然完好。在正常情况下，这些通路以某种方式登记基本信息，并用于指导眼动功能来进一步收集信息。但是这些数据也会提供一个我们多数时候并不会意识到的简单草图，正是这些无意识信息唤起了接下来的动作准备（比如前运动），也正是这些原始通路使我们在盲视病人身上看到的合理、正确的"猜测"成为可能。因此，我们又得再次感谢在我们明确地意识到事件之前，我们触发的对它的反应了。想想你对一闪而过的阴影、别人微小的姿势或远处的声音的反应，这些中的任意一个事件都能在我们意识到环境中有什么触发了我们之前，唤起我们与求生相连的反应。值得注意的是，当我们受到创伤后，我们会对这些闪现的刺激尤其敏感（并易被激怒）。我们的视觉、听觉和嗅觉提供了无数令我们过度反应的刺激，即使我们自己可能没有意识到这些下意识刺激的出现和我们对它们的前运动反应。这导致我们可能甚至经常把我们的行动归因于毫不相关或者制造出的原因。这种因果归因就像韦格纳的实验中误以为自己凭意志移动了实验员的手臂的被试者所做的一样。

正因为我们对受环境激发的前运动缺乏觉察，我们才会错误地相信我们有意识地构想并开始了动作。不仅如此，当（未被认知的）前运动驱动力很强烈的时候，我们可能会感觉被驱使着想要进行完整个动作序列。在受创伤的人身上有两种因果混淆：其一是此人对前运动诱因缺乏觉察，其二是此人的反应程度。想象一个因陷入强烈的与求生相关的反应再现而惊慌失措的人，比如一个在企图掐死自己惊恐的妻子之时突然惊醒的"越战"老兵，完全没有意识到是远处车辆逆火发出的噪声，甚至是他们的幼子在门厅走过的脚步声，唤起了他奇异的行为和严重过度的反应。但是多年以前，当他睡在竹林中越共的火线之下时，这种一触即发的杀戮反应却对保护他的生命至关重要。很可能只需要轻微的刺激，就可能即刻出现将紧绷的弹簧（杀戮或被杀的求生反应）强烈触发至失控的情绪爆发。

我只知道一种打破这样的强迫循环的方式，并且还可以通过这个过程去扩展觉察以获得更大的自由，那就是在前运动变为完整的动作序列之前去觉察它，也就如佛教教义中所说，在火星引燃火种前就熄灭它。

在过去，我常常在科罗拉多的山间遛狗。有澳大利亚野犬血统的庞斯充满了追逐鹿以及其他高地树林间的灵巧生物的本能。不管我怎么尝试，都不可能通过责骂它来抹消它的本能。企图把它叫回来，或愚蠢地在它气喘吁吁地奔回来时对它的行为进行说教，简直毫无用处。但是，当我们刚遇到鹿，当它的姿势改变的那个瞬间（暗示它准备好要往前跳了），我可以肯定并温和地说："不，庞斯。跟上。"这样，它就会平静地继续和我一起散步，欢快地大步走在我旁边。

接下来我们来讲一个年轻鲁莽的武士和一个受人尊敬的禅师的故事。

矛盾的两面

要想维持表达和抑制的动态平衡，你就要能在体验到强烈的情绪感觉时，不非要根据它行动。下面的故事就讲述了这个道理。

一个年轻鲁莽的武士面对一位受人尊敬的禅师提出如下要求："我想让

你告诉我天堂和地狱存在的真相。"

这位禅师带着微妙的好奇温和地回复道:"像你这样又丑又笨的人,是怎么成为一个武士的?"

年轻的武士顿时勃然大怒,拔出刀举过头顶,准备将老者砍成两半。禅师毫无畏惧,平静地抬头看着武士,柔和地说:"这就是地狱。"武士举着刀顿了一下,他的双臂像叶片般落回身体两侧,他脸上的怒火平息下来。他安静地思考着,把刀退回刀鞘,尊敬地对禅师鞠了一躬。"这个,"禅师同样平静地回复道,"就是天堂。"

这位武士,在他举刀暴怒的顶点(在实施准备好的行动之前的一瞬间),学会了克制怒火,而没有无意识地表达它。通过克制(在禅师快速的指导下)他习惯性的攻击情绪表达的实施,他将他的愤怒"地狱"转化为了平静"天堂"。

一个人也可以同理推测,当禅师唤起武士的愤怒时,无意识想法(和意象)也会在武士心中被搅动起来。武士可能被惊呆了,并且一开始甚至可能同意了对他又蠢又笨的特点描述。(我们可以假设)武士对这个羞辱的强烈反应源于他的父母、老师或者其他曾经在他童年时期羞辱过他的人。可能他有一个在学校同学面前丢脸的头脑意象。然后接下来闪过的"对应想法"是,没人敢再这么说他,再让他觉得自己渺小无能。这个念头和相关的(内部)图像与瞬间惊愕的躯体感觉相结合,触发了通向强迫驱动的暴怒的地狱之路。当然,这只持续到他的"禅门治疗师"干预的时刻,禅师在他愤怒的顶峰精确地挡住了他的"保护"情绪的习惯性表达(事实上是他渺小无力感觉的一种防御机制),并迫使他拥有了自己真正的力量和平静的臣服。

在庞斯和禅师的例子中,选择点发生在实施攻击之前的关键瞬间。在禅师及时的干预下,武士克制住了,并感觉到了他为挥剑所做的准备。在这个充斥着能量的状态下,他停了下来,并能够抑制并将他暴力的愤怒转化为一种清晰、感恩、优雅的当下的状态。正是这种克制、抑制和包容强烈情绪的能力，使一个人能够创造性地释放他的能量。包容（弗洛伊德的"升华"的躯体根源）为我们争取时间，并在有自我觉察的状态下，使我们能够将我们的想象和思想与躯体感觉区分开。这一秒的克制，如我们所见，便能造就天堂和地狱的差别。当我们能够保持这种"创造性中立"时，我们就能够解决做出不适当的命悬一线似的强迫性情绪反应的问题。将意象和想法与感觉分离开，可以帮助高强度的情绪扩散，并允许我们将它们流畅地转化为以感觉为基础的不同层级的情绪。这与单纯地压抑或控制它们截然不同。对我们所有人来说，尤其是对那些受过创伤的人来说，转化恐惧和暴怒这样的"负面"情绪的能力，就是天堂和地狱的差异。

强迫情绪（将暴怒、愤怒、羞愧和悲痛付诸行动）的力量和顽固是不可估量的，幸运的是，对治这种倾泻式的痛苦的解药是存在的。有了躯体觉察，人就能够"解构"这些情绪郁结。让我们顺便来看看，当我们将自己从恐惧和愤怒这样的情绪驱动中解放出来时，我们的大脑和意识里面在发生什么。令我们有意识的银灰色纤细脑组织位于我们的前额叶皮层——额叶的前面部分，那里有两个特别的部分：一个边上的部分叫作前额叶背外侧皮层（dorsolateral prefrontal cortex），这个部分使我们意识到自己与外部世界的关系；第二个部分位于中间，叫作内侧前额叶皮质（medial prefrontal cortex），这是大脑皮层中唯一一个看起来能够改变边缘或情绪脑的反应的部分，尤其是负责强烈求生情绪的杏仁核。内侧前额叶皮质（尤其是岛叶扣带皮层）从肌肉、关节和内脏器官中直接接收信息，并将它们记录在意识里。[152] 通过觉察这些内感受器感觉（比如通过跟踪躯体感觉的过程），我们就能够接通并改变我们的情绪反应，并获得我们核心的自我感。

这个持续过程的第一步就是拒绝受到我们负面想法（的内容）的诱惑，拒绝被潜在或刺激性的情绪驱动带着走，而是回到情绪之下的躯体感觉上。

最开始这可能令你感觉不安，甚至害怕。这主要是因为我们对此并不熟悉，我们已经过于习惯（次级的）压力情绪和我们（负面的）重复性思维。我们也已习惯了从外部寻找我们不适感觉的来源。我们仅仅是不熟悉将我们体验到的当成它本身，而不去附加额外的分析和评判。当感觉—想法—情绪的结被解开，我们的体验就会移向更自由微妙的感觉回路。**体验感受**[153]的最初命名人尤金·简德林以很简单的方式表达了这一点："任何令人感觉糟的都不是最后一步。"这个体验过程涉及在暂时中止中抱持情绪，而非按照习惯的方式实施的能力。这种克制不是一种压抑，而是为了形成一个更大的体验容器，以包容和分辨感觉和情绪。"进入"情绪表达常常是一种试图"释放"我们感觉到的紧张，同时回避更深的情感体验的方式。这和烧水壶在水沸鸣叫时释放蒸汽一样，但这事实上并不会对它保持能量（比如蒸汽）的能力有任何实质性的改变。另外，如果我们想象一个强韧的橡胶气球或气囊被蒸气灌满，你就会看到气囊逐渐涨大以容纳增加的"能量"。有了这种容纳，情绪就转入一个不同的以感觉为基础的"通路"，情绪柔和下来，转化为一种深沉的对"好"（OKness）的躯体觉察。这就是情绪的自我调节、自我接纳、善意和改变的精髓。

让我们用愤怒举个例子。愤怒感来自于企图打击的（体位）姿势，但是，如果一个人开始攻击，开始打、踢、撕或咬，这种愤怒感就会快速转移到踢打之类的动作上面。换句话说，与通常的信念不同，当你实施准备的行动时，潜在的情绪就会减少，甚至会完全丢失。[154]比如当我们哭泣的时候，我们的悲伤经常"魔术般地消失"。但这可能更像是水壶放出蒸汽，而不会改变潜在的悲伤。一些原始的"表达"疗法可能会掉进企图通过过分强调习惯性释放，将情绪泥沼抽干的陷阱。但是当触及最深的悲伤之泉时，我们看到的可能只是一滴眼泪。至于愤怒，你可以回想某个你曾经在愤怒中对某人挥舞拳头的场景，或者正被人对着这么做的时候。那个时候你真的需要防卫自己，还是那只是一个释放蒸气并顺便欺负别人的时刻？

这类威胁在家庭暴力中极为常见。你当时的行为对自己和他人起到了什么作用？在任何情况下，当我们允许自己被无条件的情绪表达带着跑的时候，我们实际上都可能将自己与自己的感觉分离。我们成为这些习惯性情绪的俘虏，没有意识到只有当我们有意识地克制和抵抗被触发进入表达阶段时，它们才能被转化。就是在这样一个中断的瞬间，那个武士丢弃了他虚假的自我，获得了救赎。

容纳使在一系列可能的反应之间的选择成为可能，而在此之前，只有恐惧、愤怒、防御和无助的选项。在原始生活中，我们需要快速评估我们在树林里遇到的某个人是朋友还是敌人，是安全还是危险。他会攻击我们吗？我们应该先下手来保护自己，还是最好悄悄离开？但是，在现代生活中，我们更需要我们的社会技能来分辨：我们喜欢还是不喜欢他们，他们对我们意味着什么？相比进入打架状态，我们可能首先需要通过与对方对话来进行社会交往；我们也许可以尝试用一个真诚的微笑让对方"卸下武装"。我们不应让自己的情绪引导行动，相反应该接受感觉的引导——喜欢还是不喜欢？最重要的是，我们需要在实际行动前做这些——在我们愤怒地叫嚣着动手之前，这样我们才能提升自身优化可能的（每时每刻的）运动动作的能力，我们也才能够选择最适合的行动。[155]

感觉对我们的意义

从生物角度来说，情绪表达主要负责生命信号功能。举个例子，当我们害怕时，我们的表情和整个姿态都会让周围的所有人直接知道，我们感觉到树林或灌木中有潜藏的危险。在 1996 年亚特兰大奥运会上，当爆炸发生时，游泳运动员珍妮特·埃文（Janet Evan）双眼圆睁、惊恐万状的表情提醒了所有人（包括现场的和电视前的）：大家都在危险之中。如果她当时逃离现场，许多人很可能都会追随她的非语言命令。恐惧的表情是不会错的：双眼圆睁，眉毛上挑，嘴半张，嘴角紧绷，耳朵后撤。[156]

当一群吃草的麋鹿面对逐渐靠近的觊觎它们的狼群时，它们会采取自己的方式。虽然知道它们的存在，麋鹿们继续吃草，直到其中一个成员首先觉察到有狼进入了"攻击预备"区域。然后，其他麋鹿都会根据它的信号做出反应，并坚定地跟随着它一起冲向安全区域。

但是，恐惧同样也激发惊恐，人们经常会由于双眼圆睁的僵直反应而受伤，甚至死亡，这种情绪显然不是适应性的。如果我们僵直地走过街道，或者开车在路上行驶，我们很快就要出大事了。同样，恶心和与之相伴的厌恶感会适当地通知我们和他人不该摄入某种食物吃。但当一个人在面对没有问题的食物时仍持续产生这种反应模式，它就是有反作用的（甚至是有害的）。这种适应不良的反应也可以被他人诱发。对适当的性接触和温暖的拥抱的习惯性厌恶反应可能摧毁一段关系，甚至毁了人的一生。

另一个情绪信号的例子是孩子不安的哭闹。这种吸引母亲注意力的叫声撕心裂肺，因为如果婴儿不能驱使母亲来帮助，他肯定就死了。婴儿在以一种母亲不可能忽略的方式，很清晰地发出求生需求信号。但是，当我们作为成年人人为地被抛弃而哭泣时，这种哀伤的哭喊并不能把我们移情别恋的爱人带回来。事实上，习惯性哀伤会掠夺我们的能量，使我们在生活中无法前进并与新的对象建立连接。在这三个例子中，生命从情绪的信号功能中获得支持，但又因其不适当的长期持续而受害。

在这里我们似乎陷入了棘手的矛盾。在被抛弃的例子里，我们很可能只要穿过（感觉）哀伤，就能取得允许我们重新去爱的耐性和勇气，而如果我们紧抓着难忘的感觉不放，我们可能永远遇不到新的爱人。同样，一定数量的愤怒可以帮助我们移除生活中的障碍，但习惯性和爆发性的愤怒几乎总是侵蚀我们的关系和我们对生活中真正需求和想要的事物的追求，此外还常常损害拳击手和士兵的形象。要想解决这对矛盾，我们必须首先理解，情绪（本质上是反应式的）和感觉（扎根于流动的内部知觉）是非常不同的，它们具有截然不同的功能，并以不同的方式影响我们的生活。

从功能的角度来说，躯体/知觉感觉是我们用来指导生活的罗盘，它们使我们能够评估我们必须吸收和适应的事物的价值。我们受到能支持我们的事物的吸引，并避开对我们有伤害的事物，这是感觉功能的核心。所有感觉都源自我们古老先祖的接近与回避反应，无非就是程度和积极或消极问题。

基于知觉的感觉将引导适应性反应去评估，而情绪则在（基于评估的）适应性行为失败的时刻出现。与达尔文和詹姆斯所想的相反，恐惧并不导向逃跑，我们也不会因为需要逃离威胁源而感到恐惧。一个能够自由地逃离威胁的人并不感到恐惧。他只感到危险（回避），然后体验到逃跑的动作。只有当逃离无法实施时，我们才会体验到恐惧。同样，当我们无法打击敌人或成功解决冲突的时候，我们就体验到愤怒。我并不期待你将这个理念作为真相接受，我只是邀请你抱着开放探索的态度。那么你可能会问，达尔文描述中的我们的本能情绪到底发生了什么？答案很简单，它们还在那里。但是达尔文没能认出的关键中间步骤，被后来继承了他的传统的行为生物学家发现了。

我们用一片高地草甸来揭示感觉和情绪的差异。当你悠闲地漫步在开阔的草地上时，一片阴影突然移进你的视野。你的所有动作都本能地中止了（在惊吓的感觉之下），你反射式地蹲成了一个灵活的姿势。在这个短暂的"制动反应"之后，你的头自动转向阴影或声音的方向，你尝试着定位和识别它的来源。你的脖子、后背、双腿和脚步的肌肉都协调起来，以使你的身体能够转向并伸长。你的视线变窄，同时你的胯部和头部水平转向，使你能以最佳视野观察周围，并能够同时全景式地聚焦。最初这两个阶段的动作模式是一种本能定位行为，以使你准备好灵活应对许多可能的状况，它会制造一种包含"充满期待的好奇"的感觉基调。开始的制动—屈膝弯曲反应可以减小你被可能的猎食者发现的概率，并可以在一定程度上保护你免受下落物体的伤害。不过最主要的是，它提供了一次紧急痉挛，以打断任何正在进行的动作模式。然后通过扫描，它灵活地使你为精密的探索活动（为了食物、避难所和伴侣）或为防御猎食者（体验为危险而非恐惧）做好准备。

如果是一只掠过的鹰造成的阴影，进一步的跟踪——追击定向就可能发生。姿势和身体肌肉会在无意识中进行调节。在整合了飞升的鹰的意象通路后，新的"兴趣姿态"会被视为兴奋感。这种被识别为享受感的令人愉悦的美好感受受到过去经验的影响，但也可能是每个物种在上千年的进化中发展起来的强大原型倾向或潜能之一。举个例子，绝大多数印第安人都与鹰之间有一种非常特殊的关系。这是一种巧合，还是某种深深刻入人类的头脑和身体中的印记，使他们对鹰的意象产生了与之相应的天然兴奋与敬畏？多数生命体对移动的大型轮廓都有倾向性，虽然这种倾向不一定是接近 / 回避反应。[⊖]

如果最开始的阴影来自一头愤怒的灰熊（而不是起飞的鹰），这就会唤起另一种不同的反应：准备逃跑的反应。与詹姆斯发现的不同，这并不是因为我们想到"熊"这个词，将它评估为有危险，然后逃跑。这是因为接近的大型动物的暗影在视网膜上会投下的特定光线模式，这种模式会被记录在演化上的原始脑区里，并刺激神经以特定的形态放电。这种"模式识别"在进入意识之前，就反过来触发了防御反应准备。[⊖]这些无意识反应源自基因上的倾向性（同时也是与相似大型动物有关的个人过往经验的产物）。原始的无意识回路被激活，触发预设的防御姿势的倾向和组合。肌肉、内脏和自主神经系统活动联系起来，为逃跑做准备。这种准备可以从动觉上感受到，并与熊的意象在我们的内部结合为一个整体。为防御行动所做的准备和意象融合，共同记录为危机感。受到这种感觉而非恐惧的驱

⊖　一只小鸡或其他小型哺乳动物会反应为紧急躲藏或逃跑。
⊖　这与盲视的现象类似。

使，我们一边从我们祖先的和个人的记忆中提取信息，一边继续扫描更多的信息（比如一小丛矮树，或者一些石头）。基于数百万年种群进化过程中的这样的遭遇，以及我们个人的学习经验，我们会在无意识状态下计算出各种可能性。我们为这个不断展开的剧情的下一阶段做好准备。不需要思考，我们就会朝向一棵大树的矮枝，并体验到一种逃跑和攀爬的冲动。如果我们能够自由地向着那棵树逃跑，我们就会产生一种定向跑动的感觉，成功的跑动（被体验为逃跑，而非恐惧或焦虑）会紧跟着跑动的冲动（被体验为危机感）。

另外，让我们考虑一种无法逃跑的场景——你被困住的情况。这一次你碰巧遇到一头饥饿受伤的熊站在路当中，堵住了你的去路（比如你正在走出一个陡峭封闭的山谷）。在这种情况下，逃跑的防御准备和相伴而生的危机感受到了阻碍，危机感就立刻变为恐惧的情绪状态。现在仅剩下无定向反应可选，你会不顾一切地逃跑，狂暴地反击，或僵直后垮掉，最后这种反应提升了减少熊的攻击冲动的可能性。如果这头熊没有受伤或被逼到角落，并能够清晰地识别出人类的无助和无威胁性，它通常不会攻击侵入者，而会自己走开。

忧虑（angst）的希腊词根的字面意思是"用力压"或"勒住"。爱德华·蒙克的符号化的画作《呐喊》（*The Scream*）就传达了我们在被焦虑的恐惧急速抓紧时的整个生理和心理状态。虽然恐惧可能是生存功能的最后一道防线，但它也能杀死生命。在《少年派的奇幻漂流》中，派告诉了我们这个唯一的致命弱点：

> 恐惧是生命唯一真正的对手，只有它能够打败生命。它是个聪明又奸诈的对手，这一点我太了解了。它没有尊严，既不遵守法律也不尊重传统，冷酷无情。它直击你的最弱点，它可以毫不费力地准确发现你的最弱点在哪里……理性来为你作战了，你安

心了。理性用最新的武器技术全副武装，但是，让你惊讶的是，尽管有高级的战术，也取得了一些不可否认的胜利，理性还是被击倒了。你感到自己变得软弱，产生了动摇。你的焦虑变成了畏惧，恐惧开始全面进攻你的身体，你的身体已经意识到有一件很不对劲的事正在发生。你的肺叶已经像小鸟一样飞走了，你的内脏已经像蛇一样滑走了。现在你的舌头像一只负鼠一样倒下去死了，而你的下巴立刻飞跑而去，你的耳朵也聋了，你的肌肉开始像得了疟疾一样战栗，你的膝盖开始像跳舞一样抖动，你的心脏太紧张，而你的括约肌却太放松，你身体的其他部分也一样。你的每一个部分都以与它最匹配的方式崩溃了，只有眼睛还在工作，它们总是给恐惧以适当的注意力。（它们不断伺机寻找着更多令人恐惧的事物。）

回想一下莎朗的故事（详见第 8 章），那个在 2001 年 9 月 11 日世贸大厦第 80 层工作时经历了极度恐惧的女人。在她的治疗中，我引导她进入了被港务员指引下楼，却在第 70 层遇到上锁的门的体验。由于突然被困住，无法完成逃跑，她的身体被恐惧彻底吓瘫了。在处理这个体验以重建她的跑动反射的过程中，她睁开了双眼（在治疗将要结束时），看着我说："我以为恐惧能帮人过关……但并非如此……有一种更强力，比恐惧更大的存在……它能超越恐惧。"她揭示了多么深沉的生物事实啊！

最终，危机感就是对防御姿态的觉察，它使我们以逃跑和伪装来为防御自己做好准备。同样，当我们的攻击性不受阻碍，而是有明确的指向时，我们并不感到愤怒，而是会体验到保护、战斗和果断的进攻姿态。愤怒是受阻的攻击性，而（不受阻的）愤怒是具身化的自我保护。健康的攻击性与获得你需求的和保护你拥有的有关。我们可以在邻居家的狗身上看到这样的行为。1 号狗在他家的院子里，然后 2 号狗走过来，两条狗都抬起它们的后腿，在自己领地的边界上排尿标记。如果它们都待在自己的那一侧，那么什么问题也不会发生。但是，如果闯入者（2号狗）破坏这个边界，1号狗很可能会用后腿踢起尘土作为警示。如果2号狗注意到这个表现，情势就会再度恢复平静，但是如果2号狗并不顺从，那么1号狗就可能咆哮吼叫。最后，如果2号狗还不离开，等待它的将会是恶狠狠的撕咬攻击。

总括起来就是，只有当正常的定向功能和防御措施都在问题面前败下阵来的时候，无定向的逃跑、瘫痪或垮掉才会出现。暴怒和惊恐是在定向过程中，逃跑和攻击（最初是危机感）准备失败时，次级情绪处于焦虑状态，只有当主要攻击功能不能解决问题、受阻或被抑制时才会被唤起而出现。

改变我们感觉的方式

在一个阴雨连绵的1月下午，在温暖发霉的伯克利研究生院图书馆里，我正在整理数不清的关于情绪理论的书。这刚巧是在谷歌出现的前夜，而我的搜索策略是找到几个相关领域的书架，几乎就像在地下墓穴里一般，整日浏览相关资料。在我眼中，似乎有多少个作者，就有多少种情绪理论。在我自己启发式的"搜索引擎"的引导下，我无意中发现了一个宝藏——一位名为妮娜·布尔的女性的具有远见卓识的研究成果。这本叫作《情绪态度理论》[157]（*The Attitude Theory of Emotion*）的书剖析了我在早期来访者身上观察到的现象，为我提供了一个对情绪变化过程的清晰的概念理解。

布尔在20世纪四五十年代就职于哥伦比亚大学，她在威廉·詹姆斯的经验主义流派里具有非凡的研究成果。在她的研究中，被试被引导进入一种轻度催眠状态，然后在这个状态下被暗示了不同的情绪，包括厌恶、恐惧、愤怒、抑郁、快乐和胜利感。这些被试的自我报告被记录下来。另外，他们还设计了一个标准化的流程以便其他实验员观察被试。这些观察者受训准确观察并记录被试的姿势变化。在不同的被试间，自我报告和实验员观察到的姿势模式惊人地一致。举个例子，厌恶的模式涉及恶心的内部感觉，就像准备要呕吐一般，同时还能观察到转脸的动作。这个模式被整体标记为"嫌恶"，其强度可以从温和形式的不喜欢到剧烈的转脸和呕吐冲动，后者被认为是一种企图排除有毒物质的努力，或者一种防止被喂食自己不喜欢的食物的措施。在被虐待或被强迫去做某些违背自身意愿的事情的孩子身上也可以看到这类反应——当他们无法"忍受"某事时（包括从被迫人工喂养到被迫口交，或者经常是其他意义层面上无法耐受的事情）。⊖

布尔分析了恐惧反应，并发现它与回避和逃跑冲动类似，并且与泛化的紧张和全身僵直有关。她还注意到被试常常报告一种离开的欲望，与无力移动的实际情况刚好相反。这一对立导致了整个身体的瘫痪（虽然在头部和颈部会好一些），但是，恐惧中的转脸和厌恶时的转脸不同，与恐惧相关的转脸有附加的转向潜在安全资源的成分。

布尔发现愤怒情绪涉及一种本质上的分裂。一方面它包含一种初级的攻击冲动，你可以通过紧张的后背、胳膊和拳头（就像准备好要出拳一样）观察到它；另一方面，在被试的自我报告和实验员的观察中，也有一种次级但也很强烈的紧绷下颌、前臂和手部的冲动——用于控制和压抑初级的打击冲动。

此外，这些实验也从躯体角度探索悲伤和抑郁。在被试的意识中，抑郁被描述为一种慢性的打断驱力的特质，就像他们想要什么但总是得不到一般。这些抑郁状态经常与"疲惫的沉重感"、眩晕、头痛和无法清晰地思考相关联。研究者观察到一种减弱的哭泣冲动（就像被窒息一般），同时伴

⊖　详见 A&E 的《勒戒》（*Intervention*）的第 74 集（第 6 季的第 2 集），其中一个叫妮可的女孩曾被迫为她的邻居（她父亲最好的朋友）口交了好几年。当她的家庭发现时，他们企图隐藏此事，并且妮可在之后多年仍然被迫继续住在那个人的隔壁。后来，妮可发展出一种过激的呕吐反射，使她无法吞咽任何东西，甚至是她自己的唾液。结果，她不得不用喂食管进食。

随着传达出挫败和明显的倦怠的垮掉的姿势。

　　我们都意识到消极情绪和积极情绪之间有一些本质差异。当布尔研究得意、获胜感和快乐的模式时，她观察到这些积极情感（与抑郁、愤怒、厌恶这样的消极情感相反）并不包含抑制成分，它们会被体验成纯粹的行动。感觉快乐的被试报告了漂浮感般的胸口扩张体验，并且它也与自由深沉的呼吸相关。可以观察到的姿势变化包括抬头和伸展脊椎，这些紧密相连的行为和感觉辅助了更加自然的呼吸。多数感觉快乐的被试报告了一种"准备好去行动"的感觉，同时伴随着能量感、丰富的目的感和乐观情绪，被试感到自己似乎能够达成任何目标。

　　对负面情绪的矛盾基础和它们与积极情绪相反的结构的理解，在我们对完整性的探索中具有启示意义。所有被研究过的负面情绪都包含两种相互冲突的冲动，其中一种驱使行动，而另一种抑制（比如阻碍）那个行动。另外，当一个被试被催眠暗示"锁在"喜悦中时，一种相反的情绪（比如抑郁、愤怒和悲伤）就可能出现，除非喜悦的姿态能获得释放。相反的情况也可成立，当悲伤和抑郁被暗示出来时，被试就无法感觉到快乐，直到那种姿态首先变化为止。

　　在积极情绪状态和抑郁状态中所表现出的表情、呼吸和姿势反应是相反的。在查理·布朗和露西（查尔斯·舒尔茨多年前的连环画《花生》中的两个卡通人物）的简单互动中，你可以看到这一引人反思的事实。当一起散步时，萎靡拖沓的查理哀叹着自己的抑郁，露西建议他挺胸站直，但查理继续没精打采、听天由命、受气包般地走着，回答道："但那样我就没法抱怨我的抑郁了。"如果我们没有一个总是如此警醒的露西，向我们阐释这些令人费解却相当明显的事实时，我们该怎么办？而且，即使露西在象征意义上是正确的，情绪改变却不是仅仅通过改变姿势就能达成的（比如站个军姿）。事实上，改变一个人的心理倾向性的过程复杂微妙得多，并且本质上涉及通过躯体觉察的自发的、无意识的姿势状态改变。

心理学家保罗·艾克曼[158]的大量研究工作支持了表情在情绪状态产生中的地位。艾克曼训练一些被试收缩在特定情绪表达中所能观察到的特定肌肉，并出乎意料地发现，当被试能够完成这项任务时（在没有被告知他们在激发什么情绪的情况下），它们经常会体验到这些情绪，包括与之相适的自主唤醒状态。

在一个古怪的实验中，德国维尔茨堡大学的弗里茨·斯特拉克（Fritz Strack）要求两组被试判断他们觉得某些卡通有多有趣。第一组被试被要求用牙齿咬着一根铅笔，并且笔不可以碰到嘴唇，这使他们不得不微笑（你自己试试就知道）。第二组被试被要求用嘴唇抿着一根铅笔，但不能用他们的牙齿，这迫使他们皱着眉头。

研究结果进一步证实了艾克曼的研究，显示出人们的情绪体验与他们的表情有关。在斯特拉克的研究中，即使是被迫笑的人也比被迫皱眉的人觉得更愉快，并觉得那些卡通更有趣。

一个更奇妙的例子是理查德·怀斯曼（Richard Wiseman）[159]在幽默网站上发表的一系列笑话。这些笑话的基本模板是，在一片空地上有两头奶牛，一头奶牛说"哞"，另一头奶牛说"我刚要说那个来着"。这个笑话里的主角可以被换成不同的动物，目前为止最搞笑的是两只坐在池塘边的鸭子。一只鸭子说"嘎"，另一只鸭子说"我刚要说那个来着"。事实上"嘎"和"鸭子"中"k"的声音被认为尤其好笑。⊖这还是跟会令人尤其觉得可笑的表情反馈有关（就像铅笔实验一样）。尼古拉斯·廷伯根在他的名为"动物行为学和压力疾病"[160]的诺贝尔奖授奖演讲中，描述并称赞了一种被称为亚历山大方法（Alexander method）的姿势再教育方法的优良功效。他和他的妻子都经历过亚历山大的治疗过程，并在睡眠、血压、积极心态、警觉度和面对压力的心理弹性方面获得了显著提高。其他著名科学

　　⊖　"嘎"和"鸭子"的英文单词都以"k"结尾。——译者注

家和教育家也曾在作品中谈及这种治疗的益处，其中包括约翰·德威、阿道司·赫胥黎和像 G.E.科吉尔、雷蒙德·达特这样的科学家，甚至还包括生理学元老、诺贝尔早期获奖者查尔斯·谢灵顿爵士。虽然对这些著名人物的崇敬具有相当的煽动性，但这并不代表严格的科学证据，同时，这群如此聪敏严谨的人能够全部被骗的概率也不高。

F. M.亚历山大和妮娜·布尔都意识到行为中躯体紧张模式的重要角色。亚历山大，一位生于澳大利亚的莎士比亚戏剧演员，极为偶然地获得了他的发现。有一天，在出演《哈姆雷特》的时候，他突然失声了。他向澳大利亚最好的医生寻求帮助，但是没有得到任何缓解。他又不顾一切地向英国最有影响的内科医生寻求帮助，但也没有任何疗效。由于演艺是他唯一的职业，他只能在绝望中回到了家中。

接下来，他的声音自发地恢复了，但后来又神秘地消失了。亚历山大开始在镜子中观察自己，希望能够注意到一些可能与他异常的发声能力有关的线索。他也确实发现了，他观察到自己的声音能否回来和他的姿势有关。经过无数次观察，他惊人地发现，不同的姿势是关键——一个姿势可以发出声音，另一个就发不出来。令他惊讶的是，他发现与强健洪亮的声音相关的姿势让他感觉有问题，而与微弱无声相关的姿势却令他感觉不错。在九年中，亚历山大花了大部分时间来这样观察。他开始意识到无声的姿势之所以令他感觉舒服，不过是因为这些是他熟悉的姿势，而那些可以支持声音的姿势也不过因为他不熟悉而感觉起来不好。亚历山大发现特定的肌肉紧张可以导致一种对头、颈、脊椎轴的压迫，导致呼吸问题，并最终造成失声。减少这些紧张会缓解压力，并允许脊椎回到它完整自然的伸展曲线上。注意到这种不同，亚历山大得以解决自己的苦恼。通过更好的头脑—躯体沟通，他恢复了自然轻松的行动能力，并进而节省了力气，使他的表演更上一层楼。亚历山大意识到这可以成为他的新事业，于是他放弃了演艺事业，并开始为有类似问题的演员和歌手同事们工作，也开始为由于不自然的器乐表演体势导致身体扭曲或疼痛的音乐家工作。闻名遐迩的小提琴家耶胡迪·梅纽因就是他的学生之一，另外一些接受过使用他的方法的老师指导的著名流行歌手和演员还包括保罗·麦卡特尼、斯汀和保罗·纽曼，他们都对这种治疗给予了极高的评价。但是直到今天，这种方法仍然相当晦涩难懂，部分原因是它需要大量精确的专注力。⊖

亚历山大的治疗工作 [161]（详见他的 *The Use of the Self* 一书）包含许多以探索为始，然后进入矫正的温和操作。治疗从头部和颈部开始，并依顺序加入其他身体区域。他发现并不存在所谓正确的姿势，但是确实存在正确的方向。

让我们将亚历山大的观察（关于姿势对功能的效果）和露西充满智慧的见解合并起来，以解释查理·布朗不必要但自我维持的痛苦。我们会意识到躯体的自我觉察在改变过程中的深刻意义。一种直接有效地改变一个人的功能和情绪的方式是通过改变一个人的姿势组合，来改变大脑的本体感受和动觉反馈。[162] 回忆一下，内侧前额叶皮质（它从身体获取大部分信息）是唯一能够改变边缘系统，并进而改变情绪的新皮层部分。因此，对躯体感觉的觉察是改变功能和情绪状态的关键。我们再次被提醒，首先要有被驱动的对内感觉的觉察，才能驯服负面情绪状态的恶龙。记住被自身内里的地狱抓住的武士是如何在关键时刻被禅师带入觉察之中，而没有去表达他的习惯性暴怒的。只有当莽撞的武士学会暂时克制、包容，并且感受他自身，他才能将他的暴怒转化为极乐。这就是情绪转化的炼金术。

姿态：与情绪和感受和解

那么姿态是如何改变一个人的情绪并产生持续的影响的呢？回想一

⊖ 亚历山大的许多原则启发了摩西·费登奎斯（Moshe Feldenkrais）和艾达·罗尔夫（Ida Rolf）的工作。

下妮娜·布尔所证实的：强烈的情绪只有在情绪动作被抑制时出现。换句话说，正是抑制使我们能够觉察到姿势，并使姿态成为一种感觉觉察。这与著名神经学家安东尼奥·达马西奥的众所周知的论点"情绪是对身体的觉察"部分相同，也与威廉·詹姆斯的情绪外围理论一致，这个理论认为"我们是因为逃离熊而感到害怕"。但是，我认为他们都漏掉了妮娜·布尔紧紧抓住的内容，也就是情绪表达和情绪的躯体感觉之间的交互关系。当我们"无意中"表达情绪时，我们就是那个样子，更确切地说，是我们就做成那个样子，反应性情绪几乎总是阻碍意识觉察。另一方面，对表达冲动的抑制和包容允许我们对自身潜在的姿势、姿态产生觉察。因此，正是抑制使感觉能够进入意识的觉察。只有在有正念的情况下，改变才能发生，而正念只有在有躯体感觉时才产生（比如对姿势、姿态的觉察）。

一个有深刻感觉的人并不是一个习惯性发泄愤怒、恐惧和悲痛的人。智慧而幸运的人能够在他们平静的内在世界里感觉他们的情绪，并从他们的感觉中学习，获得感觉的引导。他们可以根据这些感觉带来的直觉，以智慧的方式行动。另外，他们还在恰当的时刻分享他们的感觉，并能对他人的感觉和需求做出反应。当然，因为他们也是人类，有些时候可能也会爆发，但是他们也会探索这些爆发的根源。他们不会把他人作为主因，而会归因于他们自己内在的不安和不平衡。

虽然躯体感觉从数量和质量上与情绪都有很大差异，但它们最终都源于本能，达尔文描述的五个本能的基本情绪是恐惧、愤怒、悲痛、厌恶和快乐。但是，作为对躯体姿态的觉察，感觉却有几乎无限的种类和混合方式，这包括思念远方朋友时苦乐参半的感受，或在孩子的任性面前温柔而快乐的感受。达尔文描述的情绪与明确的本能相应，感觉却包含各种混合起来的（以知觉为基础的）细微差别和排列。另外，躯体感觉会将一个物件或场景与我们个人福祉之间的关系具身化，某种意义上来说，它们是对接近与回避反应的基本情感描述，感觉是我们通向世界的基本通路。相反，（固化的）情绪状态源自受阻的驱力或对最后防线的紧急动员（战斗、逃跑、僵直）。由于带着利齿的老虎的减少，这种作为最后手段的重要反应在现代生活中不再有价值了。但是，我们仍然被迫面对着无数不同的威胁，比如超速的汽车，或者过于热心于给你动手术的外科医生，我们却没有在进化过程中获得相应的应对手段。

情绪是我们永远的伴侣，既能提升也能降低我们的生活品质。不论好坏，我们走出情绪迷宫的方式很大程度上影响我们的生活方式。问题是：哪些条件下的情绪是适应性的，哪些是非适应性的？一般来说，情绪中包含的冲击和爆发成分越多，它的非适应性成分就越强。事实上，情绪常常以一种有用的形式开始，但是由于我们压抑它，它就变成了躯体症状，或者之后以一种爆发的形式出现。如果我们无视愤怒和仇恨，它们就可能累积到爆炸式的水平。有句流行语很好地描述了这种情况："我们抵抗什么，它就持久。"情绪本身已经可能造成伤害，而压抑它们只会加重问题。但是，我们也应及时地意识到，克制和压抑以及抑制和包容之间难解而又显著的差异。你可以再次回忆武士是如何小心而确定地克制了他攻击的冲动的，这使它能将自己（之前）谋杀式的暴怒感觉转为单纯的能量，并最终获得极乐的生命感。

正如成功的父母所知，这个策略对小孩很见效。与其压抑孩子，不如鼓励孩子的克制习惯。这些父母会及时打断孩子，同时引导孩子去感觉他们自己的愤怒，以及他们的需求和欲望的来源，这才是健康的攻击性。另外，也有一些父母会放任孩子进入失控要赖的状态，就像武士曾经企图做的致命行为。但是，高效的父母会帮助孩子以有用的方式疏导攻击性，他们通过允许孩子去感觉他们的愤怒，并帮助孩子理解他在气什么，来帮助孩子。

如果情绪不是太极端，并且能以特定方式被接近，它们就能起到指引行为的作用，甚至可以将它们导向积极的目标。下面是一个我们大多数人都可以感同身受的例子。鲍勃下班回家，发现他的房子里一片混乱。他很愤怒，并想要对珍和孩子们大吼，但他把他的暴怒"塞了起来"。直到睡觉时，他还是没法平静下来，并开始出现急性的食道反流。他的妻子忙了一整天，也希望能与自己的丈夫多亲近。她希望他能分享自己一天的经历和感受，并想问问是否有什么地方不对，他说："没事，我就是累了。"然后把他的注意力集中在自己喉咙里的胃酸带来的灼烧酸痛的感觉上。珍有点儿生闷气，责怪他太冷淡疏远，她为自己搞不清他在哪儿而叹息，并抱怨自己"感觉不到他"。他于是更加退缩了。

或者，他也可以攻击或反击她，直到她想起两年前他做的让她郁闷的事情……面对妻子这样的责怪，他可以回复说他根本不记得她说的事情，在他的印象中根本没发生过那样的事。"你出什么毛病了？"他咕哝道。他并没意识到①当女性被（情绪）激活时，她要花比男性更长的时间才能平息压力，女性狂跳的心脏和飞速出现的念头会一直卡在那里；②在珍冒出的念头中，她会企图为她飞跑的心脏找个解释，并相信只要她能找到那个原因（识别出真正的外部威胁，正如生物角度需要的那样），她就能够平静下来。她在这种激活状态下搜索她的记忆银行，偶然想起（她认为的）鲍勃伤害她的时候，她在苦恼中抓住了这个"解释"，被驱使着对其做出反应，"把它扔在鲍勃脸上"。这样，珍就被她的生理驱动着行动了，而同时鲍勃认为"她在没来由地责怪他"，这种互捅刀子的互动强化了他的防御性和愤怒感。受困于这致命的打击中，他们两个都吞了片安定药。当安定药（可以放松他们的肌肉）开始起效后，他们都感觉好了一些——都觉得之前的争吵毫无意义。鲍勃希望明天会清静一些，而珍奇怪她为什么要把两年前的事情拖出来说，还拿它攻击鲍勃。但是，当他们第二天早上醒来时，他们在躯体、情绪和心理方面都已经失联了。不仅如此，研究显示这样未解决的冲突会损害夫妻的免疫系统，抑制它会降低未来几天伤口愈

合的能力。[⊖]

现在让我们倒带重来：鲍勃回到家，在混乱面前感到愤怒，但他没有压抑，也没有爆发。这次，在他稳定平静的妻子的支持下，他短暂地感觉了一下自己的身体。他注意到自己的心跳在加快，自己的胳膊、肩膀、后背、脖子和下颌的肌肉都在收紧。在和妻子分享了自己的觉察后，鲍勃感觉一瞬间瞥见了一个将要爆炸的炸弹。他感到出拳的冲动，他的愤怒暂时加强，但又减弱下来，紧握拳头的肌肉逐渐放松下来。（正如妮娜·布尔的研究所示，当这些肌肉参与时，原本出拳的冲动会受到抑制。）鲍勃长舒了一口气，同时他的双腿开始微微颤抖。他"接纳"了他的妻子支持性的存在，并突然想起来："对了，是那个事。在我离开办公室前，我的上司亚历克斯和我讨论了一个新产品的市场计划。亚历克斯和我的观点严重相左，我们谁都说不服谁。我很想跟他竞争，我们打了一架，不过是以一种很好的方式。我觉得清晰有力，我估计我们本可以把它定下来，但我们半路就停下来了，因为我想起来亚历克斯正在和老板的女儿约会。我遏制住自己的聪明才智和力量，然后，对，那会儿我就开始觉得暴怒了。我想掐住亚历克斯的喉咙，但我退缩了。我只想离开，然后回家，接下来的时间里我都在生闷气，然后，当家里其实像平常一样时，我就想爆发了。我感觉到和我在工作中感到的同样的暴怒。我猜我一踏进和平常一样乱的家时就要爆发了，我不过是想把气撒出去。我……嗯，我非常怕会伤害你和孩子们。所以我就离开去读报纸，把自己藏在自己的报纸堡垒后面默默酝酿。我并不想对你和孩子们发火。真的，我只想和你有点儿像现在这样平静的

⊖ 在一个对150对夫妇（多数已经60多岁）的研究中，研究者发现在家庭争执中表现出敌对行为的女性更容易有动脉硬化，尤其如果她们的丈夫也很有敌意的话。但对于男性来说，自身或来自妻子的敌意却与动脉硬化没有关系。但是，如果男性自己或者他们的妻子表现得很有主宰和控制欲，男性就更可能有冠状动脉堵塞。史密斯说："唯一一组几乎没有动脉硬化的人，是自身和妻子都能进行争论，又完全不会企图控制对方的那组人。所以没有权力斗争的谈话对男性的心脏似乎有保护作用。"（蒂莫西·史密斯博士，犹他大学，路透社，2006年3月3日。）

交流。"这种平静与安定的状态在前一个场景下所提供的临时缓解不同，真正改变了他对安全性的观点，并且是可以持久的。这是通过自我调节和社会参与的过程，而不是利用镇静剂临时的伪装功能达到的，虽然两种方式都可以放松紧张的肌肉。这种合作经验会使鲍勃和珍连接得更紧密。

鲍勃在办公室里体验到的争斗感是很强有力、专注和令人兴奋的。如果他没有制止自己，他很可能可以与亚历克斯进行一场具有建设性的谈判。但是，当他阻碍这个过程时（根据他以为，而实际上可能存在，也可能不存在的威胁），他对健康的攻击性（以获得所需和保护自身为目的）的直接感觉，就以（无力的）暴怒的形式爆发了。这种从流动且有组织的感觉过程向无组织、无建设性、反射式的情绪状态的唐突过渡，正是妮娜·布尔的研究中的闪光点。

所以为什么我们会停滞在自己的负面情绪状态中，习惯性地整天穿着它们，就像我们只有它们这一套衣服那样呢？很多人（就像年轻的武士）用他们的暴怒去吓唬别人，其他人则沉溺在习惯性的悲伤中，一直做着无力的受害者。对鲍勃和珍来说（在第一个场景中），他们的情绪使他们远离对方。

1978 年，在我拿到博士学位后，我作为驻校教师在伊沙兰学院享受了一次带薪假期。这个学院坐落在翻滚的海浪之滨，令人惊叹的大苏尔海岸的边上。我的职责的一部分是主持一个开放论坛。伊沙兰社区的成员可以随意进入这个小组，并获得免费的治疗。我每周一和周四下午上班。几周之后，我开始为一种有趣的现象感到迷惑。周四通常都比较平静，即兴的来访者通常都可以做一些建设性的工作，但周一就是另一回事了，简直就像国庆日的连环爆竹一样。一个接一个的来访者会来见我，而且在没有刺激的情况下，要不哭得一塌糊涂，要不被毫无方向（并且无力）的暴怒驱使着狂揍枕头。

我在意外中发现了这种每周间的分布情况的可能原因。有一天，我走过办公室外的一块告示板，注意到有一张通知，上面宣布有一个鼓励强力呼吸和强烈情绪宣泄的小组在那个周三晚上取消了。我接着过我的日子，但心里思量着，平常宁静的周四会不会变得像混乱的周一一样了？结果就是这么回事。

那年的早些时候，我的兄弟乔恩在医学期刊《柳叶刀》上发表了他的里程碑式研究。[163] 在研究中，正从下颌手术中恢复的病人会获得静脉注射吗啡，或者一种包含生理盐水的安慰剂。两组病人都表示他们的止痛药非常有效。整整 2/3 拿到生理盐水安慰剂的病人的疼痛与真正得到吗啡（止痛的标准方法）的病人获得了同样程度的缓解。

乔恩的这些发现已经很令人惊奇，但他下一阶段的研究结果更加神奇。当病人同时拿到安慰剂和纳洛酮⊖的时候，安慰剂的效果就彻底消失了。纳洛酮对没有使用吗啡的人来说绝对没有任何效果（不像吃了伟哥后跑出去和狗散步的效果），但是对急诊室里海洛因吸食过量的瘾君子来说，它能让他们立刻清醒得一塌糊涂。纳洛酮是一种鸦片拮抗剂，这意味着它可以附着在大脑中的鸦片受体上，阻止外界鸦片类药物附着生效，包括吗啡、海洛因及人体内生的（身体内部产生的）称为内啡肽的鸦片类物质。乔恩和他的同事们在这些实验中证明了大脑拥有自己的疼痛调节系统。内生内啡肽的效果可以与我们所知的最强效的像吗啡这样的鸦片类药物有同样的效果！

我在伊沙兰每周一治疗中见到的很可能是鸦片的戒断反应。⊜这与周四发生的截然不同。周四的参与者会因前夜的鸦片狂欢和过度宣泄刺激而"石化"和走神，这些周四的小组充斥着周三刚嗑了药而暂时不需要再嗑的社区成员。我尤其好奇我在周一观察到的强烈情绪发泄，是不是成员释放他们的内部鸦片（内啡肽）的一种方法，本质上跟再吸一口吗啡差不多。

⊖ 纳洛酮是一种吗啡戒断药。——译者注
⊜ 停用成瘾物质后产生的急性反应。——译者注

在对新假说的兴奋中，我给我的兄弟打了电话。因为那时候我们还不知道负责生理痛苦和情绪痛苦的脑区和神经通路几乎是相同的，乔恩的反馈并不积极。"彼得，"他带着遗憾对我说，"别想太多了。"很好地给了他认定为竞争对手的兄长一记痛击。但是，几年之后，巴塞尔·范德考克（Bessel van der Kolk）重复了乔恩的实验。[164] 这次，关注的焦点在用纳洛酮阻止因情绪痛苦（而非躯体痛苦）产生的内啡肽。他研究了那时退伍军人医院用于治疗越战退伍兵的创伤后应激障碍的一种常用疗法。这些不幸的士兵被反复唤起去"重历"他们恐怖的战争经历。在这个"疗法"中，他们被迫在被绑在椅子上的情况下观看血腥的战争电影，比如《野战排》。这些场景经常使退伍兵直冲进强烈的情绪宣泄。但是，如果在这些宣泄治疗之前使用纳洛酮（夺去他们自发的内啡肽爆发的机会），他们很快就失去了进一步"治疗"的兴趣。

正如我这些年观察到的许多工作坊的参加者（他们会不断回来），我不禁好奇是否他们也诱发了他们的化学高潮。他们重复宣泄式的戏剧，对他们父母的尖叫，以及在无尽的愤怒中击打枕头的活动，看起来似乎具有某种奖赏性质，并使他们无法进一步痊愈。在我的个人生活中，我也好奇，我早年的某些痛苦混乱的关系中，是否也含有一种成瘾特质，并因此使我不断创造同样的关系。

虽然对治疗中宣泄的情绪表达的看重，以及对情绪释放的依赖，是源于对感觉和情绪本质的根本误解。但妮娜·布尔的研究却为我们提供了关于习惯性情绪的本质的见解，并帮助我们了解了为何通过身体觉察而非情绪释放获得的感觉能带给我们想要的持久改变。

尾　声

太多还是太少？我在写《心理创伤疗愈之道：倾听你身体的信号》时，时常与这个问题纠缠。每写完一章，我就会想出另外两章来，诸如此类。最终，够了！至少到目前为止吧。我对这个水螅般的矛盾的解决方案是再构思两本书。我可能和我的母亲有点儿像，她在体验过生育之苦几个月后，就愉快地觉得再生一个可能是个好主意。恐怕我也掉进了同一个温柔陷阱里。在我从出版这本书的产后低落中恢复之后，我脑子里又想出了接下来的一个项目。

我觉得在本书中，创伤记忆这一部分未被充分地讨论。我计划的下一本书的书名为《创伤与记忆》。

在所有与创伤有关的错误概念和误解中，对所谓的创伤回忆的混淆是最严重的之一，并且也潜在地造成最多问题。创伤回忆与其他回忆在本质上有许多重大差异。第一本书将系统化地探索多种类型的记忆和这些记忆系统分别在创伤的形成和治疗中扮演的角色。不幸的是，人们并非以一种开放的、基于科学的方式在探索这些不同。在"创伤战争"中，存在两个极端对立的阵营：一个阵营相信所有创伤记忆都是虚假的（比如是虚构的），另一个阵营则坚持所有创伤记忆都是对事件的确切发生情况的真实准确的记录。只有通过了解躯体在创伤记忆中记录的角色，我们才能得到对"创伤记忆"的完整理解，也才能理解它在治疗过程中的临床角色。这个探索将带我们超越这两个不平衡的极点（关于记忆究竟是真是假），进入对创伤的本质和疗愈的更深的理解。

注　释

第 1 章

1. Starr, A., et al. (2004). Symptoms of Posttraumatic Stress Disorder after Orthopaedic Trauma. *Journal of Bone and Joint* Surgery, *86*, 1115–1121. Ponsford, J., Hill, B., Karamitsios, M., & Bahar-Fuchs, A. P. (2008). Factors Influencing Outcome after Orthopedic Trauma. *Journal of Trauma: Injury, Infection, and Critical Care, 64* (4), 1001–1009. Sanders, M. B., Starr, A. J., Frawley, W. H., McNulty, M. J., & Niacaris, T. R. Posttraumatic Stress Symptoms in Children Recovering From Minor Orthopaedic Injury and Treatment. (2005). *Journal of Orthopaedic Trauma, 19* (9), 623–628.

2. Shalev, A. Y., et al. (1998). A Prospective Study of Heart Rate Response Following Trauma and the Subsequent Development of Posttraumatic Stress Disorder. *Archives of General Psychiatry, 55*, 553–559.

3. von Franz, M.-L. (1970, 1992). *The Golden Ass of Apuleius: The Liberation of the Feminine in Man.* Boston & London: Shambhala Publications.

4. *I Ching*, Hexagram #51, The Arousing (Shock, Thunder) Six in the third place. Wilhelm, R., & Baynes, C. (1967). *The I Ching or Book of Changes*, with foreword by Carl Jung, Bollingen Series XIX. Princeton, NJ: Princeton University Press (1st ed. 1950).

5. Ibid., 10.

第 2 章

6. Ratner, S. C. (1967). Comparative Aspects of Hypnosis. In J. E. Gordon (Ed.), *Handbook of Clinical and Experimental Hypnosis* (pp. 550–587). New York: Macmillan.

7. Gallup, G. and Maser, J. (1977). Tonic Immobility: Evolutionary Underpinnings of Human Catalepsy and Catatonia. In J. D. Maser and M. F. P. Seligman (Eds.), *Psychopathology: Experimental Models*. San Francisco: Freeman.

8. Maser, J. and Bracha, S. (2008). Anxiety and Posttraumatic Stress Disorder in the Context of Human Brain Evolution: A Role for Theory in *DSM-V*? *Clinical Psychology: Science and Practice 15 (1)*, 91–97.

9. Levine, P. A. (1997). *Waking the Tiger: Healing Trauma*. Berkeley: North Atlantic Press.

第 3 章

10. Rubel, A., O'Nell, C., & Collado-Ardon, R. (1984). *Susto: A Folk Illness*. Berkeley: University of California Press.

11. Kraepelin, E. (2009). *Lectures on Clinical Psychiatry*. General Books LLC (Original work published 1904).

第 4 章

12. E. Marais (1922). *The Soul of the Ape*. London: Penguin Press.

13. James, W. (1884), What is an Emotion? *Mind, 9*, 188–205. Bull, N. (1946). Attitudes: Conscious and Unconscious. *The Journal of Nervous and Mental Disease, 103* (4), 337–345. Bull, N. (1962). *The Body and Its Mind: An Introduction to Attitude Psychology*. New York: Las Americas. 1962. Ekman, P. (1980). Biological and Cultural Contributions to Body and Facial Movement in the Expression of Emotions. In A. O. Rorty (Ed.), *Explaining Emotions* (pp. 73–101). Berkeley and Los Angeles, University of California Press.

14. Havens, L. (1979). Explorations in the Uses of Language in Psychotherapy: Complex Empathic Statements. *Psychiatry, 42*, 40–48.

15. The Proceedings of the National Academy of Sciences, Nov, 2004 (Reported in the *New York Times*, Science section, November 16, 2004).

16. Rizzolatti, R., & Sinigaglia, C. (2008). *Mirrors in the Brain: How Our Minds Share Actions and Emotions*. New York: Oxford University Press.

17. Steven Burnett quoted in Carey, B. (July 28, 2009). In Battle, Hunches Prove to Be Valuable, *New York Times*, Science section.

18. Gallup, G., and Maser, J. (1977). Tonic Immobility: Evolutionary Underpinnings of Human Catalepsy and Catatonia. In J. Maser & M. F. P. Seligman (Eds.), *Psychopathology: Experimental Models*. San Francisco: Freeman.

19.Cannon, W. B. (1929). *Bodily Changes in Pain, Hunger, Fear and Rage: An Account of Recent Research Into the Function of Emotional Excitement*. New York:

Appleton-Century-Crofts. Bracha, H. et al. (2004). Does "Fight or Flight" Need Updating? *Psychosomatics 45*, 448–449.

20.Levine, P. A. (1991). Revisioning Anxiety and Trauma. In M. Sheets (Ed.), *Giving the Body Its Due*. Albany: SUNY Press. Levine, P. A. (1978). Stress and Vegetotherapy. *Journal of Energy and Character* (Fall 1978). Levine, P. A. (1996). *Waking the Tiger: Healing Trauma*. Berkeley: North Atlantic Books. Moskowitz, A. K. (2004). "Scared Stiff": Catatonia as an Evolutionary-Based Fear Response. *Psychological Review, 111* (4), 984–1002. Marx, B. P., Forsyth, J. P., Gallup, G. G., Fuse, T., Lexington, J. (2008). Tonic Immobility as an Evolved Predator Defense: Implications for Sexual Assault Survivors. *Clinical Psychology: Science and Practice* 15, 74–94. Zohler, L. A. (2008). Translational Challenges with Tonic Immobility. *Clinical Psychology: Science and Practice* 15, 98–101.

21. Levine, J. D., Gordon, N. C., Bornstein, J. C., & Fields, H. L. (1979). Role of pain in placebo analgesia. *Proceedings of the National Academy of Science, 76* (7), 3528–3531. Also see van der Kolk, B., Greenberg, M., Boyd, H., & Krystal, J. (1985). Inescapable Shock, Neurotransmitters, and Addiction to Trauma. *Biological Psychiatry, 20* (3), 314–325.

22. Suarez, S. D., & Gallup, G. G. (1979). Tonic Immobility as a Response to Rape in Humans: a Theoretical Note. *The Psychological Record*, 2315–2320. Finn, R. (2003, January 1). Paralysis Common Among Victims of Sexual Assault. *Clinical Psychiatry News*.

23. Livingstone, D. (1857). *Missionary Travels and Researches in South Africa*. London: John Murray Press.

24. Murchie, G. (1978). *The Seven Mysteries of Life*. Boston: Houghton Mifflin.

25. Scaer, R. (2001). *The Body Bears the Burden: Trauma, Dissociation, and Disease*. Binghamton: Haworth Medical Press.

26. Gallup, G. G. (1977). Tonic Immobility: The Role of Fear and Predation. *Psychological Record, 27*, 41–61.

27. Ibid. Gallup, G., & Maser, J. (1977). Tonic Immobility: Evolutionary Underpinnings of Human Catalepsy and Catatonia. In J. D. Maser & M. F. P. Seligman (Eds.), *Psychopathology: Experimental Models*. San Francisco: Freeman.

28. Ratner S. C. (1967). *Comparative Aspects of Hypnosis*. In J. E. Gordon (Ed.), *Handbook of Clinical and Experimental Hypnosis* (pp. 550–587). New York: Macmillan.

29.de Oliveira L., Hoffman, A., Menescal-de-Oliveira, L. (1997). The Lateral Hypothalamus in the Modulation of Tonic Immobility in Guinea Pigs. *Neuroreport 8* (16), 3489–3493. Leite-Panissi, C. R. A., Coimbra, N. C., & Menescal-de-Oliveira, L. (2003). The Cholinergic Stimulation of the Central Amygdala Modifying the Tonic Immobility Response and Antinociception in Guinea Pigs Depends on the Ventrolateral Periaqueductal Gray. *Brain Research Bulletin, 60*, 167–178.

30. Marx, B. P., Forsyth, J. P., Gallup, G. G., Fuse, T., Lexington, J. (2008). Tonic Immobility as an Evolved Predator Defense: Implications for Sexual Assault Survivors. *Clinical Psychology: Science and Practice* 15, 74–94.

31. Kahlbaum, K. L. (1973). *Catatonia* (T. Pridan, Trans.). Baltimore: Johns Hopkins University Press. (Original work published 1874)

32. Conan Doyle, A. Services and Accounts; Personal Commercial Service Providers. In M. Ashley (Ed.), *The Mammoth Book of New Sherlock Holmes Adventures*. New York: Carroll & Graf.

33. Marx, B. P., Forsyth, J. P., Gallup, G. G., Fuse, T., Lexington, J. (2008). Tonic Immobility as an Evolved Predator Defense: Implications for Sexual Assault Survivors. *Clinical Psychology: Science and Practice* 15, 74–94.

34. Ibid.

35. Finn, R. (2003, January 1). Paralysis Common Among Victims of Sexual Assault. *Clinical Psychiatry News.* and Marx, B. P., Forsyth, J. P., Gallup, G. G., Fuse, T., Lexington, J. (2008). Tonic Immobility as an Evolved Predator Defense: Implications for Sexual Assault Survivors. *Clinical Psychology: Science and Practice* 15, 74–94.

36. See: Morgan, C. A., Wang, S., Southwick, S. M., Rasmusson, A., Hazlett, G., Hauger, R. L., Charney, D. S. (2000). Plasma Neuropeptide-Y Concentrations in Humans Exposed to Military Survival Training. *Biological Psychiatry, 47* (10), 902–909.

37. Solomon, M., & Siegel, D. (Eds.). (2003). *Healing Trauma: Attachment, Mind, Body, and Brain*. New York: W. W. Norton & Company. Kessler, R., Sonnega, A., Bromet, E., Hughes, M., Nelson, C. (1995). Posttraumatic Stress Disorder in the National Comorbidity Survey. *Archives of General Psychiatry, 52* (12),1048–60.

38. Schore, A. N. (1999). *Affect Regulation and the Origin of the Self: The Neurobiology of Emotional Development*. London: Psychology Press.

39. Herman, J. (1997). *Trauma and Recovery: The Aftermath of Violence: From Domestic Abuse to Political Terror*. New York: Basic Books. Eckberg, M. (2000). *Victims of Cruelty: Somatic Psychotherapy in the Healing of Posttraumatic Stress Disorder* (illustrated ed.). Berkeley: North Atlantic Books.

40. Gallup, G., & Maser, J. (1977) Tonic Immobility: Evolutionary Underpinnings of Human Catalepsy and Catatonia. In J. D. Maser & M. F. P. Seligman (Eds.), *Psychopathology: Experimental Models* San Francisco: Freeman.

41. Terr, L. (1992). *Too Scared to Cry: Psychic Trauma in Childhood*. New York: Basic Books. Levine, P. A., & Kline, M. (2007). *Trauma through a Child's Eyes: Awakening the Ordinary Miracle of Healing*. Berkeley: North Atlantic Press.

42. Levy, D. (1945). Psychic Trauma of Operations in Children. *American Journal of Diseases of Childhood, 69* (1), 7–25.

43. Everything Is Not Okay. (July 1993). *Reader's Digest.*

44. Starr, A., et al. (2004). Symptoms of Posttraumatic Stress Disorder after Orthopaedic Trauma. *Journal of Bone and Joint Surgery, 86*, 1115–1121. Sanders, M. B., Starr, A. J., Frawley, W. H., McNulty, M. J., & Niacaris, T. R. (2005). Posttraumatic Stress Symptoms in Children Recovering from Minor Orthopaedic Injury and Treatment. *Journal of Orthopaedic Trauma, 19* (9), 623–628.

45. Ibid., ii.

46. Geisz-Everson, M., & Wren, K. R. (2007). Awareness under Anesthesia. *Journal of PeriAnesthesia Nursing, 22,* 85–90.

47. Liska, J. (2002). *Silenced Screams.* Park Ridge, IL: AANA Publishing, Inc.

48. Kahlbaum, K. L. (1973). *Catatonia* (T. Pridan, Trans.). Baltimore: Johns Hopkins University Press. (Original work published 1874)

49. Hess, W. R. (1949). *Das Zwuchenhim.* Basel: Schwabe.

50. van der Kolk, B. A., McFarlane, A., & Weisaeth, L. (Eds.). (2006). *Traumatic Stress: The Effects of Overwhelming Experience on Mind, Body, and Society.* New York: Guilford Press.

51. Murray, H. (1967). Dead to the World: The Passions of Herman Melville. In E. S. Schneidman (Ed.), *Essays in Self-Destruction, 3-29.* New York: Science House.

52. Damasio, A. (2000).*The Feeling of What Happens: Body and Emotion in the Making of Consciousness.* Boston: Mariner Books.

第 5 章

53. Schore, J., & Schore, A. (2008). Modern Attachment Theory: The Central Role of Affect Regulation in Development and Treatment. *Clinical Social Work Journal, 36* (1), 9–20.

54. Salzen, E. A. (1991). On the Nature of Emotion. *International Journal of Comparative Psychology, 5,* 47–110. Bull, N. (1951). *The Attitude Theory of Emotion.* New York: Nervous and Mental Diseases Monographs. Morris, D. (1956). The Feather Postures of Birds and the Problem of the Origin of Social Signals. *Behavior 9,* 75–113.

55. Levine, P. A. (1978). Stress and Vegetotherapy. *Journal of Energy and Character* . Levine, P. A. (1991). Revisioning Anxiety and Trauma. In M. Sheets-Johnstone (Ed.), *Giving the Body Its Due.* New York: SUNY Press. Levine, P. A. (1996). *Waking the Tiger: Healing Trauma.* Berkeley: North Atlantic Books.

56. Kahlbaum, K. L. (1973). *Catatonia* (T. Pridan, Trans.). Baltimore: Johns Hopkins University Press. (Original work published 1874)

57. Bernard, C. (1957). *An Introduction to the Study of Experimental Medicine.* Mineola, NY: Dover Publications. (Original work published 1865)

第 6 章

58. Porges, S. W. (2001). The Polyvagal Theory: Phylogenetic Substrates of a Social Nervous System. *International Journal of Psychophysiology 42,* 123–146.

59. Ekman, P. (1980). Biological and Cultural Contributions to Body and Facial Movement in the Expression of Emotions. In A. O. Rorty, *Explaining Emotions.* Berkeley: University of California Press.

60. Jackson, J. H. (1958). Evolution and Dissolution in the Nervous System. In *Selected Writings of John Hughlings Jackson* (pp. 45–84). London: Staples.

61. Lanius, R. A., Williamson, P. C., Densmore, M., et al. (2001). Neural Correlates of Traumatic Memories in Posttraumatic Stress Disorder: A Functional MRI Investigation. *American Journal of Psychiatry, 158*, 1920–1922.

62. Ibid. Lanius, R. A., Williamson, P. C., Densmore, M., et al. (2004). The Nature of Traumatic Memories: A 4-T fMRI Functional Connectivity Analysis. *American Journal of Psychiatry, 161*, 36–44.

63. Blakeslee, S. (2008). *The Body Has a Mind of Its Own: How Body Maps in Your Brain Help You Do (Almost) Everything Better.* New York: Random House.

64. Levine, P. (1977). *Accumulated Stress Reserve Capacity and Disease.* Doctoral thesis, University of California–Berkeley, Department of Medical Biophysics, Microfilm 77-15-760. Levine, P. (1986). Stress. In M. Coles, E. Donchin, and S. Porges (Eds.), *Psychophysiology: Systems, Processes, and Application; A Handbook.* New York: Guilford Press.

65. Souther, A. F., & Banks, M. S. (1979). *The Human Face: A View from the Infant's Eye.* Paper presented at the biennial meeting of the Society for Research in Child Development, San Francisco, March 15–18.

66. Lorenz, K. (1949). *King Solomon's Ring.* London: Methuen.

67. Markoff, J. (2009). Scientists Worry Machines May Outsmart Man. *New York Times*, Science section, July 26.

68. Carey, B. (2009). After Injury, Fighting to Regain a Sense of Self. *New York Times*, Science section, August 9.

69. Buber, M. (1971). *I and Thou.* New York: Free Press.

70. Porges, S. W. (1998). Love: An Emergent Property of the Mammalian Autonomic Nervous System. *Psychoneuroendocrinology, 23* (8), 837–861.

71. Lanius, R. A., & Hopper, J. W. (2008). Reexperiencing/Hyperaroused and Dissociative States in Posttraumatic Stress Disorder. *Psychiatric Times, 25* (13).

72. Damasio, A. R. (2000). *The Feeling of What Happens.* New York: Harvest Books.

73. Van der Kolk, B. A., & McFarlane, A. (2006). *Traumatic Stress: The Effects of Overwhelming Experience on Mind, Body, and Society.* New York: Guilford Press.

74. Van der Hart, O., Nijenhuis, E. R. S., & Steele, K. (2006) *The Haunted Self: Structural Dissociation and the Treatment of Chronic Traumatization.* New York: W. W. Norton. Courtois, C. A., & Ford, J. D. (Eds.). (2009). *Treating Complex Traumatic Stress Disorders: An Evidence-Based Guide.* New York: Guilford Press. Fosha, D. (2000). *The Transforming Power of Affect: A Model for Accelerated Change.* New York: Basic Books. Paivio, S. C., & Pascual-Leone, A. (2010). *Emotion-Focused Therapy for Complex Trauma: An Integrative Approach.* Washington, DC: American Psychological Association.

75. Darwin, C. (1872). *The Expression of Emotions, Man, and Animals.* New York: Appleton.

76. Hadhazy, A. (2010). Think Twice: How the Gut's "Second Brain" Influences Mood and Well-Being. *Scientific American,* February 12.

77. Lowry, T. (1967). *Hyperventilation and Hysteria.* Springfield, IL: Charles C. Thomas. Robert Whitehouse, PhD, personal communication, 2008.

78. Porges, S. W. (2009). The Polyvagal Theory: New Insights into Adaptive Reactions of the Autonomic Nervous System. *Cleveland Clinic Journal of Medicine, 76* (suppl. 2).

79. Levine, P. A. (2008). *Healing Trauma: A Pioneering Program for Restoring the Wisdom of Your Body.* Boulder, CO: Sounds True. Figure used with permission from Sounds True, www.soundstrue.com.

80. Richter, C. D. (1957). On the Phenomenon of Sudden Death in Animals AND Man. *Psychosomatic Medicine, 19* (3), 191–198.

第 7 章

81. Sperry, R. W. (1952). Neurology and the Mind-brain Problem. *American Scientist, 40,* 291–312.

82. Held, R., & Hein, A. (1963). Movement-Produced Stimulation in the Development of Visually Guided Behaviours. *Journal of Comparative and Physiological Psychology, 56,* 872–876.

83. Held, R. (1965). Plasticity in Sensory-Motor Systems. *Scientific American, 213,* 84–94.

84. Edelman, G. (1987). *Neural Darwinism: The Theory of Neural Group Selection.* New York: Basic Books.

85. Rizzolatti, G., & Craighero, L. (2004). The Mirror-Neuron System. *Annual Review of Neuroscience, 27,* 169–192.

86. Preston, S. D., & de Waal, F. B. M. (2002). Empathy: Its Ultimate and Proximate Bases. *Behavioral and Brain Sciences, 25,* 1–72.

87. Havens, L. (1979). Explorations in the Uses of Language in Psychotherapy: Complex Empathic Statements. *Psychiatry, 42,* 40–48.

88. Ekman, P. (1980). Biological and Cultural Contributions to Body and Facial Movement in the Expression of Emotions. In A. O. Rorty (Ed.), *Explaining Emotions.* Berkeley: University of California Press.

89. Sherrington, C. (2010). *The Integrative Action of the Nervous System.* Republished by Nabu Press (2010).

90. Gisell, A. (1945). *Embryology of Behavior.* New York: Harper.

91. Levine, P., & Macnaughton, I. (2004). Breath and Consciousness. In I. Macnaughton (Ed.), *Body, Breath, and Consciousness: A Somatics Anthology.* Berkeley: North Atlantic Books. Robert Whitehouse, PhD, personal communication, 2008.

Lowry, T. (1967). *Hyperventilation and Hysteria.* Springfield, IL: Charles C. Thomas.

92. Levine, J. D., & Fields, H. L. (1984). Placebo Analgesia—A Role for Endorphins? *Trends in Neurosciences, 7* (8), 271–273.

93. Leite-Panissi, C. R. A., Coimbra, N. C., & Menescal-de-Oliveira, L. (2003). The Cholinergic Stimulation of the Central Amygdala Modifying the Tonic Immobility Response and Antinociception in Guinea Pigs Depends on the Ventrolateral Periaqueductal Gray. *Brain Research Bulletin, 60,* 167–178.

94. Boyesen, G. (1994). *Über den Körper die Seele heilen: Biodynamische Psychologie und Psychotherapie* (7th ed.). Munich: Kösel, 1994.

95. Gendlin, E. (1982). *Focusing* (2nd ed.). New York: Bantam Books.

第 8 章

96. Cooper, J. (1994). *Speak of Me as I Am: The Life and Work of Masud Khan.* London: Karnac Books.

97. Myron Sharaf (author of *Fury on Earth: A Biography of Wilhelm Reich*), personal communication.

98. Phelps, E. A., et al. (2009). Methods and Timing to Treat Fears. *New York Times,* December 10, 2009.

99. LeDoux, J., & Gorman, J. (2001). A Call to Action: Overcoming Anxiety through Active Coping. *American Journal of Psychiatry, 158,* 1953–1955.

100. Damasio, A. (1999). *The Feeling of What Happens.* San Diego: Harcourt.

101. Tulku, T. (1975). *Reflections of Mind: Western Psychology Meets Tibetan Buddhism* (4th ed.). Berkeley: Dharma Publishing.

102. Van der Kolk, B., et al. (1996). Dissociation, Somatization, and Affect Dysregulation: The Complexity of Adaptation of Trauma. *American Journal of Psychiatry, 153* (7), 83–93.

103. Danieli, Y. (1998). *International Handbook of Multigenerational Legacies of Trauma* (Springer Series on Stress and Coping). New York: Plenum.

104. Lifton, R. J. (1996). *The Broken Connection: On Death and the Continuity of Life.* Arlington, VA: American Psychiatric Publishing.

105. Levine, P. A., & Kline, M. (2006). *Trauma through a Child's Eyes: Awakening the Ordinary Miracle of Healing.* Berkeley: North Atlantic Books.

106. Levine, P. A., & Kline, M. (2008). *Trauma-Proofing Your Kids: A Parents' Guide for Instilling Confidence, Joy and Resilience.* Berkeley: North Atlantic Books.

107. Terr, L. (1992). *Too Scared to Cry: Psychic Trauma In Childhood.* New York: Basic Books.

第 10 章

108. Goodall, J. (1999). *Reason for Hope: A Spiritual Journey* (p. 188). New York: Warner Books.

109. Eibl-Eibesfeldt, I. (1971). *Love and Hate: The Natural History of Behavior Patterns*. New York: Holt, Reinhart and Winston.

110. de Waal, F. (2005). *Our Inner Ape*. New York: Penguin.

111. Sapolsky, R. M. (2005). *Monkeyluv*. New York: Scribner.

112. Hauser, M. (2006). *Moral Minds: How Nature Designed Our Universal Sense of Right and Wrong*. New York: Ecco. Hauser, M. (2000). *Wild Minds: What Animals Really Think*. New York: Henry Holt. Bekoff, M. (2007). *Minding Animals: Awareness, Emotions, and Heart* (reprint ed.). New York: Oxford University Press.

113. Darwin, C. (2004). *The Descent of Man* (p. 100). New York: Penguin.

114. Sapolsky, R. M. (2004). *Why Zebras Don't Get Ulcers* (3rd ed.). New York: Holt Paperbacks.

115. Darwin, C. (2009). *The Expression of the Emotions in Man and Animals*. London: Cambridge University Press. Regrettably, this edition omits Darwin's magnificent drawings.

116. Ibid., p. 239.

117. Lorenz, K. (1966). *On Aggression* (p. 240). London: Methuen.

118. Meerloo, J. A. (1971). *Intuition and the Evil Eye: The Natural History of a Superstition*. Wassenaar, Netherlands: Servire.

119. Llinás, R. R. (2002). *I of the Vortex: From Neurons to Self*. Cambridge, MA: MIT Press.

120. Blakeslee, S. (2006). Cells That Read Minds. *New York Times*, Science section, January 10.

121. Richter, C. P. (1957). On the Phenomenon of Sudden Death in Animals and Man. *Psychosomatic Medicine, 19*, 191–198.

122. Lacey, J. I. (1967). Somatic Response Patterning and Stress: Some Revisions of Activation Theory. In M. H. Appley & R. Trumbell (Eds.), *Psychological Stress: Issues in Research*. New York: AppletonCenturyCrofts.

第 11 章

123. Papez, J. (1937). A Proposed Mechanism of Emotion. *Archives of Neurology and Pathology, 38*, 725–743.

124. Maclean, P. (1990). *The Triune Brain in Evolution: Role in Paleocerebral Functions*. New York: Springer.

125. Jung, C. G. (1969). *The Structure and Dynamics of the Psyche* (p. 152). Princeton, NJ: Princeton University Press.

126. Hess, W. R. (1981). *Biological Order and Brain Organization: Selected Works of W. R. Hess*. New York: Springer.

127. Gellhorn, E. (1967). *Principles of Autonomic-Somatic Integrations*. St. Paul: University of Minnesota Press.

128. Damasio, A. (2005). *Descartes' Error: Emotion, Reason, and the Human Brain.* New York: Penguin.

129. Damasio, A. (1999). *The Feeling of What Happens: Body and Emotion in the Making of Consciousness.* San Diego: Harcourt.

130. Ferrier, D. (1886). *The Functions of the Brain* (p. 401). London: Smith, Elder.

131. Leitch, M. L. (2005). Just Like Bodies, Psyches Can Drown in Disasters. *New York Times,* May 31.

第 12 章

132. Budbill, D. (2005). *While We've Still Got Feet.* Port Townsend, WA: Copper Canyon Press.

133. Ray, R. A. (2008). *Touching Enlightenment: Finding Realization in the Body.* Boulder, CO: Sounds True.

134. Hume, D. (1980). *A Treatise of Human Nature: Being an Attempt to Introduce the Experimental Method of Reasoning into Moral Subjects.* New York: Oxford University Press.

135. Krishnamurti, J. (2007). *As One Is: To Free the Mind from All Conditioning.* Prescott, AZ: Hohm Press.

136. *Parabola* magazine, 2002.

第 13 章

137. Damasio, A. (2000). *The Feeling of What Happens: Body and Emotion in the Making of Consciousness.* San Diego: Harcourt.

138. Goleman, D. (1997). *Emotional Intelligence: Why It Can Matter More Than IQ.* New York: Bantam.

139. Van der Kolk, B. A., & van der Hart, O. (1989). Pierre Janet and the Breakdown of Adaptation in Psychological Trauma. *American Journal of Psychiatry, 146* (12), 1530–1540.

140. Myron Sharaf, personal communication.

141. Fosha, D. (2000). *The Transforming Power of Affect: A Model for Accelerated Change.* New York: Basic Books.

142. Binet, A. (1908). "Qu'est ce qu'une émotion? Qu'est ce qu'un acte intellectuel?" *L' Année Psychologique, 17,* 1–47.

143. Panksepp, J. (2004). *Affective Neuroscience: The Foundations of Human and Animal Emotions* (Series in Affective Science). New York: Oxford University Press.

144. Wozniak, R. H. (1999). William James's *Principles of Psychology* (1890). In *Classics in Psychology, 1855–1914: Historical Essays.* Bristol, UK: Thoemmes Press.

145. Libet, B. (1985). Unconscious Cerebral Initiative and the Role of Conscious Will in Voluntary Action. *Behavioral and Brain Sciences, 8,* 529–539. See also the

many commentaries in the same issue, pp. 539–566, and in *Behavioral and Brain Sciences, 10,* 318–321. Libet, B., Freeman, A., & Sutherland, K. (1999). *The Volitional Brain: Towards a Neuroscience of Free Will.* Thorverton, UK: Imprint Academic.

146. Libet, B. (1981) The Experimental Evidence of Subjective Referral of a Sensory Experience Backwards in Time. *Philosophy of Science, 48,* 182–197.

147. Wegner, D. M., & Wheatley, T. P. (1999). Apparent Mental Causation: Sources of the Experience of Will. *American Psychologist, 54,* 480–492.

148. Wegner, D. M. (2003). *The Illusion of Conscious Will.* Cambridge, MA: MIT Press.

149. Damasio, A. (1995). *Descartes' Error: Emotion, Reason, and the Human Brain.* New York: Harper Perennial.

150. Weiskrantz, L. (1986). *Blindsight: A Case Study and Implications.* Oxford: Oxford University Press.

151. Sacks, O. (1996). *The Man Who Mistook His Wife for a Hat* (p. 146). New York: Vintage Books.

152. See note 1.

153. Gendlin, E. (1982). *Focusing* (2nd ed.). New York: Bantam Books.

154. Bull, N. (1951). *Attitude Theory of Emotion.* New York: Nervous and Mental Disease Monographs.

155. Llinas, R. R. (2001). *i of the Vortex: From Neurons to Self.* Cambridge, MA: MIT Press.

156. Ekman, P. (2008). *Emotional Awareness: Overcoming the Obstacles to Psychological Balance and Compassion.* New York: Holt.

157. See note 18.

158. See note 20.

159. NewScientist.com, May 09, 2007.

160. Tinbergen, N. (1974). Ethology and Stress Disease. *Science, 185,* 2027.

161. Alexander, F. M. (1932). *The Use of the Self.* London: Orion Publishing.

162. Blakeslee, S. (2007). *The Body Has a Mind of Its Own: How Body Maps in Your Brain Help You Do (Almost) Everything Better.* New York: Random House.

163. Levine, J., Gordon, N. C., & Fields, H. L. (1978). The Mechanism of Placebo Analgesia. *Lancet, 2* (8091), 654–657.

164. Van der Kolk, B. A., & Saporta, J. (1992). The Biological Response to Psychic Trauma: Mechanisms and Treatment of Intrusion and Numbing. *Anxiety Research (UK), 4,* 199–212.